Carl-Auer

Systemische Therapie und Beratung

In den Büchern der Reihe zur systemischen Therapie und Beratung präsentiert der Carl-Auer Verlag grundlegende Texte, die seit seiner Gründung einen zentralen Stellenwert im Verlag einnehmen. Im breiten Spektrum dieser Reihe finden sich Bücher über neuere Entwicklungen der systemischen Arbeit mit Einzelnen, Paaren, Familien und Kindern ebenso wie Klassiker der Familien- und Paartherapie aus dem In- und Ausland, umfassende Lehr- und Handbücher ebenso wie aktuelle Forschungsergebnisse. Mit den roten Bänden steht eine Bibliothek des systemischen Wissens der letzten Jahrzehnte zur Verfügung, die theoretische Reflexion mit praktischer Relevanz verbindet und als Basis für zukünftige nachhaltige Entwicklungen unverzichtbar ist. Nahezu alle bedeutenden Autoren aus dem Feld der systemischen Therapie und Beratung sind hier vertreten, nicht zu vergessen viele Pioniere der familientherapeutischen Bewegung. Neue Akzente werden von jungen und kreativen Autoren gesetzt. Wer systemische Therapie und Beratung in ihrer Vielfalt und ihren transdisziplinären und multiprofessionellen Zusammenhängen verstehen will, kommt um diese Reihe nicht herum.

Tom Levold
Herausgeber der Reihe *Systemische Therapie und Beratung*

Sandra Burgstaller

Systemische palliative Psychotherapie

Wandlungsprozesse am Lebensende begleiten

Mit einem Vorwort von Tom Levold

2023

Themenreihe »Systemische Therapie und Beratung«
hrsg. von Tom Levold
Reihengestaltung: Uwe Göbel
Umschlaggestaltung: B. Charlotte Ulrich
Umschlagfoto: © Goumbik – pixabay.com
Redaktion: Veronika Licher
Satz: Drißner-Design u. DTP, Meßstetten
Printed in Germany
Druck und Bindung: CPI books GmbH, Leck

MIX
Papier | Fördert gute Waldnutzung
FSC
www.fsc.org
FSC® C083411

CPI klimaneutral
Mehr Bäume.Weniger CO_2

Erste Auflage, 2023
ISBN 978-3-8497-0470-4 (Printausgabe)
ISBN 978-3-8497-8426-3 (ePUB)

Bibliografische Information der Deutschen Nationalbibliothek:
Die Deutsche Nationalbibliothek verzeichnet diese Publikation in der Deutschen Nationalbibliografie; detaillierte bibliografische Daten sind im Internet über http://dnb.d-nb.de abrufbar.

Informationen zu unserem gesamten Programm, unseren Autoren und zum Verlag finden Sie unter: **https://www.carl-auer.de/**
Dort können Sie auch unseren Newsletter abonnieren.

Carl-Auer Verlag GmbH
Vangerowstraße 14 • 69115 Heidelberg
Tel. +49 6221 6438-0 • Fax +49 6221 6438-22
info@carl-auer.de

Inhalt

Vorwort des Herausgebers

Der systemische Ansatz hat in den vergangenen Jahrzehnten in vielen Praxisfeldern eine enorme Verbreitung erfahren. Mit systemischen Vorgehensweisen ist die Erwartung verbunden, in vergleichsweise kurzer Zeit effektiv und zukunftsbezogen Lösungen für problematische Wahrnehmungs-, Verhaltens- und Beziehungsmuster finden und dafür die Ressourcen von Systemen für allfällige Veränderungen mobilisieren zu können. Aber wie sieht es aus, wenn wir mit Menschen zu tun haben, denen die Zukunft gar nicht mehr offen steht? Wenn es eher um Abschied vom Leben, Trauer um das Nichtgelebte oder Nichtlebbare und den bevorstehenden Verlust geht? Wenn sich der Blick auf die unumkehrbare Vergangenheit und die damit verbundenen guten und schlechten Erfahrungen richtet oder die Ankunft des Todes nur noch Schmerz und Angst auslöst? Wenn es nicht mehr um Veränderung und Zielerreichung geht, sondern um Begleitung bei der Konfrontation, aber auch Aussöhnung mit dem Unveränderlichen?

Zwar sind Themen von Trauer und Verlust mittlerweile im systemischen Feld gut vertreten, aber zur palliativen Therapie gibt es bislang wenig zu lesen. Umso mehr freut mich als Herausgeber der Reihe *Systemische Therapie und Beratung*, dass Sandra Burgstaller diese – nicht geringe – Herausforderung angenommen hat, vor dem Hintergrund ihrer praktischen Erfahrungen in der palliativen Arbeit mit unheilbar erkrankten Menschen ein Konzept zu entwickeln, das eine systemische Perspektive mit der würdevollen Begleitung von Menschen in ihrem letzten Lebensabschnitt verbindet. Sie begreift diesen Abschnitt als einen Wandlungsprozess, einen Übergang, der aktiv gestaltet werden kann und nicht einfach nur passiv erduldet werden muss. Die Erfahrung des Lebensendes als absolute Grenze ist freilich immer auch eine Grenzerfahrung für die helfenden Professionellen. Sie müssen sich dieser existenziellen Erfahrung selbst stellen, wenn sie hilfreich sein wollen, ohne – wie Burgstaller schreibt – »die Ohnmachtsgefühle der PatientInnen zu füttern«. Insofern ist die dialogische Beziehung zwischen Professionellen und Menschen an ihrem Lebensende ein Prozess, der nicht nur professionelles Fachwissen und Empathie, sondern auch intensive Selbstreflexion aufseiten der Fachleute erfordert.

Neben systemischen und neurobiologischen Theorieelementen bezieht sich die Autorin auf das Modell der Übergangsriten Arnold van Genneps und Victor Turners ebenso wie auf das Konzept der Heldenreise von Joseph Campbell. Sie fügen sich gut in ihr Transitionsmodell ein, das einen möglichen Wandel von Lebenssehnsucht über Todessehnsucht bis hin zur Hingabe an das Unvermeidliche skizziert. Ob diese Transition gelingt und in welcher Qualität, ist von unterschiedlichen polaren Aspekten abhängig. Sandra Burgstaller verortet sie im Spannungsfeld von Ohnmacht und Stärke, in dem sich viele Patienten befinden: Verschlossenheit vs. Offenheit, Empfindung von Sinnlosigkeit vs. Demut, Misstrauen vs. Vertrauen, Abwesenheit vs. Präsenz, Abwertung vs. Selbstliebe. Die therapeutische Aufgabe besteht darin, dieses Spannungsfeld gemeinsam mit den Sterbenden zu erkunden und jeweils individuelle Möglichkeiten zu entdecken, wie der Übergangsprozess aktiv angenommen und wie Dinge geklärt oder entschieden werden können, wo das ansteht. Dazu gehören letzte Wünsche (»Was wollen Sie noch erleben?«), Abschiede (»Von wem möchten Sie sich bewusst verabschieden?«) und Wünsche für die Zeit nach dem Tode ebenso wie die Einsicht, was jetzt nicht mehr möglich ist.

Im Hauptteil des Buches präsentiert Sandra Burgstaller vier ausführliche Fallgeschichten, in denen ihre konzeptuellen Überlegungen fein verwoben werden. Mit großer Präzision und Empathie wird hier geschildert, wie der Anspruch einer aktiven und selbstwirksamen Gestaltung des Lebensendes trotz aller Schmerzen, Verzweiflung und anderer Hemmnisse umgesetzt werden kann – ein Prozess, der eben auch die Helfer nicht unberührt lassen kann.

Als Herausgeber konnte ich mit Sandra Burgstaller im Entstehungsprozess dieses Bandes immer wieder offene inhaltliche Fragen diskutieren, und ich freue mich, dass über die vielen verschiedenen Versionen hinweg dieser Text nun der Öffentlichkeit zugänglich ist. Auch mir hat die Lektüre in meiner eigenen Auseinandersetzung mit diesem existenziellen Thema neue Aspekte eröffnet, für die ich dankbar bin – ich habe dieses Buch mit Gewinn gelesen.

Diesen Gewinn möchte ich auch allen Leserinnen und Lesern dieses Buches von Herzen gönnen.

Tom Levold
Köln, im März 2023

Einleitung

Der Tod fordert uns zum Leben auf. Leben bedeutet Veränderung, Entwicklung und Wandlung. Jeder Moment ruft dazu auf, uns von Vertrautem zu verabschieden und uns für Neues zu öffnen. Besonders gefordert sind wir dann, wenn der Tod uns schonungslos mit dem ultimativen Ende unseres Lebens konfrontiert und uns jegliche vermeintliche Sicherheit nimmt.

Menschen zu begleiten, die sich ihrer Endlichkeit stellen und sich endgültig von all dem verabschieden müssen, was sie zurücklassen, stellt auch uns professionelle HelferInnen vor die große Aufgabe, uns gegenüber dem Tod zu positionieren. Bei meiner Tätigkeit als Psychotherapeutin auf einer Palliativstation und als Sozialarbeiterin in einem Palliativkonsiliardienst[1] begegnete mir – wenngleich mit anfänglicher Unsicherheit – der Tod allmählich als Lehrmeister für das Leben. Er forderte mich schonungslos dazu auf, meine bislang richtungweisenden Überzeugungen, Werte und Prioritäten zu überdenken, und zeigt sich nun auch – in meiner Arbeit in freier Praxis – in zahlreichen Facetten, die mich sowohl auf die Vergänglichkeit als auch die Einmaligkeit eines jeden Augenblicks aufmerksam machen.

Im Rahmen meiner Tätigkeit hielt ich Ausschau nach wissenschaftlichen Theorien und Modellen der palliativen Psychotherapie. Umfassende Recherchen und die reflexive Auseinandersetzung mit meinen beruflichen Erfahrungen steigerten mein Interesse für die unterschiedlichen Haltungen und Umgangsformen der Menschen mit ihrem bevorstehenden Tod. Aus daraus gewonnenen Erkenntnissen, dem professionellen Austausch mit KollegInnen auf der Palliativstation sowie meiner direkten Arbeit mit PatientInnen entwickelte ich eigene Hypothesen und Modelle, die ich in diesem Buch präsentiere.

Das erste Kapitel lädt mit einer kurzen Beschreibung des Palliativbereichs dazu ein, sich ein Bild über das Setting zu machen, innerhalb dessen sich diese Arbeit bewegt. Die daran anschließende Ausführung

1 Der Palliativkonsiliardienst ist in Österreich und der Schweiz ein einem Krankenhaus zugehöriges multiprofessionelles und speziell qualifiziertes Team, das von KollegInnen anderer Krankenhausabteilungen für die Behandlung und Betreuung von PalliativpatientInnen beratend hinzugezogen werden kann. In Deutschland sprechen wir vom *Palliativen Konsildienst.*

theoretischer Grundlagen der systemischen Familientherapie ermöglicht es, diese beiden Bereiche aufeinander zu beziehen und in weiterer Folge die meinerseits eingeführte Begrifflichkeit der *systemischen palliativen Psychotherapie* nachzuvollziehen.

Im zweiten Kapitel möchte ich einen Einblick in bedeutsame Forschungen zu »Übergängen«, also zu Zeiten von größeren Veränderungen im Leben, geben. Dafür ziehe ich Forschungsarbeiten zu *Übergangsriten*, die die Dynamiken von Übergängen beschreiben, heran und beschreibe die *Heldenreise*[2], die diese Dynamiken sowohl in Märchen als auch in existenziellen Lebensphasen thematisiert. Wie sich anspruchsvolle Lebensphasen auf den Körper auswirken und wie wir anhand von Körperübungen für mehr Wohlbefinden sorgen können, zeigt eine anschließende Beschreibung von neurobiologischen Ansätzen, wie unter anderem der Polyvagaltheorie.

Für eine differenzierte Darstellung der unterschiedlichen Umgangsformen mit dem Tod habe ich aus bestehenden Theorien und Konzepten ein neues Modell entwickelt, das ich als *palliatives Transitionsmodell* bezeichne. Im dritten Kapitel beschreibe ich dieses aus drei Phasen bestehende Modell, nämlich der *Phase der Lebenssehnsucht*, in der Menschen sich mit allen Mitteln darum bemühen, am Leben zu bleiben, der *Phase der Todessehnsucht*, in der Menschen um einen baldigen Tod ringen, und der *Phase der Hingabe*, in der Menschen ihren bevorstehenden Tod annehmen und dadurch ihre letzte Lebenszeit bewusst gestalten. Diese Einteilung dient dazu, Menschen mit Erkrankungen im palliativen Stadium in Bezug auf ihre Haltung gegenüber ihrem bevorstehenden Tod einzuschätzen. Das Modell bietet uns anhand einer Einordnung des individuellen Entwicklungsstandpunkts Vorschläge für eine darauf abgestimmte bedürfnis- und anliegenorientierte psychotherapeutische Behandlung an.

Menschen bewegen sich im Zuge ihres Entwicklungsprozesses zwischen Polen der *Ohnmacht* und der *Stärke* (vgl. Abschn. 3.3). Diese werden ebenso erläutert wie jene inneren Qualitäten, die sich im Zuge solcher innerpsychischen Entwicklungsprozesse verändern, sogenannte *Transitionselemente* (vgl. Abschn. 3.4).

Der Selbstwert hat einen großen Einfluss darauf, wie erfolgreich Veränderungsprozesse bewältigt werden. Der von mir konzipierte

2 Ich sehe bei dieser Bezeichnung von der gegenderten weiblichen Form ab aufgrund der Verbreitung der maskulinen Form im Sinne von Joseph Campbell.

Selbstwert-Orientierungskreis zeigt, woran Menschen ihren Selbstwert messen. Mit dem daraus entwickelten *Selbstwert-Modell* können wir PatientInnen dabei unterstützen, ihren eigenen Wert und ihre damit verbundene Lebensweise zu reflektieren und so zu adaptieren, dass sie ihr Leben bis zum letzten Augenblick authentisch gestalten können (vgl. Abschn. 3.5).

Da sich *Rituale* als hilfreich für die Begleitung von Übergangsprozessen in der systemischen Familientherapie bewährt haben, finden auch diese mit einer Beschreibung ihrer Funktion und ihrer Gestaltungsmöglichkeiten einen Platz in diesen Ausführungen (vgl. Abschn. 3.6).

Das vierte Kapitel widmet sich der Darstellung eines psychotherapeutischen Prozesses mit einer ausgewählten Patientin, die ich im Zuge ihrer beiden Aufenthalte auf der Palliativstation begleiten durfte. Die Beschreibung des Therapieverlaufs anhand des *palliativen Transitionsmodells* nährt sich aus den Erkenntnissen in der Begleitung der Patientin und aus der Vertiefung mit damit in Verbindung stehenden Theorien sowie den angewandten Methoden.

Im weiteren Verlauf stelle ich Trostquellen im Umgang mit schmerzlichen Gefühlen (vgl. Abschn. 4.3.2) und drei Fragen zur Gestaltung der letzten Lebenszeit (vgl. Abschn. 4.4.1) vor, die jeweils als Leitfaden für eine selbstbestimmte Gestaltung von Abschiedsprozessen dienen. Sie können nicht nur in der Begleitung von schwer kranken Menschen, sondern auch nach dem Versterben eines wichtigen Menschen einen wertvollen Beitrag zur Erarbeitung eines gelingenden Umgangs mit Verlusten leisten.

Die Beschreibung weiterer psychotherapeutischer Prozesse im fünften Kapitel ermöglicht einen Einblick in die Diversität der Haltungen von Menschen in Bezug auf ihren bevorstehenden Tod. Das sechste und damit letzte Kapitel zeigt eine kritische Auseinandersetzung in Bezug auf die Relevanz dieser Themen für unsere Praxis und ein persönliches Resümee. Im Anschluss daran gibt es noch vier kurze Gedichte von mir zu lesen.

Im Anhang finden sich – auf die im Buch beschriebenen Inhalte abgestimmte – nützliche Arbeitsblätter. Diese können Sie, geschätzte LeserInnen, gerne für Ihre therapeutische Arbeit mit Menschen in ihrem letzten Lebensabschnitt sowie auch – mit entsprechender Modifizierung – in anderen Übergangsphasen ihres Lebens heranziehen.

Das Buch soll dazu beitragen, Orientierungspunkte für die Mitgestaltung eines selbstbestimmten und konstruktiven Umgangs mit der letzten Lebenszeit zu bekommen. Primär ist es in der professionellen Arbeit mit Menschen, die sich mit ihrem bevorstehenden Tod auseinandersetzen, einsetzbar. Obgleich der Schwerpunkt auf der psychotherapeutischen Begleitung liegt, können die Inhalte doch auch von unterschiedlichen Berufsgruppen sowie von Angehörigen von schwer kranken Menschen herangezogen werden.

Die beschriebenen Anregungen beziehen sich auf drei Aufgabenbereiche: Erstens unterstützt das im Buch vorgestellte palliative Transitionsmodell dabei, PatientInnen bezüglich ihrer Haltung gegenüber ihrem bevorstehenden Tod einzuordnen und ihren Wünschen entsprechend zu begleiten. Zweitens stellt es eine Anleitung für die Begleitung jener Menschen dar, die darunter leiden, bald sterben zu müssen, und noch entscheidende Entwicklungsschritte vollziehen möchten. Drittens unterstützt das dafür entwickelte Modell diejenigen, die sich bereits mit ihrem baldigen Tod arrangiert haben und sich eine konstruktive und sinnvolle Gestaltung ihrer letzten Lebenszeit wünschen.

Dieses Werk richtet sich somit an alle in der Sterbebegleitung tätigen Menschen, die sich für die vielseitigen Facetten, in denen uns der Tod im Leben begegnet, interessieren. Die vorgestellten Modelle und Methoden können in sämtlichen Veränderungsprozessen ihre Anwendung finden. Dennoch beziehen sie sich in erster Linie auf die Arbeit mit Menschen, die sich dem letzten aller Abschiede stellen. Zielgruppe für diese Lektüre sind daher Menschen, die im weitesten Sinne mit der Palliativarbeit zu tun haben, wie etwa psychoonkologisch tätige Personen aller Berufsgruppen sowie in der Hospiz- und Palliativarbeit tätige Personen und auch Menschen, die sich für Themen rund um Verlust, Trauer, Sterben und Tod interessieren.

Daher beziehe ich mich mit der »Wir-Form« auf jene Personen, die Menschen in ihrer letzten Lebenszeit begleiten. Wenn ich davon abweiche und mich auf »alle Menschen« beziehe, weise ich explizit darauf hin.

An dieser Stelle spreche ich allerdings eine Warnung aus: Dieses Buch beschäftigt sich mit einem hochsensiblen Thema, das niemanden unberührt lässt. Lassen wir uns emotional darauf ein, können diese Inhalte intensive Gefühle hervorrufen und uns mit bisher zur Seite geschobenen Themen konfrontieren. Es ist nicht für jede/n und nicht zu jeder Zeit ratsam, sich dieses Buch zu Gemüte zu führen. Können Sie, geschätzte LeserInnen, sich allerdings gut und sicher darauf einlassen, lädt es Sie dazu ein, Krankheits-, Sterbe- und Todeskonzepte zu reflektieren und bietet erprobte und konstruktive Sichtweisen für die Arbeit mit Menschen im letzten Lebensabschnitt an.

Personenbezogene Daten wurden für Zwecke dieses Buches anonymisiert, um jegliche Rückschlüsse auf die jeweiligen PatientInnen und deren Angehörige zu vermeiden.

Die Begriffe *KlientInnen* und *PatientInnen* werden in diesem Buch synonym verwendet. Speziell im palliativen Kontext sprechen wir eher von *PatientInnen*, da sich diese im medizinischen Versorgungssystem aufhalten.

Als gendergerechte Schreibweise entschied ich mich für das Binnen-I und hoffe damit für einen angenehmen Lesefluss zu sorgen.

1 Systemische Therapie im Palliativbereich

Die Palliativversorgung gewinnt nicht nur aufgrund der zunehmenden Anzahl chronisch kranker und mehrfach erkrankter Menschen an Bedeutung, sondern auch, weil die Erhaltung der Lebensqualität bis zuletzt einen höheren Stellenwert bekommen hat. *Palliative Care* und die Art von Unterstützung, wie sie in diesem Setting angeboten wird, sowie diesbezügliche Sichtweisen und Interventionstechniken der Systemischen Therapie[3] werden im Folgenden vorgestellt. Die Schnittmenge dieser beiden Bereiche bezeichne ich als *systemische palliative Psychotherapie*. Eine Präsentation der Herausforderungen, Möglichkeiten und Grenzen dieses Therapiefeldes sowie eine reflexive Auseinandersetzung mit den Themen Sterben und Tod mögen dazu beitragen, Sie, geschätzte LeserInnen, mit der diesem Buch zugrunde liegenden Haltung zur (Un-)Endlichkeit des Lebens vertraut zu machen.

1.1 Palliative Care

Palliative Care steht als Überbegriff für alle Aktivitäten in den Hospiz- und Palliativbewegungen. Sie beschreibt alle Maßnahmen, die dazu beitragen, eine würdige Begleitung von schwer kranken Menschen in ihrer letzten Lebensphase und beim Sterben zu ermöglichen. Die Weltgesundheitsorganisation (WHO 2002) schreibt in einer mehrmals adaptierten Definition, dass Palliative Care

> »[…] ein Ansatz zur Verbesserung der Lebensqualität von Patienten und ihren Familien [ist], die mit den Problemen konfrontiert sind, die mit einer lebensbedrohlichen Erkrankung einhergehen, und zwar durch frühzeitiges Erkennen und Behandeln von Schmerzen sowie anderen belastenden Beschwerden körperlicher, psychosozialer und spiritueller Art […]« (ebd., S. 84; Übers.: Dt. Gesellschaft f. Palliativmedizin 2016).

Palliativ leitet sich vom lateinischen *pallium* ab und bedeutet »Umhang« beziehungsweise »Mantel«. Wir legen, bildlich betrachtet, einen

3 Eine fundierte Einführung in die Grundlagen der Systemischen Therapie findet sich z. B. in Levold u. Wirsching 2014.

schützenden Mantel um unheilbar kranke PatientInnen, um dadurch ihre Beschwerden zu lindern. Den Ursprung der modernen Hospiz- und Palliativbewegung finden wir bei der englischen Sozialarbeiterin, Krankenschwester und Ärztin Cicely Saunders, die 1967 das St. Christopher's Hospice in London eröffnete. Der Urologe Dr. Balfour Mount aus Kanada etablierte 1975 den Begriff *Palliativmedizin*. Seither versucht man die Begrifflichkeiten und Versorgungsangebote in der Hospiz- und Palliativversorgung weltweit zu vereinheitlichen. In den europäischen Ländern gibt es einheitliche Richtlinien mit mehreren Versorgungskonzepten, wobei die nationalen Konzepte nach wie vor Unterschiede aufweisen (vgl. Radbruch et al. 2011a, S. 216 f.)

In allen europäischen Ländern werden zahlreiche gemeinsame Grundwerte in der Palliativversorgung anerkannt. Diese beinhalten die Erhaltung und die Verbesserung der Lebensqualität, eine bedürfnisorientierte Zuwendung, die Bewahrung des Selbstbestimmungsrechts, das Ermöglichen einer vertrauten Umgebung beim Sterben, ein ganzheitlicher Betreuungsansatz, der alle Bereiche menschlichen Lebens miteinbezieht, das Angebot eines multiprofessionellen Teams mit interdisziplinärer Zusammenarbeit sowie eine kontinuierliche vorausschauende Planung der Betreuung und von Hilfestellungen bei der Regelung der Angelegenheiten, die nach dem Tod einer PatientIn auftreten (vgl. Radbruch et al. 2011a, S. 220 ff.).

Ärztliches Personal, (diplomierte) Gesundheits- und Krankenpflegepersonen, SozialarbeiterInnen, PhysiotherapeutInnen, PsychologInnen, PsychotherapeutInnen, ErgotherapeutInnen, LogopädInnen, DiätologInnen, SeelsorgerInnen und ehrenamtlich tätige Personen sind im palliativen Tätigkeitsfeld aktiv und stehen den PatientInnen – je nach Abteilung – rund um die Uhr zur Verfügung oder können in festgelegten Zeiten konsiliarisch angefordert werden. Die Handhabung des Hinzuziehens unterschiedlicher Berufsgruppen weist in den verschiedenen europäischen Ländern große Unterschiede auf. In manchen Ländern zählen zum Beispiel PsychologInnen und PsychotherapeutInnen in der Palliativversorgung zum Kernteam, wohingegen sie in anderen bei Bedarf konsiliarisch hinzugezogen werden können oder überhaupt nicht in die Palliativversorgung eingebunden sind (vgl. Radbruch et al. 2011b, S. 263). In den deutschsprachigen Ländern »kommt [PsychologInnen und PsychotherapeutInnen] in diesem Feld ein vielfältiges Spektrum von Aufgaben zu, das von der präventiven und supportiven Arbeit bis hin zum psychotherapeutischen Wirken im engeren Sinne reicht« (Gramm, Trachsel u. Berthold 2020, S. 1).

Zur Zielgruppe der Hospiz- und Palliativversorgung zählen alle PatientInnen mit einer lebensbedrohlichen Erkrankung sowie deren Zu- und Angehörige. Es handelt sich also primär um PatientInnen, die sich im fortgeschrittenen Stadium von schweren Erkrankungen, wie Carcinom-, Lungen-, Herz- oder neurologischen Erkrankungen, befinden.

An- und Zugehörige sind diejenigen, die mit den PalliativpatientInnen verwandt sind oder in einem nahen Beziehungsverhältnis stehen und dementsprechend ebenso von der herausfordernden Situation des bevorstehenden Todes der PatientInnen betroffen sind (vgl. Radbruch et al. 2011a, S. 224 f.).

Unterschiedliche Betreuungsmöglichkeiten, wie Palliativstationen, stationäre Hospize, Tageshospize, mobile Palliativteams, Palliativkonsiliardienste und ehrenamtliche Hospizteams ermöglichen eine individuell auf PatientInnen abgestimmte Versorgung. Die Entscheidung über eine ambulante oder stationäre Betreuung wird idealerweise dem Ausmaß des Unterstützungsbedarfs – also zum Beispiel in der Frage, ob medizinische Akutbetreuung erforderlich ist, – und den individuellen Vorlieben angepasst. In allen europäischen Ländern besteht der Anspruch auf einen gleichberechtigten Zugang zu den palliativen Dienstleistungen. Sie sollen allen PatientInnen bedarfsorientiert und unabhängig von deren kulturellen, ethnischen und finanziellen Hintergründen zur Verfügung stehen. Für die unterschiedlichen Dienste gibt es spezifische Aufnahmekriterien, die sich zwischen den europäischen Ländern unterscheiden. Leider führen verschiedene Faktoren, wie der Bedarf nach einer aufwendigen medizinischen und pflegerischen Betreuung, oft dazu, dass PalliativpatientInnen ihre letzte Lebenszeit nicht – wie meist gewünscht – zu Hause verbringen können, sondern in einer Einrichtung, wie in einem Krankenhaus oder einem Pflegeheim (vgl. Radbruch et al. 2011b, S. 261 ff.).

Dieses Buch bezieht sich weitgehend auf das Setting einer Palliativstation. Eine solche befindet sich mit der Spezialisierung auf PalliativpatientInnen innerhalb eines Akutkrankenhauses. Im Gegensatz zu einer stationären Hospizeinrichtung werden die PatientInnen nach ausreichender Behandlung und je nach Betreuungsbedarf wieder nach Hause oder in eine dauerhafte Einrichtung entlassen. Manche versterben auch im Zuge ihres Aufenthalts.

Die PatientInnen verbringen meist nur einige Tage oder wenige Wochen auf der Station. In einer stationären Hospizstation hingegen können PalliativpatientInnen – unabhängig davon, wie lange sie noch zu leben haben, – bis zu ihrem Lebensende bleiben. Dies setzt voraus, dass ihr Gesundheitszustand eine nicht im Eigenheim bewältigbare, umfassende Betreuung erfordert (vgl. Radbruch et al. 2011b, S. 264 ff.).

In der Palliative Care wird eine lindernde Medizin angewandt. Der Begriff *Palliativmedizin* bezieht sich auf die medizinische Komponente in der Palliativversorgung, wobei er auch als Synonym für *Palliative Care* verwendet wird. Die Palliativmedizin betrachtet den Menschen in seinem natürlichen Verlauf zwischen Geburt und Tod und erkennt das Sterben als natürlichen Teil des Lebens an. Mit dieser Haltung grenzt sie sich von den lebensverlängernden und kurativ orientierten Maßnahmen der allgemeinen Schulmedizin ab. H. Christof Müller-Busch weist allerdings ergänzend darauf hin, dass

> »kurative Behandlungsstrategien besonders auch in der Onkologie begleiten und ergänzen, falls dies erforderlich ist. Insofern stellen Heilung und Palliation keine sich widersprechenden Behandlungsansätze dar – sie konzentrieren sich allerdings je nach Erkrankungsverlauf und Lebenssituation der Betroffenen auf unterschiedliche Ziele« (Müller-Busch 2016, S. 37).

Eine palliative Betreuung versorgt körperliche Symptome. Oft leiden diese Menschen nämlich an Schmerzen, Übelkeit, Erbrechen, Verstopfung, Atemnot oder geschwürartigen Wunden. Sie inkludiert allerdings nicht nur die Linderung dieser, sondern berücksichtigt auch die jeweiligen Lebenssituationen und findet Verständnis für das individuelle Leid einer jeden PatientIn. Als Kernelemente der Betreuung zählen neben der Symptomlinderung ethisch-reflektiertes Handeln und transparente Kommunikation sowohl mit der Zielgruppe als auch mit dem multiprofessionellen Team. Je nach Situation und je nach individuell definierten Zielen und Herausforderungen ist entsprechend zu entscheiden, wer welche palliativen Dienste in Anspruch nehmen kann (vgl. Radbruch et al. 2011a, S. 224 ff.).

1.2 Systemische Therapie

PsychotherapeutInnen aus allen vier Therapieschulen – der tiefenpsychologisch-psychodynamischen, der humanistischen, der systemischen und der verhaltenstherapeutischen – können Teil der multiprofessionellen Teams in den stationären, mobilen und ambulanten Diensten im Palliativbereich sein. Die therapeutischen Strömungen unterscheiden sich in ihren Haltungen, Persönlichkeitstheorien, Methoden und in der Art der Beziehungsgestaltung zwischen TherapeutInnen und KlientInnen. Sie alle verfolgen allerdings im Grunde das gleiche Ziel, nämlich die Behandlung von psychischen Belastungen und Erkrankungen und die Verringerung von Leidenszuständen von schwer kranken Menschen.

Welche speziellen Denkansätze die Systemische Therapie im Gegensatz zu anderen therapeutischen Schulen in die Palliativarbeit einbringt und wofür diese nützlich sind, wird in den folgenden Abschnitten dargestellt.

1.2.1 Theoretische Grundlagen

Die Systemische Therapie bezieht sich nie ausschließlich auf eine einzelne Person oder auf ein isoliertes Symptom, sondern stets auch auf jenes Bezugssystem, in dem diese eingebettet sind und das für die Lösung der jeweiligen Probleme relevant ist. Im palliativen Setting ist der kontextbezogene Blick besonders wichtig. Immerhin sind Familienmitglieder, FreundInnen, KollegInnen oder NachbarInnen durch den bevorstehenden Tod psychisch belastet – vielleicht sogar im selben Ausmaß oder darüber hinaus – wie die erkrankte Person selbst. Außerdem verändert sich aufgrund zunehmender körperlicher Einschränkungen das soziale Beziehungsgeflecht. Menschen aus dem privaten Umfeld bringen sich oft unterstützend ein und medizinische und psychosoziale Hilfsdienste müssen hinzugezogen werden. Manchmal verändert sich auch die örtliche Umgebung, wenn zum Beispiel eine kurzfristige oder dauerhafte stationäre Betreuung auf einer Palliativ- oder Hospizstation erforderlich ist.

Die Diagnose einer schweren Erkrankung erschüttert die Lebenswelt einer betroffenen Person. Auch wenn Menschen wissen, dass sie sterben müssen, verändert der zeitlich nahe Tod bisherige Identitätskonzepte und Bedeutsamkeiten. Wichtige Lebensthemen treten in den Vordergrund, stellen bisherige Lebensweisen infrage und lösen intensive Emotionen aus. Wir können allerdings keine allgemeingültigen Aussagen über die Herausforderungen im Umgang mit dem Tod treffen. Das der Systemtheorie zugrunde liegende konstruktivistische Denkmodell geht davon ausgehen, dass sich alle Beteiligten in ihren

Sicht- und Verhaltensweisen wechselseitig beeinflussen. So haben das örtliche und das soziale Umfeld einen bedeutsamen Einfluss darauf, wie Menschen mit schweren Erkrankungen umgehen und wie sie auf ihren bevorstehenden Tod reagieren. Die Wahrnehmung und Bedeutungsgebung hängt stark von ganz individuellen Erfahrungen und Geschichten ab, die Menschen einander erzählen. Es fällt ihnen leichter, mit dem bevorstehenden Tod umzugehen, wenn sie zum Beispiel gute Erinnerungen an eine Sterbebegleitung haben oder auch schöne Vorstellungen vom Leben nach dem Tod austauschen können, als wenn der Tod als angsteinflößender Feind stets aus dem Blickfeld geschoben wurde.

Für einen erfolgreichen Therapieprozess sind die höchstindividuellen Erwartungen, Anliegen und Ziele der PatientInnen zu Beginn einer Therapie genau zu erfragen und im darauf abgestimmten Prozess in regelmäßigen Abständen gemeinsam mit den PatientInnen zu prüfen.

In diesem Zusammenhang ist der Begriff *gemeinsam* von großer Bedeutung. Die Theorie autopoietischer Systeme geht davon aus, dass PatientInnen therapeutische Angebote eigenverantwortlich in ihr Leben integrieren. Wir können (und sollen) unseren PatientInnen keine eigenen Überzeugungen aufdrängen, sondern sie ausschließlich dazu anregen beziehungsweise sie dabei unterstützen, belastende und symptomfördernde Strukturen, Interaktions- und Kommunikationsmuster sowie Denk- und Verhaltensweisen zu hinterfragen, und ihnen hilfreiche alternative Sichtweisen für ihre aktuelle Herausforderung anbieten. Wenn PatientInnen zum Beispiel damit hadern, dass sie bald sterben werden, können wir danach fragen, wie sie es empfinden, im Voraus zu erfahren, dass ihr Lebensende naht, und wie sie dies vielleicht sogar als Chance zur bewussten Gestaltung von Abschieden nützen können. Für manche Menschen ist dies ein hilfreicher Gedanke und führt zur gewünschten Musterunterbrechung bisheriger Gedanken-, Wahrnehmungs- und Verhaltensweisen, andere wiederum können diesem Vorschlag zum Perspektivenwechsel wenig abgewinnen und verwerfen ihn. Dementsprechend orientiert sich unser therapeutisches Handeln daran, den PatientInnen die Optionen dafür, wie sie ihr Denken, Fühlen und Handeln erweitern können, zugänglich zu machen. Anstelle der Behandlung von Symptomen sollen sich PatientInnen in einem entwicklungsförderlichen Kontext dazu inspiriert und ermutigt fühlen, für die Erreichung ihrer vorab definierten Ziele hilfreiche Sichtweisen, Interaktions- und Kommunikationsmuster zu entwickeln und zu erproben.

1.2.2 Haltung

Jeder Veränderungsprozess verlangt das Ablegen bekannter zugunsten vorerst ungewohnter Verhaltens- und Sichtweisen. Der Tod – als größte aller Veränderungen – verlangt dies umso mehr. Der Abschied von Vertrautem löst oft starkes Leid aus. Ist dieses sehr groß, nehmen Menschen durchweg die ihnen im Palliativbereich angebotene Psychotherapie in Anspruch. Die Würdigung ihres Leids und die Anerkennung der damit verbundenen Belastungen ist der Schlüssel für die Herstellung einer vertrauensvollen therapeutischen Beziehung am Beginn eines jeden Therapieprozesses. Wenn wir uns in unserer psychotherapeutischen Tätigkeit darum bemühen, die emotionale Schwere wahrzunehmen und zu würdigen, fühlen sich PatientInnen verstanden und können sich leichter auf das Therapiegeschehen einlassen.

Die Kunst in diesem Zusammenhang ist es, die massive Grenzerfahrung angesichts des bevorstehenden Todes anzuerkennen, ohne mitleidend die Ohnmachtsgefühle der PatientInnen zu füttern. Besonders eine lösungs- und ressourcenorientierte Haltung ist dafür sehr hilfreich. Dauerhafte problemorientierte Sichtweisen führen zu einer von Mitleid erfüllten Haltung anstatt zu einer respektvollen Anteilnahme. Bildlich gesprochen, stellen wir uns mit unseren PatientInnen an den Rand eines schwarzen Lochs, ohne dabei mit ihnen hineinzusteigen.

Für eine Verabschiedung alter Denk-, Fühl- und Handlungsmuster und für die Integration von Lösungsperspektiven bedarf es einer sensiblen Wahrnehmung günstiger Momente. Wir stellen uns mit Geduld und Zuversicht so lange als ZeugInnen für das Leid der PatientInnen zur Verfügung, wie diese das benötigen. Gehen wir allzu schnell zu einer lösungsorientierten Sichtweise über, kann dies verletzend sein und die therapeutische Beziehung gefährden. PatientInnen fühlen sich nicht verstanden, wenn sie zum Beispiel eine große Traurigkeit verspüren und wir uns nach den Vorteilen ihrer Lebenssituation erkundigen. Wir messen der Stabilisierungsarbeit – speziell in existenziell bedrohlichen Lebenslagen – eine große Bedeutung im psychotherapeutischen Prozess bei. Streuen wir dabei Samenkörner für neue Sichtweisen und Strukturen, schaffen wir einen fruchtbaren Boden für anstehende Entwicklungsschritte (vgl. de Shazer 2005).

Angesichts des Todes sind Menschen wissens- und machtlos. Der Tod ist derjenige, der sie mit ihrer Ohnmacht konfrontiert, indem er sie darauf hinweist, wie wenig sie in ihrem Leben letztendlich planen und kontrollieren können. Dieser Gedanke löst Angst und Hilflosigkeitsgefühle in Menschen aus – auch bei uns professionellen HelferInnen. Beruflich in diesem Bereich tätig zu sein bedeutet also nicht, keine Angst, Traurigkeit oder Wut zu verspüren; es bedeutet nicht, auf alles eine Antwort zu haben, und auch nicht, keine Fragen mehr zu stellen. Vielmehr bedeutet es, uns von den Erzählungen unserer PatientInnen berühren zu lassen, ohne von deren Emotionen eingefangen zu werden und ohne uns mit ihnen in Gerechtigkeits- und Sinnfragen zu verlieren.

Psychotherapeutisch im Palliativbereich tätig zu sein erfordert, uns bewusst mit unseren Erfahrungen, Bildern und Geschichten über die Endlichkeit des Lebens auseinanderzusetzen, und unsere Sichtweisen und Umgangsformen kritisch zu reflektieren. Nur indem wir uns unserer eigenen Verletzlichkeit zuwenden, können wir uns für jene anderer öffnen. Auch wir sind weder unverletzbar noch immun, wenn es darum geht, uns mit oft tragischen Lebensumständen zu konfrontieren. Für die Klärung unseres Umgangs mit möglicherweise dominanten oder überwältigenden Gedanken und Gefühlen und des Ausmaßes davon, wie viel Trauer und Tod wir selbst vertragen, ist die regelmäßige Teilnahme an Fortbildungen, Supervisionen und Intervisionen unumgänglich. Dies scheint mir die einzige Möglichkeit dafür zu sein, uns von der *Problemtrance* (Schmidt 2015), also der einengenden Problemfixierung der PatientInnen zu distanzieren und längerfristig für ihre herausfordernden Anliegen empathisch zu bleiben.

In der Sterbebegleitung interessieren wir uns für die individuellen Wahrheiten unserer PatientInnen. Wir treten ihren Werten, Erfahrungen, Einstellungen und Überzeugungen wertschätzend und respektvoll gegenüber. Sie sind und bleiben die ExpertInnen für ihr Leben – auch wenn sie vorübergehend mut- und kraftlos sind und unserer Begleitung bedürfen. Statt um die Bewertung von richtigen und falschen Konzepten geht es um eine »neutrale Haltung« gegenüber allen eingebrachten Anliegen und Lösungsideen. Aus einer »Haltung des Nicht-Wissens« geben wir nicht vor, zu wissen, was die richtigen Lösungen sind und wie sich angebotene Interventionen im jeweiligen System auswirken. Wir lassen uns vielmehr gemeinsam mit unseren PatientInnen auf eine Reise ein, von der auch wir im

Voraus nicht wissen, wohin sie führt (vgl. Anderson u. Goolishian 1992).

Dabei sind wir weniger dafür verantwortlich, immer eine Methode oder einen Lösungsvorschlag anzubieten, als einen offenen Rahmen zu gestalten, in dem sich PatientInnen selbstbestimmt und ihrem Tempo entsprechend entfalten können.

> »Die erforderliche *raumgebende Beeinflussung* steht damit in einem deutlichen Gegensatz zu allen einengenden Formen der Beeinflussung, die Abhängigkeit fördern und Autonomie beeinträchtigen. Durch die Form ihrer Präsenz gestalten Therapeuten unterschiedliche Beziehungsangebote und Beziehungsräume. Eine raumgebende Form der Präsenz schafft Raum zur Selbstentfaltung, eine dominante Form der Präsenz schafft Raum für Abhängigkeiten« (Bleckwedel 2015, S. 196 f.).

Besonders im palliativen Setting ist die Sorge um die Eigenverantwortlichkeit der PatientInnen und um eine selbstbestimmte Lebensgestaltung bis zum letzten Atemzug essenziell, da Menschen aufgrund diverser krankheitsbedingter Einschränkungen ohnehin verstärkt auf ihr soziales Umfeld angewiesen sind.

1.2.3 Methoden

Die Systemische Therapie trägt eine Vielzahl an unterschiedlichen Methoden aus verschiedenen Therapierichtungen zusammen. Hier erfolgt eine Auflistung einiger ausgewählter Techniken, die speziell im palliativen Setting immer wieder zur Anwendung kommen. Anzumerken ist an dieser Stelle allerdings, dass die Anwendung von Methoden nicht der entscheidende Einflussfaktor für die Erarbeitung von zieldienlichen Lösungen ist. Ebenso sind es die Persönlichkeit und die Haltung von uns TherapeutInnen sowie die therapeutische Beziehungsqualität, die einen Therapieprozess entscheidend beeinflussen (vgl. Essen 1997).

Aufstellungs- und *Symbolarbeiten* wie das Familienbrett, das Stellen von Skulpturen, die Arbeit mit Genogrammen und Systemzeichnungen zählen zu den häufig angewandten Methoden in der Systemischen Therapie. Diese machen sowohl intrapsychische als auch zwischenmenschliche Beziehungen sichtbar und erlebbar und bieten dadurch neue Perspektiven an. Aufgrund körperlicher Symptome unserer KlientInnen ist die Verwendung des Familienbretts gegenüber Aufstellungen mit RepräsentantInnen meist einfacher umzusetzen. Aufstellungen im Einzelsetting finden allerdings auch im Palliativbereich durchaus Anwendung (vgl. Abschn. 3.3.2).

Narrative Interventionen würdigen Geschichten, die KlientInnen über ihr Leben erzählen und mit denen sie sich identifizieren. Nachdem diese das Denken, Handeln und Fühlen stark beeinflussen, enttarnen wir einschränkende und problembeladene Narrative zugunsten hilfreicher Geschichten mit neuen Lösungsperspektiven. Im palliativen Kontext können wir belastenden Überlegungen über Krankheit, Sterben und Tod hilfreiche Geschichten mit konstruktiven Perspektiven gegenüberstellen (vgl. White u. Epston 2013).

Systemische Fragen unterstützen ebenso dabei, gewohnte Sichtweisen differenzierter zu betrachten. Dabei werden Beziehungen zwischen verschiedenen Systemen und zwischen Elementen innerhalb der Systeme betrachtet, Denk-, Fühl- und Verhaltensmuster hinterfragt und entsprechend adaptiert. Dazu zählen das *Reframing*, das eine Situation in einen anderen Rahmen stellt und ihr damit eine neue Bedeutung bemisst, *zirkuläre Fragen*, die dazu einladen, eigene Annahmen über die Einschätzung der Sicht wichtiger Mitmenschen zu überprüfen, und *Skalierungsfragen*, die anhand einer subjektiven Skala Standorteinschätzungen und Zieldefinitionen ermöglichen.

Hypnosystemische Methoden eröffnen wiederum Zugänge zu inneren Erfahrungswelten. Dabei werden Konzepte aus der Hypnosetherapie nach Milton Erickson mit systemisch-konstruktivistischen Aspekten in Verbindung gebracht. Imaginationstechniken unterstützen Tranceerfahrungen, durch die wir KlientInnen dazu anleiten, ihre Aufmerksamkeit nach innen zu richten, und so anhand von inneren Bildern Heilungsprozesse einleiten beziehungsweise fördern. Die eigene Vorstellungskraft als Ressource zu nützen ist besonders im palliativen Setting sehr hilfreich. Auf diese Weise können auch Menschen mit körperlichen Symptomen selbstbestimmt Einfluss auf ihr eigenes Erleben nehmen (vgl. Schmidt 2015).

Weitere wertvolle Interventionen sind *Metaphern* und *Rituale*. Nicht immer gibt es passende Worte für die Beschreibung innerer Erfahrungsprozesse. Die Verbildlichung von komplexen Situationen und Dynamiken bietet eine gemeinsame Sprache für innere Prozesse an und aktiviert neuronale Strukturen, also kognitive und emotionale Konzepte zur Erreichung unbewusster Anteile. Sprechen wir zum Beispiel von der *Ruhe vor dem Sturm*, können wir dieses Bild für die Vorbereitung auf große Veränderungsphasen im Leben unserer

KlientInnen nützen. Bilder beeinflussen die Aufmerksamkeit und die Wahrnehmung, wodurch wir mit KlientInnen wiederum Strategien zur Bewältigung anstehender Entwicklungsschritte erarbeiten können. *Rituale* schaffen Ordnung und Struktur und ermöglichen eine selbstbestimmte Gestaltung von Übergängen. Empfehlungen zur Durchführung, die Planung von sich wiederholenden Ritualen sowie auch eine gemeinsame Durchführung von einmaligen Ritualen können Bestandteile psychotherapeutischer Sitzungen sein. Nachdem Rituale besonders bei großen Veränderungen – so auch vor der letzten großen Veränderung – einen wertvollen Beitrag leisten können, werden diese in Abschnitt 4.6 genauer beschrieben.

Therapieeinheiten schließen wir häufig mit *Hausaufgaben* ab. Diese sollen je nach Inhalt der jeweiligen Einheiten *Musterunterbrechungen* begünstigen. Besonders am Anfang von psychotherapeutischen Prozessen im palliativen Setting können wir zum Beispiel dazu einladen, die Aufmerksamkeit im Alltag auf jene Bereiche des Lebens zu richten, die trotz zahlreicher durch die jeweilige Erkrankung bedingter Veränderungen so bleiben, wie sie sind. Dies kann dazu beitragen, einen lösungs- und ressourcenorientierten Blick für das eigene Leben zu entwickeln. Eine andere Aufgabe könnte es sein, eher neugierig als abwertend auf körperliche Symptome zu reagieren oder sogar die durch die Krankheitserfahrungen gewonnenen Sichtweisen auch wertzuschätzen. Solche und andere Empfehlungen zum bewussten Perspektivenwechsel vermögen bereits einfache Veränderungen anzuregen und können das Erleben von Selbstwirksamkeit verstärken.

Die zeitliche Begrenzung durch den bevorstehenden Tod und das damit in Verbindung stehende unsagbare Leid konfrontieren auch uns TherapeutInnen mit den Grenzen der Machbarkeit. Speziell das *Aushalten* dessen, dass wir manchmal nichts tun können (und tun sollen!), ist eine wichtige Kompetenz in der palliativen Tätigkeit. Stille zu ermöglichen und *Handeln durch Nicht-Handeln* sind in so manchen Augenblicken wertschätzender und respektvoller, als sich mit methodischem Rüstzeug der Tiefe der Erfahrung zu entziehen und die eigene Ohnmacht angesichts existenzieller Lebensthemen zu vertuschen.

Es ist also nicht jede verfügbare Methode immer passend und erforderlich. Wir stimmen den Einsatz der einzelnen Werkzeuge dieses vielfältigen Methodenkoffers individuell mit der Persönlichkeit der KlientInnen, der jeweiligen Anliegen- und Zieldefinition und dem Therapiesetting ab. Die große Kunst der Nutzung von Methoden liegt somit in der Abstimmung ihrer Anwendung mit dem Kontext und dem Ziel. Ohne die Erfüllung dieser Kriterien bleibt jede Methode zweckentfremdet und damit wirkungslos.

1.3 Systemische palliative Psychotherapie

Die *Systemische Therapie* und Palliative Care bereichern sich wechselseitig. Die meinerseits eingeführte Bezeichnung *systemische palliative Psychotherapie* würdigt deren gemeinsames Tätigkeitsfeld. Welche Ähnlichkeiten und Überschneidungen sie haben und vor welche Herausforderungen das palliative Setting die systemische Psychotherapie stellt, wird im Folgenden erläutert.

Einerseits formulierte der Psychoanalytiker und Verhaltenstherapeut Vogel (2012):

> »Psychotherapeutisches Handeln ist zu konzipieren als Handeln in Auseinandersetzung mit dem Tod« (ebd., S. 7).

Andererseits ist der Tod keine psychische Belastung oder Erkrankung, die per se psychotherapeutischer Unterstützung bedarf. Nachdem es kein kausal vom Tod verursachtes Leid gibt, ist die Rolle der Psychotherapie in diesem Bereich anders zu definieren als die der klassischen Psychotherapie. Im Gegensatz zu medizinischen Belangen besteht keine objektive Behandlungsnotwendigkeit. Die Diagnose einer existenziell bedrohlichen Erkrankung reicht also nicht aus, um eine psychische Behandlungsbedürftigkeit zu begründen.

Menschen, die aufgrund von körperlichen Erkrankungen dem Lebensende wissentlich sehr nah sind, fühlen sich allerdings häufig psychisch belastet. Diese Belastung beginnt oftmals bereits bei der Diagnosestellung und in weiterer Folge bei der Entscheidung für eine palliative anstelle einer kurativen Behandlung. Dieser Wendepunkt birgt meist den Beginn einer psychologischen oder psychotherapeutischen Begleitung in sich. Auf einer Palliativstation wird diese im Zuge der medizinischen Aufklärung angeboten und empfohlen.

Riemann (2017) spricht von vier Tendenzen, die im Leben zu Handlungen antreiben: der Wille zur Veränderung und der zur Beständigkeit sowie der zur Abgrenzung wie auch der zur Gemeinschaft (vgl. ebd., S. 17). Die Zeit vor dem Tod entfacht erneut solche Bestrebungen in Menschen. Es geht darum, sich einerseits für den Wandel zu öffnen und andererseits Vertrautes zu wahren, sich sowohl von dieser Welt zu trennen als auch sich noch einmal in ihr zu Hause zu fühlen. Diese Herausforderung gilt es, in der systemischen palliativen Psychotherapie anzunehmen.

Wir können nicht von »den PalliativpatientInnen« sprechen, sondern beziehen uns dabei auf eine äußerst inhomogene Gruppe von Menschen. Wesentliche Unterschiede in Bezug auf die therapeutische Behandlung sind, dass sie mit völlig unterschiedlichen Erkrankungen auf die Palliativstation kommen. Fortgeschrittene Herz-, Nieren- oder Tumorerkrankungen unterscheiden sich maßgeblich in ihrem Verlauf und ihren Symptomen. Manche PatientInnen leben schon seit vielen Jahren mit ihrer Erkrankung, leiden an einer Vielzahl von belastenden körperlichen und psychischen Symptomen, andere wiederum haben ihre Diagnose erst kurz vor der Aufnahme erhalten und zeigen möglicherweise noch kaum Symptome. Ebenso unterscheiden sich die PatientInnen in ihrem Alter und ihrer Lebenssituation. Manche sind schon sehr alt und haben möglicherweise kaum Angehörige, andere befinden sich »mitten im Leben« und haben für sie bedeutsame Rollen inne, wie eine Elternschaft oder eine wichtige berufliche Position. Manche fühlen sich sehr belastet und wünschen sich eine psychotherapeutische Begleitung, andere fühlen sich womöglich ebenso belastet, lehnen eine Psychotherapie allerdings ab. Wiederum andere leiden kaum an ihrer Situation, sind ihre Krankheit vielleicht schon gewöhnt oder beschäftigen sich nicht mit ihrem Innenleben. Manche von ihnen wollen eine psychotherapeutische Dienstleistung »ausprobieren«, andere können einer solchen nichts abgewinnen.

Palliative Care bezieht sich in ihrem Betreuungskonzept nicht nur auf das Individuum als Letzteinheit, sondern berücksichtigt die Einflüsse des sozialen Beziehungsgeflechts ebenso wie die des stationären Bereichs, zum Beispiel einer Hospiz- oder Palliativstation, auf das Wohlbefinden der PatientInnen. Ein multiprofessionell zusammengesetztes Team unterstützt die PatientInnen. Das Einbeziehen verschiedener Professionen in das Unterstützungsnetz im Sinne eines konzeptionell aufeinander bezogenen Behandlungsplans und darin enthaltene verschiedenartige Interventionsmodalitäten weist auf eine ganzheitliche Herangehensweise hin, die auch der systemischen Haltung entspricht.

Sowohl in der Systemischen Therapie als auch in der Palliative Care sprechen wir vom *biopsychosozialen Ansatz,* der nicht zuletzt auch die transpersonalen, spirituellen Dimensionen berücksichtigt. Das bedeutet verkürzt, dass eine integrative Behandlung, die sich auf möglichst alle Ebenen und Bereiche des Menschen bezieht, angestrebt wird.

Beide – Systemische Therapie und Palliative Care – schreiben der individuellen Krankheitsgeschichte einen hohen Stellenwert zu. Eine chronische Krankheit kann durchaus zum organisierenden Prinzip für eine ganze Familie werden und die soziale Einbettung eines kranken Menschen bekommt eine umso größere Bedeutung. So ist das ganze Familiensystem von schweren Einschränkungen eines Familienmitglieds betroffen. Für alle verändert sich im inneren wie auch im äußeren Beziehungsgefüge etwas, folglich ist es wichtig, Angehörige im Betreuungskonzept mit zu berücksichtigen. Für die Integration aller Sichtweisen und Zugänge sollten familiäre Erfahrungen und Muster im Umgang mit Krankheit, Sterben und Tod frühzeitig erfragt werden. Auch transgenerationale familiäre Erfahrungen beeinflussen die Art der Krankheitserfahrung und Krankheitsverarbeitung von PatientInnen. Sowohl das ärztlich-pflegerische Personal als auch wir systemische PsychotherapeutInnen erheben diese im Zuge der anamnestischen Verfahren.

Die interdisziplinäre Zusammenarbeit berücksichtigt auch die vielseitigen Auswirkungen einer Erkrankung. Oftmals verhindern zum Beispiel schwere Krankheitsverläufe anstehende Entwicklungsschritte einzelner Familienmitglieder. Häufig kommt es zu Verlusten von Flexibilität, Handlungsspielraum und Veränderungspotenzial für die gesamte Familie. Meistens erfordert eine Krankheit die Einhaltung regelmäßiger Kontakte mit verschiedenen Einrichtungen aus dem Gesundheitssystem. Mit der Aufnahme auf einer Palliativstation sind wichtige Fragen zu klären, wie unter anderem, in welcher Entwicklungsphase die Familie und in welcher Krankheitsphase sich die PatientInnen befinden, welche Krankheitserfahrungen die Familie bereits machte und welche Erfahrungen sie im Kontakt mit dem Gesundheitssystem gesammelt hat. Dieser Anspruch auf eine umfassende Informationserhebung besteht sowohl in der Systemischen Therapie als auch in der Palliative Care (vgl. Hepworth, McDaniel u. Doherty 1997).

Als systemische PsychotherapeutInnen vertrauen wir darauf, dass in jedem Menschen ausreichende Ressourcen für anstehende Veränderungen stecken. Entscheidender, als wieder Zugang zu diesen herzustellen, ist es jedoch für uns, zu eruieren, ob PatientInnen diese Entwicklungsschritte überhaupt machen wollen und welches Ziel sie dafür definieren. Jeder darf seine eigenen Sichtweisen und Wünsche auf seine Art und Weise einbringen. Jeder (erwachsene) Mensch ist für seine Handlungen und deren Konsequenzen verantwortlich und hat somit das Recht darauf, sich seiner Vorlieben entsprechend mit den anstehenden Herausforderungen auseinanderzusetzen oder dies zu unterlassen. Er darf sich auch dafür entscheiden, zu leiden und keine Unterstützung anzunehmen! Jegliche Ausrichtung zu respektieren ist ein wichtiger Grundpfeiler der professionellen Begleitung – umso mehr in diesem letzten Lebensstadium. Im palliativen Kontext bedeutet das, dass nicht jeder diese letzte Zeit für eine Gestaltung eines konstruktiven Lebensabschlusses nützen muss, sondern dass jeder Mensch ein Recht darauf hat, nicht nur sein Leben so zu führen, wie er das möchte, sondern auch genauso sein Sterben so für sich zu gestalten, wie es ihm beliebt. Jeder Mensch hat die Wahl, sein Leben zu vertiefen und voll auszuschöpfen oder sich auch gegen eine solche Erfahrung zu entscheiden. Jemanden dabei zu begleiten, sich genau über diese Wahlmöglichkeit bewusst zu werden, ist im Therapieprozess ein entscheidendes Kriterium für eine gelingende Entwicklung. Besonders bezogen auf das palliative Setting bedeutet das, dass wir Entfaltungsmöglichkeiten bis zum letzten Augenblick des Lebens würdevoll begleiten.

Laufend sind Menschen in ihrem Leben damit beschäftigt, größere und kleinere Entscheidungen zu treffen, – und gleichzeitig sind es diese, die sie wiederum definieren. Es ist nicht wesentlich, was Menschen tun müssen oder tun sollen, sondern wofür sie sich in jedem Moment (neu!) entscheiden. Auf diese Weise können sie sich von Normen, die ihnen vorschreiben wollen, wie sie sich verhalten, wie sie denken und fühlen sollen, befreien und sich selbst näherkommen. Leider gibt es zahlreiche Vorstellungen (die ihnen den offenen Blick verstellen) darüber, wie sie zum Beispiel trauern oder mit schweren Erkrankungen umgehen müssten. Genau davon gilt es, Abstand zu gewinnen und sich mit vollständiger Hingabe mit etwas Neuem anzufreunden. Im Hier und Jetzt gibt es immer Anfangspunkte dafür, das Leben neu zu gestalten. Die Aufforderung zu einem selbstbestimmten Leben gilt bis zur letzten Minute. Wie im ganzen Leben – und im palliativen Setting umso mehr – ist es entscheidend, Menschen dabei zu unterstützen, für ihre Bedürfnisse einzustehen. Die Voraussetzung dafür ist es, mit ihnen ihre Werte, Wünsche und Vorlieben zu klären, damit sie sich an diesen – also nach innen hin – ausrichten können.

Da einem jeden psychotherapeutischen Erstkontakt eine lebenslimitierende, fortschreitende körperliche Erkrankung zugrunde liegt, verweise ich an dieser Stelle auf den relativ neuen Ansatz der *Somatopsychik*. Dieser beschäftigt sich mit den permanenten gegenseitigen Wechselwirkungen zwischen psychischen und physischen Prozessen.

Die Somatopsychik entwickelte sich aus dem uralten Wissen der *Psychosomatik*, das von einseitigen Einflüssen der psychischen Befindlichkeit auf körperliche Reaktionen ausgeht.

Das ursprüngliche Konzept der Psychosomatik untersucht also in erster Linie die Auswirkungen von seelisch-geistigen Prozessen auf den Körper. Dieses kann zu Missverständnissen führen, da dies suggeriert, dass psychische Ursachen zu körperlichen Erkrankungen führen. Solche einseitigen Interpretationsweisen können Schuldzuschreibungen oder schlechtes Gewissen auslösen. Menschen mit schweren Erkrankungen stellen ohnehin häufig Überlegungen dazu an, ob ein Fehlverhalten oder Fehlentscheidungen Ursache oder Auslöser für die jeweilige Diagnose sein könnten, was wenig Nutzen für eine angestrebte Gesundheit birgt und sich belastend und destruktiv auswirken kann.

Der in der Systemischen Therapie beheimatete ganzheitliche Ansatz der Somatopsychik bezieht sich insofern mehr auf die *wechselseitige* Beeinflussung zwischen Körper und Psyche. Er geht davon aus, dass auch körperliche Veränderungen vielfache Auswirkungen auf die Psyche haben. Dem systemisch-zirkulären Verständnis nach beeinflussen körperliche Erkrankungen wesentlich, wie wir uns fühlen, und umgekehrt.

Da es in der *systemischen palliativen Psychotherapie* immer um den Umgang mit schweren Erkrankungen geht, messe ich dieser Sichtweise einen hohen Stellenwert bei. Immerhin lösen schwere Erkrankungen große Veränderungen in Bezug auf die Selbstwahrnehmung der PatientInnen als auch auf das Wohlbefinden der Angehörigen aus. Körperliche Beschwerden sind aufgrund vielfältiger Auswirkungen sehr belastend. Da sich Krankheitsverläufe häufig sehr rasch vollziehen und den Verlust von ursprünglichen Rollen und Funktionen in vielen Bereichen des Lebens nach sich ziehen, sind radikale, auf die Identität bezogene Veränderungsprozesse zu bewältigen. Gehen wir von einer zirkulären Wechselwirkung zwischen körperlichen, psychischen und sozialen Belangen aus, können wir auf mehreren Ebenen ressourcen- und lösungsorientiert intervenieren, ohne zu suggerieren, dass jemand selbst an den Entwicklungen schuld sei. Dabei ist eine unterstützende Atmosphäre von großer Bedeutung, weil auch diese auf den Organismus einen wesentlichen Einfluss hat; dies wird beim somatopsychischen Ansatz sehr deutlich. Betrachten wir den Körper als Informationsquelle, können wir anhand seiner Symptome besser verstehbar machen, was Körper und Psyche für mehr Wohlbefinden benötigen. Je nach Lebensgeschichte und der Verarbeitung bisheriger Erfahrungen, Vorstellungen und Überzeugungen können Menschen tiefgreifende Einschnitte im Leben wie solche durch schwere Erkrankungen nicht immer sofort stimmig in ihre Lebensgeschichte integrieren. Selbstheilungskräfte möglichst rasch zu aktiveren, kann jedoch dazu beitragen, dass sich der Organismus an die neuen Gegebenheiten anzupassen vermag (vgl. Hüther 2016, S. 55 ff.).

> »Dabei wird individuell anhand der lebensgeschichtlichen Erfahrungen und der daraus bei einer PatientIn herausgeformten Haltungen abzuleiten und zu entscheiden sein, wie und in welche therapeutischen Hilfestellungen sie sich am besten einladen, ermutigen und inspirieren lässt« (ebd., S. 63).

So können wir PsychotherapeutInnen uns in diesem speziellen Anwendungsbereich sehr gut einbringen. Immerhin geht es um den gemeinsamen Anspruch des interdisziplinären Teams, das Leiden der PatientInnen ganzheitlich zu erheben und zu lindern.

Durch das palliative Setting ergeben sich allerdings wesentliche Herausforderungen für unsere Dienstleistung. Die Indikation für eine systemische palliative Psychotherapie resultiert aus der Erkrankung und dem individuellen Leid, das damit einhergehen kann. Grundsätzlich wird allen PatientInnen, die sich aufgrund ihrer existenziell bedrohlichen Erkrankung auf einer Palliativstation einfinden, ein psychologisches oder psychotherapeutisches Gespräch angeboten. Anders als in freier Praxis kommen wir also auf PatientInnen zu und nicht umgekehrt. Dies stellt bereits eine grundlegend unterschiedliche Ausgangssituation dar. Diesen PatientInnen müssen wir oft erst einmal näherbringen, was wir in diesem Kontext unter der Dienstleistung Psychotherapie verstehen und wobei sie unterstützen kann. KlientInnen in freier Praxis beschäftigen sich zumindest insofern im Voraus damit, als sie ihr Leid als psychisches identifizieren und eine Psychotherapie als mögliche Hilfestellung anerkennen. Im Palliativbereich konfrontieren wir Menschen oft erstmalig mit der Vorstellung, dass sie sich bewusst mit innerpsychischem Erleben auseinandersetzen können. Manchmal bringen sie bis zu diesem Zeitpunkt noch wenig oder gar keine Therapieerfahrungen mit.

Dem von Daniel Stern so bezeichneten »Bedürfnis nach Intersubjektivität« (Stern 2014, S. 109), also dem zutiefst menschlichen Bedürfnis, als Mensch wahrgenommen und gesehen zu werden, begegnen wir bei allen menschlichen Wesen. Der Wunsch danach, eigene Gedanken- und Gefühlswelten zu teilen, ist ebenfalls bei einem Großteil der Menschen vorhanden. Dennoch stehen wir PsychotherapeutInnen auf einer Palliativstation oftmals einer größeren Verunsicherung seitens der PatientInnen gegenüber, als dies in freier Praxis der Fall ist. Dies kann den Start einer Psychotherapie erschweren, weil es anfangs viele Fragen über die psychotherapeutische Unterstützung zu klären gibt, bevor man gemeinsam starten kann.

Ein weiterer Unterschied besteht in der Bezeichnung der Zielgruppe. Menschen, die sich stationär im Krankenhaus befinden, bezeichnen wir als *PatientInnen* und nicht als *KlientInnen*, wie dies in freier Praxis der Fall ist. Die jeweilige Bezeichnung suggeriert möglicherweise implizit gewisse Erwartungen oder sogar eine Rangordnung. Unter den so zugewiesenen Rollen leidet die tatsächliche Gleichwertigkeit der am therapeutischen Prozess Beteiligten. Die damit verbundene Distanz zu uns TherapeutInnen, die wir nicht zuletzt durch die Krankenhausbekleidung zum Ausdruck bringen, kann ebenso einen Einfluss auf die Arbeitsbeziehung haben.

Ferner zählen auch Angehörige zur primären Zielgruppe der *systemischen palliativen Psychotherapie*, was in freier Praxis nicht der Fall ist. Die psychotherapeutische Begleitung bezieht sich auch auf diese solange sich die zugehörigen PatientInnen auf einer Palliativstation befinden.

Der zeitliche Rahmen, der für psychotherapeutische Begleitung angedacht ist, ist bei einer stationären Psychotherapie ebenso von zentraler Bedeutung. Er unterscheidet sich wesentlich von jenem in freier Praxis, da sich PatientInnen meist aus unterschiedlichen Gründen – sei es durch eine Entlassung in das häusliche Umfeld, in anderwärtige Betreuungseinrichtungen oder durch den Tod – nur über wenige Tage oder Wochen auf der Station befinden. So ist die Therapiedauer von Natur aus begrenzt und vergleichsweise kurz bemessen.

Auch der Bezahlungsweg unterscheidet sich, da wir PsychotherapeutInnen auf einer Palliativstation im Behandlungsangebot integriert sind und keine zusätzlichen Antragstellungen oder Kosten für die PatientInnen entstehen.

Das Krankenhaussetting ist ebenso als großes Unterscheidungskriterium zu erwähnen. Die Umgebungs- und Rahmenbedingungen sind idealerweise so zu gestalten, dass sie den PatientInnen Haltung und Sicherheit bieten und die therapeutisch erwünschten Veränderungen fördern. Dies ist jedoch im Krankenhaus häufig schwieriger zu bewerkstelligen als in freier Praxis. Besondere Vorkehrungen wie Raumteiler oder speziell vorgesehene Gesprächsräume fördern zumindest einen gewissen Grad an Privatsphäre. Dennoch kommt es immer wieder zu Unterbrechungen unterschiedlicher Art. Der Anspruch auf Ungestörtheit und Regelmäßigkeit kann nur selten gänzlich erfüllt werden. Sowohl medizinische Behandlungen als auch das Auftreten körperlicher Symptome erschweren die psychotherapeutische Begleitung. Einzelne Einheiten werden dadurch oft verkürzt angeboten oder abgebrochen und auf einen anderen Zeitpunkt verschoben. Auch der Besuch von wichtigen Bezugspersonen führt häufig zum Vertagen von Therapiesitzungen. Da die gemeinsame Zeit mit wichtigen Menschen in einer solchen Lebenssituation nicht nur besonders heilsam, sondern die Kontaktmöglichkeiten durch die begrenzte Lebenszeit nicht mehr allzu zahlreich sind, ist diesen gegenüber den therapeutischen Sitzungen Vorrang zu gewähren. Therapeutische Prozesse sind unter solchen Umständen erschwert einzuleiten beziehungsweise fortzuführen. Solche und ähnliche Unterbrechungen sind in freier Praxis kein Thema.

Auch die Sitzordnung unterscheidet sich. Im palliativen Setting finden Therapieeinheiten oftmals am Krankenbett statt. Das führt dazu, dass PatientInnen im Bett bleiben und wir uns an deren Seite setzen. Vor uns zu liegen und dadurch eine untergeordnete Position einzunehmen, beeinflusst natürlich die therapeutische Beziehungsgestaltung. In freier Praxis verweist dagegen allein schon die auf Augenhöhe geschaffene Sitzordnung implizit auf die Gleichwertigkeit des Miteinanders. Außerdem ist es schwieriger, eine gemütliche und einladende Atmosphäre im Krankenhaus herzustellen, als dies in freier Praxis der Fall ist.

Die in der Therapie besprochenen Themen sind insofern miteinander vergleichbar, als dass sie sich jeweils auf die aktuellen Leidenszustände beziehen. Dennoch beziehen sich die Gespräche im palliativen Setting natürlich vorrangig auf die Auseinandersetzung mit dem Verlauf der Erkrankung und deren Auswirkungen auf das eigene Leben sowie den Umgang damit – im Gegensatz zur freien Praxis, wo die Themen vielfältiger sind. Besonders häufig sind Ängste vor dem Sterben oder vor dem Tod, offene Beziehungskonflikte mit wichtigen Menschen, eine unbefriedigende Lebensrückschau, mit der Hilfsbedürftigkeit einhergehende Belastungen oder auch die Planung letzter Erledigungen von Bedeutung für die Gespräche.

Die im palliativen Setting angewandten Methoden unterscheiden sich kaum von jenen in freier Praxis. Sie sind jedoch stärker mit den körperlichen Möglichkeiten der PatientInnen abzustimmen, da mangelnde Mobilität oder andere Einschränkungen so manches nicht möglich machen. Wenn die verbale Kommunikationsmöglichkeit beeinträchtigt ist, ist die Einbeziehung von Musik und Körper ratsam. Bei anderen körperlichen Einschränkungen können vermehrt nichtsprachliche Ausdrucks- und Erlebnisformen wie Imaginationstechniken angeboten werden (vgl. Renz 2017).

Eine wesentliche Unterscheidung zur Tätigkeit in freier Praxis stellen der regelmäßige Austausch mit dem multiprofessionellen Team und ihr ganzheitlicher Zugang dar. Die intensive interdisziplinäre Arbeitsweise und die stetige Erfassung und Zusammenführung der Erkenntnisse, Beurteilungen und Behandlungen der verschiedenen Professionen ist ein besonderes Wesensmerkmal der Palliative Care. Ihr integratives Potenzial stellt durch einen aufeinander abgestimmten Behandlungsplan mit regelmäßigem Austausch in Form von Teamsitzungen, Supervisionen und Intervisionen eine enorme Bereicherung für die therapeutische Tätigkeit dar. Sie geht allerdings auch mit großen Herausforderungen einher. Einerseits können wir dadurch rasch professionelle, adäquate Unterstützungsleistungen aktivieren und unterschiedliche Perspektiven verschiedener Professionen einbeziehen – dies kommt einer ganzheitlichen Begleitung zugute. Andererseits erfordert eine interdisziplinäre Zusammenarbeit auch ein besonderes Gespür füreinander und eine respektvolle Haltung gegenüber unterschiedlichen Sichtweisen und Professionen. Die gesetzlich festgelegte Verschwiegenheitspflicht der Psychotherapie, die sich auch auf das professionelle Team bezieht, kann bisweilen einen umfassenden Austausch erschweren und so die eigene Arbeit anderen Berufsgruppen unverständlich erscheinen lassen.

Insgesamt betrachtet bietet das palliative Setting viele Vorteile und Möglichkeiten für die ganzheitliche Arbeit mit schwer kranken Menschen. Sie setzt allerdings ein hohes Ausmaß an Flexibilität, Offenheit und Feinfühligkeit sowohl seitens uns PsychotherapeutInnen, der anderen beteiligten Professionellen sowie der Institutionen wie den Krankenhäusern, in denen sich Palliativstationen meist befinden, voraus. Diese Arbeitsweise ähnelt jener in einer stationären Hospizeinrichtung. Da diese allerdings andere Rahmenbedingungen für den Aufenthalt vorgibt, unterscheidet sich die therapeutische Arbeit doch auch. Immerhin bleiben PalliativpatientInnen bis an ihr Lebensende dort und benötigen keine durchgängige akut dringliche medizinische Versorgung, was zu einer anderen Ausgangslage im therapeutischen Setting führt.

1.4 Reflexion über Sterben und Tod

Der Tod ist allgegenwärtig und das Natürlichste, das uns im Leben passiert.[4] Dennoch ist er für uns nach wie vor ein äußerst unangenehmer Zeitgenosse. Sterben und Tod sind keine alltäglichen Gesprächsthemen. Kaum jemand spricht über die eigene Vergänglichkeit. Häufig wissen wir nicht einmal von Menschen in unserem engeren Umkreis, ob sie Angst vor dem Tod verspüren und wie sie diesem gegenüber eingestellt sind. So zählt er noch immer zu den vielfach tabuisierten Themen, zumindest in unserer westlichen Gesellschaft. Sterbebegleitung und die damit einhergehende regelmäßige Beschäftigung mit der Vergänglichkeit stellen insofern einen Türöffner dafür dar, den Tod als Ressource in unserem Leben anzuerkennen.

Häufig beziehen wir unsere Identität daraus, dass wir Geschichten über uns und unser Leben erzählen, nehmen unterschiedliche Rollen ein und beziehen Gegenstände, Menschen und Lebenssituationen in die eigene Lebensgeschichte mit ein. Dies erzeugt ein Gefühl von Kontinuität und Sicherheit und dient dazu, dass wir uns in unserem sozialen Gefüge zurechtfinden. Der Tod stellt unser Narrativ allerdings infrage, indem er uns dazu auffordert, unsere Wertigkeiten und Gewissheiten zu überprüfen. Es wird immer schwieriger, die eigene

4 In diesem Abschnitt beziehe ich mich mit der »Wir-Form« nicht nur auf Personen aus dem Unterstützungskreis, sondern auf alle Menschen. Immerhin ist es für unsere Tätigkeit ratsam, uns – als ebenso »sterbliche Wesen« – auch außerhalb unserer helfenden Rolle mit Themen rund um Sterben und Tod zu befassen.

Erzählung aufrechtzuerhalten und das aktuelle Geschehen stimmig zu integrieren. Nachdem wir am Ende unseres Lebens wirklich alles – sowohl die uns umgebenden Menschen als auch alles Materielle – zurücklassen müssen, befreit er uns jedoch auch von der Illusion einer Identität, die sich überwiegend auf äußere Umstände bezieht. Sterben erfordert es, eigene, im Außen verhaftete Sicherheiten aufzugeben und auf diese Weise idealerweise dem (verbleibenden) Leben neu zu begegnen.

Der Tod ist das einzig Sichere in unserem Leben, er ist – ohne Ausnahme! – das Einzige, das uns bereits von Geburt an vorherbestimmt ist. Trotzdem öffnen wir uns gegenüber unserer Endlichkeit nur ungern. Wir fühlen uns beim Gedanken daran oft unwohl und ängstigen uns. Der Tod widersetzt sich den Werten unserer westlichen Gesellschaft, die von Schnelllebigkeit, Leistungsansprüchen und einem sogenannten Glücksimperativ geprägt ist, der Erwartungshaltung: »Sei glücklich!« In solchen Wertestrukturen hat der Tod keinen Platz. Er passt nicht in unser vorgefertigtes Bild.

> »Durch die Verdrängung des Todes in unserer westlichen Gesellschaft bekommt er eine noch bedrohlichere Rolle. Alle Anzeichen des Todes müssen eliminiert werden, jedes Anzeichen von Gebrechlichkeit, Signale des Alterns und der Bedürftigkeit. Viele Menschen sind durch die Angst vor dem Tod ein Leben lang wie Getriebene« (Glettler u. Lehofer 2020, S. 151).

In der Auseinandersetzung mit dem eigenen Sterben kommt es dadurch häufig zu einem sogenannten *Opfer-Erleben*. Jegliches Gefühl der Selbstwirksamkeit schwindet und wir erfahren uns weniger als GestalterInnen und mehr als Opfer unseres Lebens.

Der Tod könnte uns als Spiegel dienen, der den Sinn unseres Lebens reflektiert, wenn wir uns ihm gegenüber öffnen. Würden wir ewig leben, blieben viele Ereignissen für uns bedeutungslos. Erst die Einmaligkeit einer jeden Lebenssituation sowie die Beschränktheit der Gelegenheiten verleihen ihnen ihre Bedeutsamkeit.

Wir alle stehen spätestens in der letzten Lebenszeit – sofern uns diese bewusst ist – vor der sehr anspruchsvollen Aufgabe, uns mit unserer Endlichkeit auseinanderzusetzen. Sowohl ganz zuletzt als auch immer wieder im Laufe unseres Lebens lassen sich zwei Arten des Umgangs mit dem Sterben beobachten: Auf der einen Seite gibt es Verleugnung, Verdrängung und Ablenkung und auf der anderen Seite eine mehr oder weniger bewusste Auseinandersetzung mit allen Gefühlen und Gedanken, die im Zuge dieser Konfrontation auftauchen, bis hin zur Hingabe in das Unvermeidliche.

Der Tod stellt letztendlich nur einen der zahlreichen Übergänge in unserem Leben dar. Immerhin begegnet er uns in unterschiedlichen Facetten im Laufe unseres gesamten Lebens. Wir müssen uns laufend verändern, also etwas in uns verabschieden und uns gegenüber Neuem öffnen. Darauf bezieht sich auch der antike griechische Philosoph Platon, der meint, dass wir permanent diversen Veränderungsprozessen ausgesetzt sind und dadurch bereits im Leben die Chance dazu bekommen, das »Sterben zu üben« (vgl. Vogel 2012, S. 13). Eine solch bewusste Wahrnehmung und Gestaltung von Veränderungen kann zur Entwicklung von sinnvollen Bewältigungsstrategien für Übergangsprozesse beitragen. So erleben wir ein Leben lang, wie es ist, in Verwandlungen hinein »zu sterben«, also Bedeutsames loszulassen und wieder neu »aufzuerstehen«. Gestalten wir Übergänge selbstbestimmt, so begegnen wir damit *dem Tod im Leben* und bewirken schlussendlich *mehr Leben beim Sterben*. Auf diese Weise können wir das Leben als Schule der Hingabe nützen und Situationen des Abschieds und des Neubeginns in unserem Leben willkommen heißen, mitgestalten und zelebrieren. Nur indem wir uns dem Tod anvertrauen, kann es uns gelingen, auf unsichere Zeiten weniger ängstlich und regressiv zu reagieren und die aufkommende Erregungsenergie als Wachstumspotenzial zu nützen.

Der Tod stellt uns auch vor die große Herausforderung, unser Raum- und Zeitverständnis loszulassen. Raum und Zeit verlieren angesichts des Todes an Bedeutung. In seiner Gegenwart scheint die Zeit stillzustehen und gleichzeitig zu rasen. Im Sinne der Vorbereitung auf den Tod ist es deshalb nicht günstig, bis zuletzt zu warten. Vielmehr stellt er eine Einladung dar, gegenwärtige Augenblicke wahrzunehmen und bewusst loszulassen, Gefühle einzuladen, Abschiede zu pflegen, uns auf Unbekanntes einzulassen und uns für neue Eindrücke zu öffnen, da dies die Aufgaben sind, die es auch ganz zum Schluss zu bewältigen gibt.

Wendepunkte erfordern allerdings Mut zur Hingabe an den Verlust des Vertrauten sowie zur Begegnung mit dem Unbekannten. Sie sind immer das Ende von etwas Vergangenem und der Anfang von etwas Neuem. Entwicklungsaufgaben bergen gleichsam ein »Sterben vor einer Geburt«, da wir etwas verabschieden müssen, bevor etwas

Neues beginnen kann. Diese erfordern meist auch die Auseinandersetzung mit der eigenen *Einsamkeit* in dieser Welt. Wir müssen trotz unserer Einbettung in soziale Systeme unsere Entwicklungsschritte allein vollziehen – so auch das Sterben.

Im Alltag können wir uns bereits darin üben, *all-ein* zu sein, uns mit uns selbst zu beschäftigen, indem wir unsere Aufmerksamkeit auf unsere inneren Prozesse richten. Das kann uns dabei unterstützen, uns mit unseren Bedürfnissen, Überzeugungen und Glaubensmustern bekannt zu machen. Wenn wir dadurch ein Gefühl von Vertrauen und anderen hilfreichen Qualitäten (vgl. Abschn. 3.4) in uns entwickeln und festigen, können wir uns immer wieder bewusst mit diesen verbinden und uns hingebungsvoll und zuversichtlich unbekannten Situationen stellen. Das wird uns auch im Sterbeprozess unterstützen, uns auf dieses unumstößliche (Selbst-)Vertrauen zu beziehen.

Ohne anlassbezogene Todesfälle sprechen wir uns über das Sterben und den Tod nur selten und bereiten uns dadurch nicht auf das Sterben vor. Sich ehrlich über persönliche Gefühle und Gedanken Bezug nehmend auf das Sterben und den Tod auszutauschen zählt – im Gegensatz zur zunehmenden Medialisierung des Todes – zu den tabuisierten Themen in unserer westlichen Gesellschaft, was unsere Angst vor ihm vergrößert. So liegt es an jedem Einzelnen von uns, sich dem Sterben und dem Tod anzunähern, bevor wir uns diesem kompromisslos am Lebensende stellen müssen.

Möglicherweise liegt der Schlüssel zur Öffnung für den Tod im Loslassen unserer übernommenen Bewertungen sowohl über das Leben als auch den Tod. Ein konstruktiver Zugang wäre es, den Tod nicht länger als etwas Negatives zu betrachten und uns vor ihm zu ängstigen, sondern ihn als natürlichen Teil des Lebens anzuerkennen und ihn vielleicht sogar als persönlichen Ratgeber oder als Ressource beizuziehen. Erst wenn es uns gelingt, ihn immer wieder als Teil des Lebens anzuerkennen, bekommt er die Chance, uns seine Weisheiten zu offenbaren, was durchaus zu einer authentischen Lebensgestaltung beitragen kann.

2 Übergangsprozesse im theoretischen Diskurs

Nicht nur in der letzten Lebensphase, sondern das ganze Leben lang sind Menschen Wandlungs-, Transformations-, Entwicklungs-, Veränderungsprozessen ausgesetzt – wie auch immer wir sie nennen mögen. Jede Psychotherapie beinhaltet den Anspruch auf Veränderung. Zahlreiche WissenschaftlerInnen haben sich bereits mit diesen Übergangsprozessen befasst und Theorien zu deren Gestaltung entwickelt sowie neurobiologische Erkenntnisse im Zusammenhang mit Übergängen dargelegt. Einige davon möchte ich hier vorstellen und anschließend deren Relevanz für die systemische palliative Psychotherapie aufzeigen.

2.1 Phasenmodelle in Übergangsprozessen

Der Tod fordert Menschen dazu auf, sich offenen Fragen in Bezug auf das Leben zu stellen, sich innerlich immer wieder auf neue Lebensumstände einzustellen. PatientInnen, die von fortgeschrittenen, existenziell bedrohlichen Erkrankungen betroffen sind, erleben unterschiedliche Phasen der Auseinandersetzung mit der eigenen Endlichkeit. Sich von der Todesprognose überrumpelt zu fühlen und alles dafür zu tun, um am Leben zu bleiben, sich den raschen Tod herbeizusehnen oder die letzte Lebenszeit bewusst zu gestalten sind unterschiedliche Zustände, von denen Menschen dann berichten.

Zahlreiche Modelle beschreiben die sogenannten Übergänge und legen einen ressourcen- und lösungsorientierten Fokus auf die jeweiligen Entwicklungsabläufe. Sie beziehen sich sowohl auf Veränderungen und Krisen im Laufe unseres Lebens als auch auf die letzte und größte Veränderung, den Tod. Auf einige davon möchte ich im Folgenden näher eingehen.

Der französische Ethnologe Arnold van Gennep (1986) beschäftigt sich mit rituellen Handlungen in unterschiedlichen traditionellen Kulturen, die lebenszyklische Umbrüche wie Schwangerschaft, Pubertät oder Tod begleiten. Er beschreibt solche *Übergangsriten* in ihrer Bedeutsamkeit für die Strukturierung von Veränderungen und kristallisiert in ihrer Abfolge eine *Dreiphasenstruktur*, nämlich die sogenannte *Trennungs-*, die *Schwellen-* und die *Wiedereingliederungsphase* heraus. Diese Struktur wurde richtungweisend für den schottischen Ethnologen Victor Turner (2000), der die Theorie weiterentwickelte und sich insbesondere mit der zweiten der drei Phasen, der Schwellenphase, umfassend beschäftigte. Auch der amerikanische Mythenforscher Joseph Campbell (Campbell u. Moyers 2013) leitet von diesem Phasenmodell Schritte für seine sogenannte *Heldenreise* ab.

2.1.1 Übergangsriten nach van Gennep und Turner

Van Gennep (1986) beschreibt in seinem Hauptwerk *Les Rites de Passage* (dt.: »Übergangsriten«), sogenannte Übergangsriten, die die Dynamiken von Veränderungen in diversen Lebensphasen mitgestalten können. Als *Übergangsriten* bezeichnet er jene Riten, die Veränderungen in Bezug auf den Ort, den Zustand, die Position oder das Alter begleiten, wobei »die meisten Riten im direkten und räumlichen Sinne als Riten des Hineingehens, Wartens und Hinausgehens, d. h. als Übergangsriten interpretiert werden müssen« (van Gennep 1986, S. 33). Er beschreibt drei Formen davon, nämlich »Trennungsriten [...], Schwellenriten [...] und Angliederungsriten [...]« (ebd., S. 21). Diese weisen entsprechend ihrer Bezeichnung auf unterschiedliche inhaltliche Schwerpunkte in den jeweiligen Veränderungen hin. Trennungsriten kommen dann zum Einsatz, wenn es um die Gestaltung von Abschieden geht, wie dies bei einem Begräbnis der Fall ist; Schwellenriten zelebrieren die konkrete Übergangssituation während einer Schwangerschaft oder einer Verlobung und Angliederungsriten feiern den Eintritt in eine neue Lebensphase, wie zum Beispiel eine Hochzeit.

Van Gennep beschreibt in diesem Zusammenhang Gesellschaften anhand der Metapher eines *Hauses mit verschiedenen Räumen*, die miteinander in Verbindung stehen. In sogenannten Übergangsphasen wechseln wir von einem Raum in einen anderen, wozu das Leben durch unterschiedliche Herausforderungen immer wieder auffordert. Diesen Prozessen schreibt er tatsächlich auch eine räumliche Dimension zu, da soziale Übergänge nicht selten mit einem Wohnortwechsel verbunden sind (vgl. ebd., S. 25 ff.).

Anhand seiner Forschungen bei unterschiedlichen Völkern gliedert er den Ablauf solcher Riten, die räumliche, soziale und zeitliche Übergänge begleiten, in drei Phasen: Er spricht von der *Ablösungsphase*, von der *Schwellen-* beziehungsweise *Umwandlungsphase* und einer *Integrations-* oder auch *Abschlussphase*.

Die *Ablösungs-* oder auch *Trennungsphase* fordert Menschen dazu auf, sich von alten Strukturen zu verabschieden. In der *Schwellenphase* geht es darum, sich tatsächlich von Altem zu lösen, während Neues noch im Verborgenen liegt. In dieser Phase liegt die große Chance der Transformation alter zugunsten neuer Denk-, Gefühls- und Handlungsstrukturen. Die dritte Phase, die *Integrations-* oder auch *Wiederangliederungsphase*, verlangt eine Integration und Stabilisierung neuer Erkenntnisse und Verhaltensweisen in alten Strukturen.

Victor Turner (2000) entwickelte die Theorien der Übergangsriten und die Dreiphasenstruktur von van Gennep in seinem Hauptwerk *Das Ritual. Struktur und Anti-Struktur* weiter. Er konzentrierte sich dabei auf die mittlere Stufe, die sogenannte *Schwellenphase*, der er eine besondere Bedeutung für den eigentlichen Transformationsprozess zusprach. Darin arbeitete er seine Überlegungen zur *Liminalität* heraus. Liminalität bezeichnet jene Phase in einem Übergangsprozess, in der sich Individuen oder Gruppen bereits von vertrauten Ordnungen gelöst, sich aber noch nicht in neue Strukturen eingefunden haben. Turner beschreibt diesen Zwischenzustand als einen »Augenblick in und außerhalb der Zeit« (ebd., S. 96).

> »Homogenität, Gleichheit, Anonymität, Besitzlosigkeit, [...] Herabsetzung aller auf das gleiche Statusniveau, das Tragen gleicher Kleidung (manchmal von beiden Geschlechtern), sexuelle Enthaltsamkeit [...], Minimierung der Geschlechtsunterschiede [...]« (ebd., S. 110)

aller InitiantInnen, also aller TeilnehmerInnen solcher Riten, erweisen sich dabei als besonders bedeutsam in dieser Phase. Damit weist er auf die Notwendigkeit hin, aus der gesellschaftlichen Ordnung auszutreten und auf Rollen- und Identitätszuschreibungen wie Status oder Besitz eine Weile zu verzichten, um Übergangsphasen als Rückzugsmöglichkeiten für das Überdenken eigener Werte und Prioritäten im Leben zu nützen (vgl. ebd., S. 160).

2.1.2 Die Heldenreise nach Campbell

Joseph Campbell (1991) findet die Dreiphasenstruktur nach van Gennep in Mythen, Märchen und Sagen als archetypische Grundstruktur wieder und thematisiert, dass sich diese in allen Entwicklungsprozessen zeige. Er schlüsselt diese weiter auf und die Gesamtheit der von ihm definierten 17 Stadien bezeichnet er als *Heldenreise*. Campbell (Campbell u. Moyers 2013) überträgt die Idee der HeldInnen in Geschichten auf all jene Menschen, die sich in Situationen befinden, die über den normalen Leistungs- und Erfahrungsbereich hinausgehen, und die ihr Leben etwas Außergewöhnlichem oder einer tiefgreifenden Veränderung hingeben.

HeldInnengeschichten beginnen damit, dass sich eine HeldIn in gefährliche, meist unvermeidliche Gefilde begibt. Sie entscheidet sich damit für die Erkundung eines unbekannten Terrains außerhalb ihrer Komfortzone und verlässt vertraute Säulen ihres Alltagslebens. Dort erlebt sie Höhen und Tiefen und muss zahlreiche Prüfungen und Bewährungen bestehen. Dabei stirbt die HeldIn einen *symbolischen Tod*, nämlich den des *alten Ichs*. Sie erreicht im Sinne einer Selbsttranszendenz eine neue Stufe in der Persönlichkeitsentwicklung und geht weiser und kraftvoller aus dieser Reise hervor.

Dabei bezieht sich Campbell sowohl auf physische als auch auf mentale Prozesse und beschreibt auf diese Weise, wie Menschen – ausgelöst durch bestimmte Erfahrungen in ihrem Leben – über sich selbst hinauswachsen können. Dafür begeben sie sich als HeldInnen auf eine Entdeckungsreise – letztendlich zu sich selbst – und entscheiden sich damit freiwillig oder notgedrungen für einen Abstieg in unbekannte Tiefen. Sie lassen überholte Wertesysteme hinter sich und begeben sich in die »Wildnis des Unbekannten«.

Es ist Teil einer jeden Heldenreise, sich vom vertrauten Bereich für eine Weile zu verabschieden und die Erkundung der Dunkelheit, die für unbewusste Bereiche steht, zu wagen. Dies sei der Preis für die Wandlung beziehungsweise für jene Offenbarungen, die Menschen daraus gewinnen, so Campbell. Letztlich bleibe es ihre Verantwortung, aus dieser Welt der Verzweiflung und Unzufriedenheit wieder herauszufinden. Entscheidend ist dabei unsere Zustimmung, das jeweilige Abenteuer anzunehmen und sich auf die Unvermeidbarkeiten im Leben einzulassen. Dies gilt für einen jeden Übergang von einer Lebensphase in die nächste, da etwas Altes in uns stirbt und zu etwas Neuem in uns »aufersteht«. Anschließend integrieren sie die neu gewonnenen Erkenntnisse in ein neues oder auch in ihr altes, vertrautes Umfeld.

Die Heldenreise dient als Narrativ, das Menschen daran erinnert, wer sie sind, wohin sie möchten und was sie für ihre Visionen tun müssen. Der Moment der Übernahme der Verantwortung für den Verlauf des eigenen Lebens ist meist als entscheidender Moment der Wandlung zu verstehen. Sich als HeldInnen wahrzunehmen, trägt dazu bei, sich auch in festgefahrenen oder scheinbar aussichtslosen Situationen als handlungsfähig und selbstwirksam zu erleben.

Im Folgenden zeige ich einige Beispiele auf, wie diese Struktur von Campbell für das therapeutische Tätigkeitsfeld von anderen modifiziert wurde. Nicht zuletzt findet sich diese beschriebene Erzählstruktur in vereinfachter Form in zahlreichen Filmen, Büchern und persönlichen Entwicklungsprozessen wieder. Viele BeraterInnen und TherapeutInnen ziehen die universell menschlichen Erfahrungen, die sich in den Heldenreisen zeigen, für Transformations- und Selbsterfahrungsprozesse im therapeutischen Setting heran (vgl. Lindemann 2016, S. 18 ff.).

Holger Lindemann (2016) beschreibt in seinem Buch *Die große Metaphern-Schatzkiste,* wie wir die Heldenreise im Coachingbereich anwenden können. Dabei unterscheidet er vier Gruppen von HeldInnen nach ihren jeweiligen Beweggründen, sich einer Herausforderung zu stellen: Als *Ausgestoßene* bezeichnet er jene, die aufgrund von Veränderungen nicht anders können, als ihre vertraute Umgebung zu verlassen und sich neu zu orientieren, ohne dabei zu wissen, wohin ihre Reise gehen soll. *Flüchtlinge* fühlen sich aufgrund unerträglich gewordener Bedingungen zum Aufbruch gezwungen. Auch für sie ist unklar, wohin ihre Reise führt. *Glücksuchende* sind hingegen diejenigen, die sich von Neuem angezogen fühlen und einer inneren Sehnsucht nachgehen. Diese definieren eigene Ziele und freuen sich auf ein bevorstehendes Abenteuer. Auch *Lehrlinge* könnten am jeweiligen Ort bleiben, tun dies aber nicht, weil sie etwas Neues in Erfahrung bringen und etwas lernen wollen. Sie lassen sich also bereitwillig auf einen Veränderungsprozess ein (vgl. ebd., S. 22).

Außerdem arbeitet Lindemann (ebd., S. 34 ff.) folgende zehn Entwicklungsstufen der Heldenreise heraus, denen er bestimmte Merkmale und Interventionsmöglichkeiten für die systemische Psychotherapie zuordnet:

»1. Die gewohnte Welt,
2. Der Ruf des Abenteuers,
3. Die Weigerung,
4. Begegnungen mit Mentoren,
5. Das Überschreiten der Schwelle,
6. Bewährungsproben, Verbündete und Feinde,
7. Die entscheidende Prüfung und
8. Die Belohnung,
9. Der Rückweg und
10. Der neue Alltag«.

Anfangs gehen Menschen sozusagen von einem Ruf, einem Anstoß aus, der dazu anregt, auffordert oder zwingt, sich auf einen Entwicklungsprozess einzulassen. Häufig geht dies gleichzeitig mit einer Verweigerung einher, sich darauf einzulassen, sofern der Auslöser nicht willentlich herbeigeführt wird. Erst nach der Überquerung einer Schwelle, nach der *Schwellenphase* ist es möglich, an den Ort der Transformation zu gelangen. Es ist jener Moment, in dem das Abenteuer beginnt und Aufgaben in vorerst unbekannten Erfahrungsräumen auf einen warten. Dabei begegnet man sowohl Wohlgesinnten als auch Feinden. Erfahrungen, die als Prüfungen erlebt werden können, gleichen solchen von »Tod und Wiedergeburt«, in denen sich dynamische Prozesse der Auflösung, Umorientierung, Wandlung und Neuordnung vollziehen.

Die Belohnung ist eine Befreiung von einengenden und beschränkenden Gedankenmustern, Gefühlen und Verhaltensweisen und eine damit einhergehende Zunahme an Freiheit und Essenz, die das eigene Leben bereichert. Rückkehr und Wiedereingliederung bergen anschließend die Herausforderung, neue Erkenntnisse, Fähigkeiten und Einsichten auch im alltäglichen Umfeld einzubeziehen (vgl. ebd., S. 34 ff.).

2.1.3 Phasenmodelle in der systemischen palliativen Psychotherapie

Die bisher beschriebenen Phasenmodelle genießen eine große Bedeutung in der systemischen palliativen Psychotherapie. Sie alle veranschaulichen den *Tod vor dem Tod*, das *Sterben vor dem Sterben* beziehungsweise das Aufgeben aller Anhaftungen und Identifikationen, bevor sich Menschen dem Tod hingeben. Die eigene Hingabe an das Leben und damit auch an den Tod verlangt danach, alle an der Oberfläche verhafteten Sicherheiten aufzugeben und dadurch eine neue Weise des Seins zu erfahren.

Bei einer Diagnosestellung einer existenziell bedrohlichen Erkrankung stoßen Menschen an ihre Grenzen. Sie können nicht einfach so weitermachen wie bisher, auch wenn viele das zunächst versuchen. Mit anderen Worten: bisher nützliche Denk-, Fühl- und Handlungsmuster vermögen keine Homöostase im jeweiligen System mehr herzustellen. Eine solche massive Grenzerfahrung stellt Betroffene vor eine große Herausforderung, da etwas ins Leben tritt, das weder geplant noch gewünscht war. Der implizite – durch die Verwendung des Begriffs »palliativ« – oder auch explizite Verweis auf den bevorstehenden Tod löst großes Leid aus. Der näherkommende Tod kann Menschen erschüttern und eine sehr krisenbehaftete Zeit einleiten, in der es bereits von Beginn an zu einer enormen Umstrukturierung der eigenen Identität kommt.

Der scheinbare akut eintretende Kontrollverlust, der mit mangelndem Erleben von Selbstwirksamkeit einhergeht, löst anfangs meist massive Angst-, Ohnmachts- und Hilflosigkeitsgefühle aus. Menschen fühlen sich den auf sie zukommenden krankheitsbezogenen Verläufen häufig als Opfer ausgeliefert. Sie kommen dann mit unterschiedlichem Verständnis von ihrer Erkrankung, der Ursache und der Prognose auf die Palliativstation, was uns PsychotherapeutInnen vor die Herausforderung stellt, mit einer großen Bandbreite an Befindlichkeiten umzugehen. So gilt es, uns auf völlig unterschiedliche Lebenssituationen einzulassen und ohne große Vorannahmen oder Bewertungen erst einmal zu erfragen und zu erspüren, mit wem wir uns da auf eine therapeutische Reise begeben und welche Vorerfahrungen und Beweggründe die jeweilige PatientIn mitbringt.

Wenn wir uns auf die Dreiphasenstruktur nach van Gennep (1986) im palliativen Setting beziehen, handelt es sich um den Übergang von einer kurativen in eine palliative Behandlung (d. h., wir können von keiner Heilung der jeweiligen Erkrankung mehr ausgehen), der bisherige Lebensbedingungen grundlegend verändert. Die Aufklärung über eine palliative Diagnose stellt zahlreiche Überzeugungen infrage und fordert PatientInnen endgültig dazu auf, sich mit den existenziellen Themen ihres Lebens auseinanderzusetzen.

So treten PatientInnen im Zuge einer Diagnosestellung in die *Schwellen-* oder *Durchführungsphase* und bisher Vertrautes und Sicheres wird durcheinandergebracht. Beim Überschreiten der Schwelle, beim Übergang »in eine andere Welt«, verlassen PatientInnen ihren bekannten Alltag mit all ihren Gewohnheiten. Dies vollzieht sich bei stationären Aufenthalten sogar örtlich und ist dadurch auch für alle nach außen hin sichtbar. Sowohl ambulante als auch stationäre Dienstleistungen der Hospiz- und Palliativversorgung stellen insofern Unterstützung in Übergangssituationen dar, denn ab dem Zeitpunkt einer Diagnosestellung einer terminalen Erkrankung gibt es kein Zurück mehr in das alte Leben, in dem der Tod zeitlich nicht absehbar war; diese Schwelle gilt als *point of no return*.

Da sich die meisten Palliativstationen in Krankenhäusern befinden, tragen PatientInnen häufig eine einheitliche Krankenhaus-Bekleidung. Nicht zuletzt weisen sie damit auf das Verlassen ihrer alltäglichen Komfortzone hin. Ein Krankenhausaufenthalt kann als Übergang betrachtet werden, wenn wir davon ausgehen, dass Krankheiten oder Unfälle Lebensbrüche darstellen oder sogar Lebensumbrüche einleiten. Victor Turner (2000) begründet die Bedeutsamkeit einer einheitlichen Kleidung damit, dass eine Reduktion materieller Wertigkeiten eine innere Neugestaltung erleichtert (vgl. ebd., S. 95). Hier ist allerdings anzumerken, dass bei uns das Tragen eigener Kleidung in den meisten Einrichtungen der Palliativ- und Hospizversorgung ermöglicht wird, wenn sich PatientInnen damit wohler fühlen.

Wenn wir uns die verschiedenen HeldInnentypen ansehen, die Holger Lindemann (2016) unterscheidet, können wir uns in diesem Zusammenhang auf unterschiedliche Motivationen beziehen, mit denen PatientInnen auf eine Palliativstation gelangen. Manche beschreiben, dass sie keine andere Wahl haben, als sich nun von einem multiprofessionellen Team behandeln zu lassen *(Ausgestoßene)*, manche wollen ihrer unerträglichen Situation, wie körperlichen Symptomen, entkommen *(Flüchtlinge)*, wiederum andere wollen neue Unterstützungsmöglichkeiten ausprobieren und sich ganzheitlich mit ihrer neuen Situation auseinandersetzen *(Glücksuchende)* und dann gibt es diejenigen, die noch wichtige Erkenntnisse für sich gewinnen möchten *(Lehrlinge)*.

PalliativpatientInnen entscheiden sich nicht freiwillig für ihre Erkrankung und dessen Verlauf, aber dennoch können sie darüber entscheiden, wie sie mit ihrer neuen Lebenssituation umgehen. Unabhängig davon, welche Erkrankung sie haben und welche Erfahrungen bereits gemacht wurden, muss es in dieser letzten Lebenszeit nicht unbedingt zu einem Transformationsprozess kommen. Jeder Mensch entscheidet ganz individuell für sich – bewusst oder unbewusst – darüber, ob er seine Herausforderungen für Entwicklungsschritte nützen möchte oder nicht. Der wissentlich bevorstehende Tod vermag höchst individuelle innere Anpassungsprozesse auslösen, die wir im Sinne des Autopoiese-Konzepts nur anregen und unterstützen, allerdings nicht linear von außen steuern können. Die systemische palliative Psychotherapie beruht zwar auf einer lösungs- und ressourcenorientierten Sichtweise, verfolgt aber keinen Reparatur-Gedanken und erkennt jeglichen Prozess individueller Umstrukturierung an.

Nähern wir uns gemeinsam mit PatientInnen dem Gedanken an, das Leben und den Tod nicht als unvereinbare Gegensätze, sondern als

Einheit zu verstehen, kann dies PatientInnen dabei unterstützen, sich nicht lediglich als Opfer ihrer Umstände zu erleben. Wir können PatientInnen zum Beispiel dazu einladen, sich auf ihre Erkenntnisse im Zuge bisheriger Veränderungen zu beziehen. Sich daran zu erinnern, was sich als hilfreich erwiesen hat und welche Strategien in anderen Lebensbereichen bevorzugt genutzt wurden, kann einen Zugang zu wertvollen Ressourcen herstellen.

2.2 Neurobiologische Grundlagen

Der Körper nimmt in verschiedenen psychotherapeutischen Schulen eine zunehmend bedeutsame Rolle ein, da zahlreiche Studien den wechselseitigen Zusammenhang zwischen physischen und psychischen Prozessen belegen. Bei Menschen, die aufgrund einer körperlichen Erkrankung psychisch stark belastet sind, wird dies besonders deutlich sichtbar. So können Menschen über ihren Körper stressregulierend auf ihre Psyche einwirken beziehungsweise ihr psychisches Gleichgewicht für die Linderung körperlicher Symptome nützen.

Die Erkenntnisse aus der Polyvagal-Theorie nach dem Psychiater und Neurowissenschaftler Steven Porges (2010) kommen in meiner psychotherapeutischen Tätigkeit immer wieder zur Anwendung, da eine körperorientierte Arbeitsweise und daraus abgeleitete selbstregulative Übungen im palliativen Setting besonders gut zur Anwendung kommen können. Unter anderen weist Porges (2018) mit seinen revolutionären Forschungsergebnissen für die Traumatherapie die hohe Relevanz von sicheren Bindungen und einem subjektiven Sicherheitsgefühl für Gesundheit, Wachstum und Genesung nach.

Die Erläuterung des Aufbaus des Gehirns anhand des US-amerikanischen Hirnforschers Paul MacLean (1990), die nähere Beschreibung der Polyvagal-Theorie und das von Daniel Siegel (1999) entwickelte Stresstoleranzfenster sollen im Folgenden ein Verständnis für neurobiologische Einflüsse auf Entwicklungsprozesse vermitteln. Wie diese Erkenntnisse im palliativen Setting integriert werden, wird im Anschluss daran beschrieben.

2.2.1 Dreieiniges Gehirn nach MacLean

Paul D. MacLean (1990) entwickelte das Modell des *dreieinigen Gehirns*. Dessen Ausformulierung soll zu einem besseren Verständnis des autonomen Nervensystems beitragen.

Das Gehirn besteht diesem Modell zufolge aus drei integralen Bereichen. Der *Hirnstamm*, auch das *Reptiliengehirn* genannt, ist das älteste Areal. Es reguliert Instinkte, Reflexe und Körpererfahrungen und kontrolliert grundlegende physiologische Reaktionen auf Stress auslösende und als bedrohlich empfundene Situationen. Es steuert auch Gleichgewicht, Erregung, Bewegungen und zentrale Körperfunktionen wie Atmung, Verdauung, Kreislauf, Schlaf, Herzschlag, Sexualität und Motorik. Es arbeitet autonom, schnell und größtenteils unbewusst.

Das *limbische System*, auch *Säugetiergehirn* genannt, ist das emotionale Gehirn. Hier sind die Gefühle und Emotionen beheimatet. Es kontrolliert die Angstreaktion, reguliert Beziehungen und übernimmt die Bewertung von Emotionen. Erfahrungen werden hier immer als gegenwärtig wahrgenommen, da dieser Teil kein zeitliches oder kausales Bewusstsein hat.

Der *Neocortex*, auch *präfrontaler Cortex* genannt, ist ein Teil der *Großhirnrinde*. Er steuert, hemmt und modifiziert aus den anderen Ebenen kommende Impulse. Er stellt den rational denkenden Bereich im Gehirn dar und dient der raschen Informationsverarbeitung, er reguliert Sprache, Kognition, logisches Denken und willkürliche Bewegungen (vgl. Grossenbacher u. Mäder 2021, S. 27 f.).

Zahlreiche Vorgänge laufen also blitzartig, autonom und unbewusst im Körper ab. Stephen W. Porges (2010) erkannte und erforschte den großen Einfluss des physiologischen Zustands auf die menschliche Wahrnehmung und auf ihre Reaktionsweisen.

2.2.2 Die Polyvagal-Theorie nach Porges

Stephen W. Porges (2010), bekannt durch seine Forschungen zur Polyvagal-Theorie, vermittelt wertvolles Wissen über die Kommunikation zwischen Gehirn und Körper. Er spricht von drei Regulationsebenen des vegetativen Nervensystems in der Auseinandersetzung mit Umwelteinflüssen.

Abbildung 1 zeigt, dass jegliche Reaktion auf Umwelteinflüsse über das vegetative Nervensystem erfolgt. Dieses wird auch als *autonomes Nervensystem* bezeichnet und funktioniert eigenständig, also ohne die willkürliche Steuerung, d. h., es agiert ohne die Regulation durch die Großhirnrinde. Das vegetative Nervensystem wird wiederum in zwei Bereiche unterteilt, nämlich in den *Sympathikus*, der in stressigen Situationen aktiviert wird, und den *Parasympathikus*, der regenerative

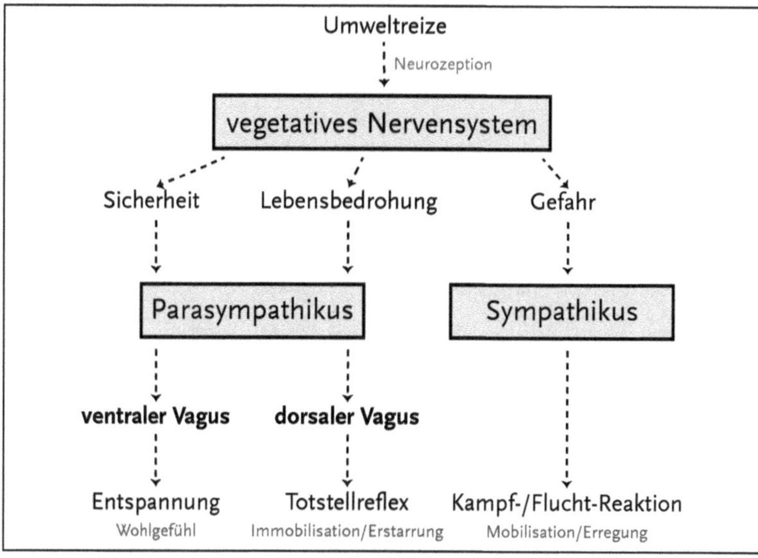

Abb. 1: Die Polyvagal-Theorie

Funktionen aufweist. Der Parasympathikus kann erneut auf zwei Ebenen reagieren, nämlich über den *ventralen Vagus*, der Entspannung und Sicherheit vermittelt, oder den *dorsalen Vagus*, der sich als Totstellreflex ausdrückt.

In sicheren Situationen, in denen der Parasympathikus über den ventralen Vagus reagiert, übernimmt er also die Kontrolle über den Neocortex und ermöglicht damit einen förderlichen Zustand für die Entwicklung positiver Beziehungserfahrungen. In subjektiv als gefährlich eingeschätzten Situationen reagiert hingegen der Sympathikus ganz automatisch mit der im limbischen System aktivierten Kampf- oder Flucht-Reaktion. Dies führt zu einer verstärkten Wachsamkeit sowie einer damit einhergehenden erhöhten physiologischen Erregung. In existenziell bedrohlichen Situationen, die über alltägliche Stresssituationen hinausgehen, beziehungsweise dann, wenn der Flucht- oder Angriffsreflex nicht ausgeführt werden kann, reagiert der Parasympathikus mit seinem zweiten Strang, dem *dorsalen Vagus*. Dieser leitet über den Hirnstamm einen Totstellreflex ein, also eine physiologische *Down-Regulation*, die Dissoziation und Immobilisation bewirkt. Schwäche, eine Ohnmacht, Resignation und Immobilisation stellen sich ganz unwillkürlich ein. Der dorsale Vagus, der sich im

Hirnstamm befindet, führt also zu einer Lähmung und Handlungsunfähigkeit, die als Erstarrung erlebt wird. Diese Reaktion stellt das letzte Mittel zum Selbstschutz dar und kann nicht nur zu einer Ohnmacht, sondern im Extremfall sogar zum Tod führen.

Solche psychischen und emotionalen Schutzmechanismen werden aktiviert, wenn Menschen Herausforderungen anhand vertrauter Strategien nicht mehr bewältigen können (vgl. Porges 2010, S. 86 f.).

Der Moment der Diagnosemitteilung kann ein traumatisches Ereignis darstellen, wobei das Trauma immer in der individuellen neuronalen Verarbeitung und nicht im Ereignis selbst liegt. Häufig reagieren Menschen auf eine lebensbedrohliche Diagnose zuerst einmal mit starken Gefühlen von Angst, Hilflosigkeit und Kontrollverlust. Eine solche Mitteilung kann sogar lebensbedrohliche Reaktionsmuster hervorrufen. Individuelle Lebensgeschichten beeinflussen die physiologische Verarbeitung von herausfordernden Ereignissen und das Zusammenspiel von emotionalen und kognitiven Verarbeitungsmechanismen aktiviert sehr unterschiedliche innere neurobiologische Prozesse. Gerade bei Kränkungen oder anderen unerwarteten Angriffen auf die Persönlichkeit sowie eben auch bei der Übermittlung einer lebensbedrohlichen Diagnose kann es zu *dissoziativen Amnesien* kommen. PatientInnen erzählen dann häufig, dass sie sich fühlen, »als ob die Seele dem Körper entflohen wäre, um heil zu bleiben« (Zanotta 2018, S. 64). Sie können sich dann nicht mehr an die ihnen vom medizinischen Fachpersonal übermittelten Worte, Erklärungen und Beschreibungen erinnern.

Die Art und Weise, wie das Gedächtnis Informationen verarbeitet, hängt sehr stark vom jeweiligen Lebensalter, den Kontextbedingungen und bisherigen Erfahrungen ab. Diese Einflüsse sind in der weiteren Behandlung durchweg zu berücksichtigen, da Stresssituationen erlernte Muster auf biochemischer Ebene aktivieren. Um festzustellen, ob wir tatsächlich von einer Traumatisierung sprechen können, ist zu eruieren, wie schnell nach Abklingen der Gefahr die Stresshormone wieder auf ihr Ausgangslevel sinken und wie lange die körperliche Erregung andauert (vgl. van der Kolk 2015, S. 42 f.).

Das autonome Nervensystem ist permanent damit beschäftigt, die Umgebung auf ihre Sicherheit zu prüfen. Dieser Vorgang wird als *Neurozeption* bezeichnet (Porges 2018, S. 74). Noch bevor Menschen auf gefährliche Situationen Einfluss nehmen können, reagiert das autonome Nervensystem bereits ganz unwillkürlich.

Sichere Bindung, Vertrauen und Neugier gelten als Voraussetzungen für die Entwicklung eines stabilen Selbstwerts. Bei Menschen mit unsicheren Persönlichkeitsstrukturen kommt es überdurchschnittlich häufig zu einem Zustand der Übererregung des Sympathikus. Dann fällt es umso schwerer, ein *Kohärenzgefühl* zu entwickeln, also eine Situation als verstehbar, handhabbar und sinnvoll wahrzunehmen und sich handlungsfähig zu erleben (vgl. Zanotta 2018, S. 53 f.).

Wir TherapeutInnen können durch verschiedene subtile Interventionen einen wesentlichen Beitrag zur Stabilisierung unserer KlientInnen beitragen. Ein freundlicher Gesichtsausdruck, zugewandte Gesten sowie eine rhythmische, akzentuierte und beruhigende Stimmgebung vermitteln ein Gefühl von Sicherheit und Ruhe. Eine bildhafte Sprache, sanfte Berührungen, achtsame und rhythmische Bewegungen im Einklang mit der Atmung haben ebenso eine beruhigende Wirkung.

Porges (2018) weist auf die Dringlichkeit hin, besonders in Stresssituationen konstruktiv und zieldienlich auf den Körper einzuwirken. Ein andauernder Mangel an Selbstwirksamkeitsempfinden kann hingegen schlimmstenfalls zu psychiatrischen Erkrankungen wie zum Beispiel Depressionen, Persönlichkeitsstörungen oder Suchterkrankungen führen (vgl. ebd., S. 25 ff.).

2.2.3 Das Stresstoleranzfenster nach Siegel

Das von Daniel Siegel entwickelte *Stresstoleranzfenster* (vgl. Abb. 2, S. 52) geht davon aus, dass sich der menschliche Organismus im ausgeglichenen Modus innerhalb eines bestimmten Rahmens bewegt. Hier ist der ventrale Vagusnerv durch den Parasympathikus aktiviert und führt zu innerer Balance. Klares Denken, stimmiges Wahrnehmen und sozialer Austausch sind in diesem Bereich auf einem gut funktionierenden Level möglich. Auch die Fähigkeit zur Selbstregulierung ist gegeben. Bleibt das Erregungsniveau innerhalb des »Wohlfühlbereichs«, erleben Menschen den Wechsel von An- und Entspannung als gut tolerierbar und können auch auf anspruchsvolle Reizeinflüsse entsprechend reagieren. In gefährlichen Situationen (vgl. Abb. 2, sternförmige Symbole) kommt es allerdings zu einer Über- oder Untererregung. Bei einer Überregung, auch *Hyperarousal*, regt der Sympathikus zu Kampf oder Flucht an (vgl. Abb. 2, über dem Wohlfühlbereich). Können Menschen beides nicht umsetzen, kommt es zu einer Unterregung, auch

Hypoarousal. Dabei wird das dorsale System aktiviert, das wiederum eine Immobilisation beziehungsweise Dissoziation hervorruft (vgl. Abb. 2, unter dem Wohlfühlbereich). Wir können also nicht unbedingt gleich erkennen, ob sich Menschen in einem Ausnahmezustand befinden. Reagieren sie mit Panik oder Aggression ist dies von außen sichtbar, reagieren sie allerdings mit Erschöpfung oder Dissoziation, wirken sie nach außen hin ruhig und zurückgezogen. So liegt es an uns, ihren Zustand entsprechend abzuklären, um sie nicht vorschnell mit einer massiven Überforderung allein zu lassen.

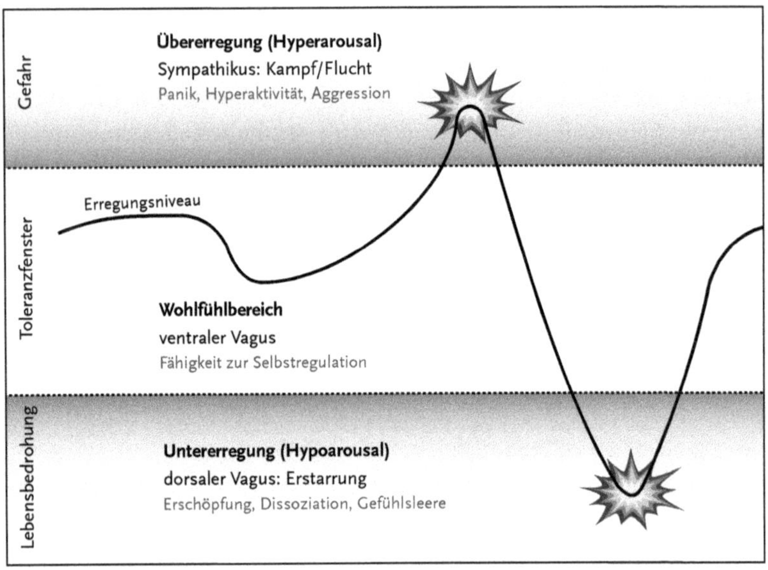

Abb. 2: Das Stresstoleranzfenster

In Ausnahmesituationen befindet sich der Organismus – sowohl in der Über- als auch in der Untererregung – außerhalb des Stresstoleranzfensters.

> »Bei solchen als lebensbedrohlich erlebten Grenzverletzungen fühlen sich Betroffene schutzlos, hypersensibel und überwältigt, am Rande des Dekomponierens. Mit rigidem Verhalten suchen sie verzweifelt nach Sicherheit und erleben gleichzeitig Kontrollverlust: sie fühlen sich überschwemmt und außerstande, ihre Grenzen zu schützen oder diejenigen anderer wahrzunehmen« (Zanotta 2018, S. 89).

Hier ist es erforderlich, rasch – wenn notwendig mit Unterstützung (Ko-Regulation) – den Stress zu regulieren und sich zu entspannen, um wieder in den »Wohlfühlbereich«, also ins Gleichgewicht zu gelangen. Wenn langfristig keine Entlastung eintritt, verkleinert sich der Wohlfühlbereich und die Belastungsfähigkeit verringert sich entsprechend. Das bedeutet, dass sich der Wohlfühlbereich erfahrungsabhängig weitet oder verengt und Menschen dadurch sehr unterschiedlich auf äußere Reize reagieren (vgl. ebd., S. 88 f.).

In folgendem Abschnitt wird erläutert, wie wir im Rahmen einer Psychotherapie den Körper so miteinbeziehen, dass KlientInnen ihn zur Stressregulation nützen können und ihr Organismus dadurch wieder in den Wohlfühlbereich gelangt.

2.2.4 Körperorientierung in der systemischen palliativen Psychotherapie

Die hohe Relevanz der Integration des Körpers in psychotherapeutische Prozesse ist mittlerweile unumstritten. Der Körper als vernetztes System, als Organismus speichert Informationen und gibt laufend Rückmeldungen zu Empfindungen, Gefühlen und Gedanken. So spielt er eine zentrale Rolle in der Verarbeitung von Ereignissen und damit auch in Heilungsprozessen. Der Körper ist ein kommunizierendes Netzwerk im Sinne eines Botschafters, der auf zahlreiche Informationssysteme auf vielen Ebenen zugreift. Er reagiert auf jegliche Impulse unmittelbar und präzise auf organischer, muskulärer und nervlicher Ebene. Wenn Menschen seine mehr oder weniger subtilen Botschaften bewusst wahrnehmen lernen, ermöglicht dies ihnen, ihren Selbstkontakt und damit ihr Selbstbewusstheit zu stärken. Dadurch können sie nicht nur herausfinden, was sie als angenehm oder unangenehm empfinden, sondern auch anhand zahlreicher Methoden stressregulierend auf sich selbst einwirken. Wenn Menschen auf die Sprache des Körpers achten, vermögen sie seine innewohnende Fähigkeit zur Selbstregulation in Stresssituationen zu nützen. Nehmen sie diese Körpersprache auch bei anderen Menschen wahr, so können sie sich leichter auf deren Bedürfnisse und Stimmungen einschwingen, was es wiederum ermöglicht, einen unmittelbaren Zugang zu einer meist noch unbewussten Ebene ihrer Wahrnehmung zu bekommen.

Die Überbringung der Diagnose einer existenziell bedrohlichen Erkrankung belastet das Sicherheitserleben und aktiviert neurophysiologische Prozesse, die im Körper Stress auslösen. So befinden sich viele Menschen ab dem Zeitpunkt einer Diagnosestellung in längerfristig verunsichernden Lebensumständen. Sowohl das Warten auf neue Ergebnisse hinsichtlich des Krankheitsverlaufs als auch deren Verkündung lösen meist auf neurophysiologischer wie auch auf psychischer Ebene innere Stressreaktionen aus.

In einer Gesellschaft und einer Zeit, in der das Hauptaugenmerk auf kognitive Fähigkeiten gelegt wird, vergessen Menschen häufig, dass sie über ihre Körperwahrnehmung Zugang zu sich selbst bekommen können. Der Körper macht sie anhand seiner Empfindungen und Symptomen immer wieder auf eigene physische und psychische Bedürfnisse aufmerksam. Gleichzeitig stellt ihre Möglichkeit, auf ihn einzuwirken, eine große Chance zur Selbstregulation dar – dies auch besonders in anspruchsvollen Zeiten wie der letzten Lebenszeit.

Atem-, Bewegungs- und Meditationsübungen haben das Ziel, die eigene Körperwahrnehmung zu steigern. Viele Übungen regen den Parasympathikus an, was wiederum dazu führt, dass sich der Organismus beruhigt, der Geist klarer und das psychische Erleben entlastet wird (vgl. Dunemann, Weiser u. Pfahl 2017, S. 94 ff.).

Anleitungen zur Selbstberührung wie diese, die ich nun beschreibe, setze ich gerne bei PatientInnen ein, wenn sie über Spannungszustände klagen, Trost brauchen oder sich ängstlich fühlen. Anhand dieser können sie selbst über ihren Körper beruhigend auf ihr Erleben einwirken.

Exkurs: Eine Anleitung zur Selbstberührung

Für eine einfache Umsetzung ist es ratsam, diese als TherapeutIn mitzumachen.

1) Wir beginnen damit, die linke Hand auf das Herz und die rechte Hand auf die rechte Wange zu legen und nehmen drei tiefe Atemzüge.
2) Danach lassen wir die linke Hand auf dem Brustbereich liegen, legen die rechte Hand auf den Bauch und nehmen wieder drei tiefe Atemzüge.
3) Zum Schluss legen wir die linke Hand auf die Stirn und die rechte Hand auf den Nacken und nehmen noch einmal drei tiefe Atemzüge.

Der Atem bildet eine Schnittstelle zwischen willkürlichem und autonomem Nervensystem. Auch über ihn können Menschen Einfluss auf ihre Körperprozesse nehmen. Die Vertiefung des Atems aktiviert Neurotransmitter wie Dopamin und körpereigene Opiate, steigert die Herzfrequenzvariabilität und regt das autonome Nervensystem durch die Anregung des Parasympathikus – vor allem des ventralen Vagusnervs – positiv an. Die Verbindung von Körper, Atem und Bewusstsein trägt zu einer Verbesserung der Integration neuer Entwicklungsschritte und der Präsenz bei (vgl. Dunemann, Weiser u. Pfahl 2017, S. 194 ff.).

Da das menschliche Leben mit dem ersten Atemzug beginnt und mit dem letzten endet, verbinden wir Atmen mit Leben. Sich besonders in dieser letzten Lebensphase bewusst zu machen, dass *jetzt* die Zeit ist, in der man atmet – also lebt –, kann sich heilsam auswirken. Atemübungen steigern Selbstkontrolle, Selbstwirksamkeit und -verantwortung, Selbstfürsorge und -wahrnehmung und verhelfen dazu, das noch zu verwirklichen, was wesentlich ist.

Einfache Anleitungen, wie die, in das eigene Herz ein- und auszuatmen, den Atem oder ein Licht durch die eigene Vorstellung in schmerzhafte Körperstellen oder in alle Körperteile zu schicken, erleben PatientInnen als sehr heilsam.

Jegliche Formen von Körperübungen sind nicht zuletzt aufgrund der eigenen Einflussnahme auf das Empfinden wichtige Ressourcen im Umgang mit schwierigen und unveränderbaren Situationen. Besonders im palliativen Setting nehmen körperorientierte Methoden eine wichtige Rolle für die Anregung selbstregulierender Prozesse ein, da sie auch bei körperlichen Einschränkungen und im Krankenhausmilieu einfach umzusetzen sind.

Die Fertigkeit, beruhigend auf sich selbst einzuwirken, ist nicht nur für PatientInnen, sondern auch für uns TherapeutInnen von enorm großer Bedeutung.

> »Der Therapeut nimmt sich immer wieder Zeit, um sich selbst zu regulieren, seinen inneren Beobachter zu aktivieren und gleichzeitig ganz präsent zu bleiben. So zur Ruhe gekommen, kann er beruhigend auf den Klienten einwirken« (ebd., S. 204).

Immerhin treten wir nicht nur verbal mit unseren KlientInnen in Verbindung, sondern auch körperlich, emotional und intuitiv. Besonders wenn wir uns im palliativen Setting bewegen und uns mit existenziellen Inhalten beschäftigen, ist es wichtig, Ruhe und Sicherheit in uns zu kultivieren. Möglicherweise ist es angesichts des Todes der wichtigste Teil unserer Arbeit, dafür zu sorgen, dass Menschen in uns einen Ruhepol finden, der es ermöglicht, sich von intensiven Gefühlen und Gedanken nicht mitreißen zu lassen.

Es ist sinnvoll herauszuarbeiten, durch welche Interventionen wir unser aktiviertes Stresssystem rasch beruhigen können. Einige Strategien, die ich gerne anwende, sind, ein Glas Wasser zu trinken und nachzuspüren, wie die kalte Flüssigkeit durch meinen Körper fließt, meine Beine bewusst am Boden zu spüren und tiefe Atemzüge zu nehmen oder für ein paar Augenblicke in den Garten zu gehen und die Natur mit all meinen Sinnen wahrzunehmen. Es erweist sich als günstig, sich drei konkrete Formen der Selbstregulierung zurechtzulegen, um sie bei Bedarf rasch umsetzen zu können.

Auch die räumliche Umgebung hat einen großen Einfluss darauf, wie gut sich PatientInnen auf den therapeutischen Prozess einzulassen vermögen. Wenn wir herausfinden, welche Umgebungsreize ein Gefühl von Stress und welche ein Gefühl von Sicherheit vermitteln, können wir unsere Aufenthaltsräume weitestgehend so gestalten, dass sie sich günstig auf das Wohlbefinden und die Gesundheit unserer PatientInnen und auf uns selbst auswirken. Stressempfinden lässt sich nur dann vermeiden, wenn sich unsere PatientInnen sicher fühlen. Der Organismus kann sich nur dann präsent und mitfühlend auf das interpersonelle Geschehen einlassen, wenn alle Sensoren in seinem System »Sicherheit« markieren.

Sorgen wir in unseren Sitzungen durch unsere Präsenz und unser soziales Engagement ebenso für eine sichere Atmosphäre, erhöht dies die Wahrscheinlichkeit für einen erfolgreichen Therapieprozess.

3 Transitionsprozesse im Palliativbereich

Menschen, die mit ihrer eigenen Endlichkeit durch eine lebensbedrohliche Erkrankung konfrontiert sind, bekommen durch die Kenntnis davon die Gelegenheit, sich anstehenden Entwicklungsschritten zu stellen und sich in ihrer letzten Lebenszeit mit möglicherweise bisher verdrängten oder aufgeschobenen Themen auseinanderzusetzen. Eine solche Situation birgt allerdings zahlreiche Herausforderungen, denen wir nicht ausweichen können. Für diese ultimative Aufgabe, sich dem eigenen Tod zu stellen, habe ich das *palliative Transitionsmodell* entwickelt.

Es gliedert sich in drei Phasen, die *Phasen der Lebens-* und *der Todessehnsucht* sowie die *Phase der Hingabe.* Die beiden Gefühlszustände, die in diesem Entwicklungsprozess in der Auseinandersetzung mit dem Tod zum Tragen kommen, nämlich sich gegenüber dem Tod ohnmächtig bzw. sich stark zu fühlen, stelle ich anschließend vor. Außerdem beschreibe ich, warum die Zuschreibung des *Widerstands* gegenüber KlientInnen von uns SystemikerInnen kritisch betrachtet wird.

Welche Qualitäten durch Wandlungsprozesse tatsächlich beeinflusst werden beziehungsweise welche Wandlungsprozesse erleichtern, beantwortet die Beschreibung der einzelnen *Transitionselemente.*

Da sich, wie bereits erwähnt, in meiner Tätigkeit der Selbstwert als wesentlicher Einflussfaktor für die Bewältigung von Entwicklungsschritten herausstellte, widme ich diesem einen eigenen Abschnitt. Ebenso finden Rituale hier einen gebührenden Platz, da sie speziell in der systemischen palliativen Psychotherapie für die Gestaltung von Transitionsprozessen einen besonderen Beitrag leisten.

3.1 Begriffsklärung

Übergänge und Transitionen sind nicht das Gleiche, auch wenn wir die beiden Begriffe häufig als Synonyme verwenden. Bei beiden handelt es sich um sehr ähnliche Phänomene, die sich jeweils auf biografische Veränderungsprozesse beziehen. Ein kurzer Hinweis auf eine mögliche Unterscheidung verdeutlicht allerdings, wodurch das palliative Transitionsmodell seine Bezeichnung erlangt hat.

Das Leben besteht aus Phasen und aus Übergängen zwischen diesen Phasen. *Übergänge* sind Zeitfenster zwischen vertrauten und neuen Lebenssituationen. Meist beinhalten sie den Abschied von unserem alten Selbstbild zugunsten der Herstellung eines offenen Raums für die Kreation eines neuen. Dies geht mit einer zwischenzeitlichen Identitätsunsicherheit einher. *Normative Lebensübergänge* sind solche, die wir alle kennen, wie etwa der Übergang von der Kindheit ins Erwachsenenalter. Sie stellen eine »Norm« dar, obwohl sie individuell unterschiedlich bewältigt werden. Konflikte sind selbstverständliche Begleiterscheinungen solcher Wandlungserfahrungen, die sich nur selten vom sozialen Umfeld unbemerkt vollziehen. Häufig gehen sie mit tiefgreifenden Ereignissen im Leben und mit wesentlichen Veränderungen für das Individuum selbst wie auch für dessen soziales Beziehungsgeflecht einher. Dabei erfolgen Umstrukturierungen, die massive Anforderungen an die Anpassungsfähigkeit aller Betroffenen stellen (vgl. Griebel u. Niesel 2004, S. 35 f.). Wenn Menschen die anstehenden Lebensthemen aufgreifen und lösen, lassen sich Übergänge meist als Entwicklungsmöglichkeit nutzen. Sie bilden aber zugleich einen potenziellen Grundstein für destruktive Verläufe, sofern die Betroffenen deren Potenzial nicht annehmen und bewältigen können.

Transitionen hingegen sind individuelle Lebensübergänge, da diese von Ereignissen ausgelöst werden, die »nicht die Norm sind«, die nicht jeden Menschen treffen. Wenn sie eintreten, dann bei jedem Menschen in einem anderen Alter, und sie gestalten sich auch in ihren Verläufen sehr unterschiedlich (vgl. Kroll 2011, S. 174). Wilfried Griebel und Renate Niesel beschreiben diese als

> »[…] Lebensereignisse, die die Bewältigung von Diskontinuitäten auf mehreren Ebenen erfordern, Prozesse beschleunigen, intensiviertes Lernen anregen und als bedeutsame biografische Erfahrungen von Wandel in der Identitätsentwicklung wahrgenommen werden« (Griebel u. Niesel 2013, S. 37 f.).

Aufgrund dieser Unterscheidung entschied ich mich für die Bezeichnung *Transition*, da eine Diagnose einer schweren Erkrankung kein fixer Bestandteil im Leben und demnach keinem normativen Übergang zuordenbar ist.

3.2 Das palliative Transitionsmodell

Das *palliative Transitionsmodell* beinhaltet, wie bereits erwähnt, drei Phasen, nämlich die *Phase der Lebenssehnsucht*, der *Todessehnsucht* und der *Hingabe*. Diese unterscheiden sich insbesondere in der Haltung, die Menschen gegenüber ihrem Tod einnehmen. In jeder Phase treten andere Themen, Gedanken, Gefühle, Verhaltensweisen, Aufgaben und demnach andere Behandlungsschwerpunkte in den Vordergrund, die in den folgenden Abschnitten besprochen werden. Menschen können in allen drei Phasen einen Leidensdruck verspüren oder auch gut zurechtkommen. Ob PatientInnen Psychotherapie in Anspruch nehmen, hängt demzufolge nicht von ihrer jeweiligen Phase ab.

In Anlehnung an die Stufen der Heldenreise nach Campbell tritt die Aufforderung zum Entwicklungs- und Transformationsprozess beim Zeitpunkt einer Diagnosestellung ein, die demzufolge mit dem Schwellenübergang zu vergleichen ist. Von diesem Moment an befinden sich PatientInnen in einer außergewöhnlichen Situation und haben anspruchsvolle Herausforderungen zu bewältigen. Bezogen auf die Übergangsriten nach van Gennep fallen die drei Phasen des palliativen Transitionsmodells in die zweite Phase, nämlich – wie dies auch Turner fokussiert – in die Schwellenphase.

Psychotherapie unterstützt dabei, die unterschiedlichen Reaktionsweisen der PatientInnen auf ihre Diagnose bzw. auf unterschiedliche Befindlichkeiten im jeweiligen Krankheitsstadium aufzufangen und individuell auf sie einzugehen. Das palliative Transitionsmodell soll dazu beitragen, hier bedürfnis- und anliegenorientiert vorzugehen und PatientInnen dabei zu begleiten, aus einer ohnmächtigen Opfer-Situation heraus über sich selbst hinauszuwachsen.

Dieses Modell bezieht sich primär auf den Umgang mit dem bevorstehenden Tod, kann aber auch – mit kleinen Modifizierungen – auf andere Veränderungsprozesse übertragen werden, da diese nach ähnlichen Schemata ablaufen.

Es stellt für PsychotherapeutInnen und andere in diesem Bereich professionell tätige Personen einen Orientierungsleitfaden für eine individuell abgestimmte Behandlung dar. Für eine entsprechende Einordnung in eine Phase ist eine umfassende Anamnese erforderlich. Dabei sind die Erklärungen für die Erkrankung, die Wünsche und Pläne für die Zukunft und für die Art der Betreuung zu erheben. Die Würdigung differierender Persönlichkeitsmerkmale, unterschiedlicher Lebenssituationen und (Krankheits-)Biografien trägt dazu bei, die Komplexität der individuellen Behandlungsplanung zu reduzieren, den spezifischen Anforderungen einer PatientIn gerecht zu werden und eine Einordnung in eine der drei Phasen des palliativen Transitionsmodells zu ermöglichen. Auf diese Weise können sich PatientInnen gegenüber dem Tod positionieren und sich über ihre jeweilige Lebenssituation klar werden, *ohne* – und das zu betonen ist mir sehr wichtig – dabei den Anspruch zu haben, dass sie in eine nächste Entwicklungsphase »aufsteigen« müssten.

Anhand dieses Modells können wir PatientInnen also einer der drei genannten Phasen zuordnen. Klassischerweise vollziehen Menschen eine Entwicklung, die von einer Sehnsucht nach dem Leben über eine Sehnsucht nach dem Tod zu einer hingebungsvollen Haltung übergeht. Die einzelnen Phasen treten allerdings weder chronologisch ein, noch gibt es den Anspruch auf die Einfindung in eine der Phasen, bevor der Tod tatsächlich eintritt. Die Phasen folgen keinen logischen Abläufen, können sprunghaft wechseln und dauern unterschiedlich lang an. Es kann durchaus vorkommen, dass Menschen auf die Diagnosestellung auf eine Art und Weise reagieren, die sie bis zu ihrem Tod beibehalten. Wiederum andere verändern ihren Standpunkt und entwickeln mehrmals neue Perspektiven oder nehmen sprunghaft Aspekte aus allen drei Phasen wahr. Der ritualisierte und strukturierte Charakter des Modells bietet ausschließlich Orientierung und möchte dabei unterstützen, inhaltliche Schwerpunkte für eine therapeutische Begleitung zu erarbeiten. Das soll wiederum dazu beitragen, PatientInnen abzuholen, ohne ihnen fremde Sichtweisen oder voreilige Zielvorstellungen aufzudrängen.

An dieser Stelle möchte ich auf das *Sterbemodell* nach der wohl bekanntesten Sterbeforscherin, der Schweizer Psychiaterin Elisabeth Kübler-Ross (2018), verweisen. In ihrem weltweit bekannten Buch *Interviews mit Sterbenden* beschreibt sie fünf Phasen, die Menschen durchleben, wenn sie von einer lebensbedrohlichen Erkrankung erfahren. Sie beschreibt, dass Menschen ihre Erkrankung anfangs nicht wahrhaben wollen, dann wütend reagieren und innerlich über eine mögliche Verlängerung ihres Lebens verhandeln, sich depressiv zeigen und schlussendlich ihren nahen Tod akzeptieren.

Diese Phasen sind sowohl auf das von mir beschriebene palliative Transitionsmodell übertragbar als auch auf diverse Phasenmodelle, die sich auf den Trauerprozess von Hinterbliebenen beziehen. Mit diesen beschäftigen sich unter anderen die Schweizer Psychologin und Psychoanalytikerin Verena Kast (1982) mit ihren *vier Trauerphasen* sowie der deutsche Psychotherapeut Roland Kachler (2014) mit einer *hypnosystemischen Trauerbegleitung.*

All diese Modelle bieten einen Orientierungsrahmen mit ihren unterschiedlichen Phasen in Abschiedsprozessen an und weisen auf die große Bedeutung dessen hin, von therapeutischer Seite keine normativen Entwicklungsschritte zu suggerieren. Das palliative Transitionsmodell schließt sich diesen an, findet allerdings andere inhaltliche Schwerpunkte in den jeweiligen Phasen und andere Bezeichnungen für diese.

3.2.1 Die Phase der Lebenssehnsucht

In der ersten Phase, der sogenannten *Phase der Lebenssehnsucht,* befinden sich Menschen dann, wenn sie sehr darum bemüht sind, sich am Leben zu erhalten und um ihr Leben zu kämpfen. Menschen tun in dieser Phase alles Erdenkliche, um so lange wie möglich am Leben zu bleiben, ihre Krankheit doch noch zu heilen, und richten ihre Aufmerksamkeit auf alle greifbaren Behandlungsmöglichkeiten.

In jeder Phase des palliativen Transitionsmodells werden unterschiedliche Gehirnareale aktiviert. So weckt diese Phase überwiegend den Kampfmodus, und durch die Aktivierung des Sympathikus werden bemerkenswerte Potenziale in PatientInnen entfacht. Die Mehrheit der PatientInnen auf einer Palliativstation äußert einen starken Lebenswillen. PatientInnen meinen dann, dass sie »alles dafür geben wollen, um weiterhin am Leben zu bleiben«. »Aufgeben tut man einen Brief«, ist oft deren Devise. Lebensziele zu definieren und Sehnsuchtspläne zu schmieden steht in dieser Phase an der Tagesordnung. Menschen scheinen an dieser Stelle noch einmal besonders stark am Leben zu hängen. Oftmals verhandeln sie mit höheren Mächten und machen Versprechungen, wenn ihnen nur noch ein wenig mehr Lebenszeit dafür geschenkt würde.

Eine solche Ausrichtung verhindert allerdings den Blick in Richtung Sterben und Tod. Der unbändige Lebenswille ist nicht unbedingt angenehm, sondern eher belastend, da er den Tod verdrängt, der sich doch in absehbarer Zeit ins Leben mischt.

Denn auch bereits in dieser Phase fordert das Leben Loslösungen von diversen Rollen und Aufgaben, da sich die Menschen meist nicht mehr im gewohnten Umfeld aufhalten und ihre bisherige Funktion ausüben können. Meist kommt es dazu, dass sie ihre Jobs bereits aufgeben mussten, gewisse Aufgaben im Haushalt nicht mehr erfüllen können, in der Familie andere Funktionen übernehmen und sich Beziehungen im sozialen Umfeld verändern. Durch die schweren Erkrankungen zeichnen sich auch Veränderungen in der ganz intimen persönlichen und körperlichen Identität ab.

Bei der Begleitung von Menschen, die sich in der Phase der Lebenssehnsucht befinden, erzeugt die Suggestion, etwas loslassen zu müssen, inneren Widerstand. Es ist ganz natürlich, dass sie das, was sie lieben und was sie auszumachen scheint, nicht verabschieden wollen. Diese Erkenntnis inspirierte mich dazu, PatientInnen dabei anzuleiten, zu verabschiedenden Menschen, Situationen und Gefühlen anhand von Imaginationstechniken einen neuen Platz zu geben, anstatt sie loszulassen. Es fällt leichter, etwas neu zu verorten, als etwas herzugeben. Nachdem sie sich an liebgewonnene Menschen ohnehin erinnern, gehen diese nicht verloren, und so entspricht eine neue Verortung für viele Menschen einer natürlicheren Form des Abschieds, als etwas gänzlich wegzugeben. Auf diese Weise können sie wichtige Lebensereignisse und Menschen als innere RepräsentantInnen würdigen und als integrierte Ressourcen im Sinne von inneren BegleiterInnen anerkennen. Auch das Bild eines Lebensflusses, in dem alles Wichtige seinen Platz hat, erleichtert es vielen Menschen, sich von der Bindung an diverse Aufgaben, Funktionen und Rollen zu lösen und mit dem Fluss weiterzufließen. Diese Überlegungen fand ich auch bei Roland Kachler (2014), der im Zuge seines Traueransatzes Hinterbliebene dazu einlädt, eine neue Beziehung zum Verstorbenen zu entwickeln, anstatt zu suggerieren, diesen loslassen zu müssen (vgl. ebd., S. 70 ff.).

In Anlehnung an das Sterbemodell nach Elisabeth Kübler-Ross (2018) sowie an das Phasenmodell nach Verena Kast (1982) bezieht sich diese Phase auf deren jeweils erste, die beide als das »Nicht-wahrhaben-Wollen« bezeichnen (vgl. Kübler-Ross 2018, S. 68–79; Kast 1982, S. 61–62). Das palliative Transitionsmodell orientiert sich mit seiner Bezeichnung hingegen an dem berechtigten und nachvollziehbaren Wunsch, der sich in dieser Phase verbirgt, nämlich am Leben zu bleiben.

3.2.2 Die Phase der Todessehnsucht

In die zweite Phase, die *Phase der Todessehnsucht*, fallen Menschen dann, wenn sie sich in den Tod flüchten wollen. Sie finden sich auf eine regressive Art und Weise damit ab, dass ihr Leben eine feststehende Ablauffrist hat. Sie warten nur noch auf den Tod beziehungsweise wollen diesen sogar beschleunigt herbeiführen, wenn psychische oder physische Symptome nicht mehr erträglich sind. Dies ist jene Phase, in der vermehrt der Wunsch nach aktiver Sterbehilfe geäußert wird.

Aus systemischer Sicht gilt es, die dahinterstehende Botschaft – in diesem Fall: das Leid hinter dem Sterbewunsch – zu verstehen. Nur so können wir die zugrunde liegenden Dynamiken begreifbar machen und einen Einfluss im Sinne einer Verbesserung bewirken. Sterbewünsche beinhalten ganz unterschiedliche Gründe, die im Zuge von psychotherapeutischen Behandlungen zum Vorschein kommen können. Den Krankheitsverlauf betreffende Prognosen lösen oftmals Angst vor mangelnder Selbstständigkeit und dem Verlust von Würde aus. Ein Verlust von körperlichen Funktionen und Fähigkeiten führt zu Abhängigkeiten und somit zu Rollenveränderungen und oftmals in der Folge zu einem Gefühl von Selbstverlust. Verloren gehende Kontrollmechanismen schränken die Autonomie ein und gehen mit einer erlebten Sinn- und Nutzlosigkeit einher. Viele Menschen quält dadurch die Angst, eine Last für ihre Mitmenschen zu werden. Der Sterbewunsch kann somit gewissermaßen eine altruistische Geste sein. Manche PatientInnen wollen bestehenden oder möglicherweise bevorstehenden Qualen entkommen. Manche äußern einen Todeswunsch, weil sie den psychischen und/oder physischen Schmerz nicht länger ertragen wollen und ihr Leben als Mühsal empfinden. Es kommt verstärkt zu Gefühlen von Unbehagen, Verwirrung und Desorganisation sowie zu Angst, Ohnmacht und Wut. Manche beneiden in diesem Stadium jene Menschen, die ohne Vorwarnung ganz plötzlich versterben. Außerdem fühlen sich solche PatientInnen zunehmend frustriert und verärgert, sprechen von innerer Anspannung, Schmerzen und wie diese den gesamten Alltag und die Lebenseinstellung dominieren und zu einer Verbitterung und Verhärtung im Fühlen und Denken führen. Diese pessimistische Lebenseinstellung hat ein enorm lähmendes Potenzial. Die PatientInnen empfinden ihr Leben nicht mehr als lebenswert und wollen diesem bewusst ein Ende setzen. Die Angst vor dem Sterbevorgang sowohl auf körperlicher als auch psychischer Ebene beziehungsweise die Angst vor dem bevorstehenden Tod können ebenso Auslöser für einen raschen Sterbewunsch sein. Zugleich möchte der Sterbewunsch möglicherweise ein Lebenswunsch im Sinne eines Hilferufs sein. Menschen wollen dann grundsätzlich leben, aber »nicht so«. Der Sterbewunsch kann somit ein Aufruf nach guter Behandlung sein beziehungsweise ein Appell zum sofortigen Handeln, das das körperliche und seelische Leid beendet. Der selbstbestimmte Tod mag in solchen Situationen als eine Form der Selbstwirksamkeit erfahren werden. Der Tod stellt eine der Lösungsmöglichkeiten dafür dar, das Leiden zu beenden. In diesem Fall ist der Tod zwar nicht die Lösung erster Wahl, aber zumindest ein möglicher Fluchtweg aus der als unerträglich empfundenen Lebenssituation. Ein weiterer Beweggrund ist die Aufrechterhaltung von Kontrolle durch den selbstbestimmten Tod. Oftmals stellt die Möglichkeit, sich nun selbst für den Tod zu entscheiden und wann und wie er eintreffen soll, die scheinbar einzige verbliebene Form der Autonomie dar.

Diese Phase können wir mit der zweiten und dritten Phase nach Verena Kast (1982), also der »Phase der aufbrechenden Emotionen« und der »Phase des Suchens und Sich-Trennens« vergleichen (vgl. ebd., S. 62–70). Elisabeth Kübler-Ross (2018) unterscheidet dabei drei Phasen, die sie als »Zorn, Verhandeln und Depression« bezeichnet (vgl. ebd., S. 80–138). Auch das palliative Transitionsmodell spricht an dieser Stelle von schmerzlichen Gefühlen und der Sehnsucht danach, dieses Leid zu beenden. Da sich therapeutische Inhalte allerdings immer wieder auf einen rasch herbeigeführten Tod beziehen, hebt das palliative Transitionsmodell diesen ebenso berechtigen Wunsch zu sterben hervor.

Sowohl in der Phase der Lebenssehnsucht als auch in der Phase der Todessehnsucht reagieren Menschen mit einer Ablehnung ihrer gegenwärtigen Lebenssituation, nämlich mit dem Kampf ums (Über-)Leben oder aber mit einer Fokussierung auf die Flucht in den Tod. Im Hinblick auf die Polyvagaltheorie sind innerhalb dieser ersten beiden Phasen die Stressareale im Gehirn aktiviert. Besonders die Überbringung neuer Befundergebnisse für den weiteren Verlauf der Erkrankung setzt körperliche Stressmuster in Gang. Bezogen auf das Stresstoleranzfenster befinden sich die Menschen dann außerhalb jenes Bereichs, innerhalb dessen sie sich als selbstwirksam erleben. In diesen Phasen aktiviert sich der Sympathikus und löst eine Kampf- oder Flucht-Reaktion aus. In kurzen Sequenzen kann auch der dorsale Vagus aktiviert werden. Das passiert, wenn die PatientInnen sich ohnmächtig ihrer Situation ausgeliefert fühlen.

In beiden Phasen ist es bedeutsam, die jeweiligen Sehnsüchte anzuerkennen. Es ist notwendig, die Inhalte der psychotherapeutischen Begleitung dem Standpunkt und dem Entwicklungstempo der PatientInnen anzupassen. Jede PatientIn darf so lange in jeder Phase bleiben, wie es für sie passt. Ein Drängen zu einer Auseinandersetzung mit dem eigenen Sterben erzeugt Gefühle des Widerstands und ist demnach nicht zielführend.

3.2.3 Hingabebereitschaft und der *Moment der Hingabe*

Veränderungsprozesse vollziehen sich über längere Zeiträume. Dennoch kommt es meist an einem ganz bestimmten Zeitpunkt zu einer Wandlung. In der Zeit vor solchen sogenannten Wendepunkten reift dieser Prozess so weit heran, dass er sich in einem unwillkürlich hergestellten Moment vollzieht. Dieser Moment leitet dann eine Wende ein. Die *Hingabebereitschaft*, also die Fähigkeit beziehungsweise die Offenheit, sich Veränderungen zu stellen, ermöglicht diesen *Moment der Hingabe*, jenen Augenblick, in dem sich die Wende tatsächlich vollzieht. Das volle Ausmaß der Wandlung zeigt sich dann erst in der darauffolgenden Zeit.

Verschiedene Begriffe lassen sich von WissenschaftlerInnen für einen solchen Moment der Hingabe finden: Der Philosoph und Zukunftsforscher Bruno Gransche (2015) bezeichnet einen solchen konkreten Wendepunkt als *Bifurkation* (lat. »Weggabelung«) und der Psychologe Daniel Stern (2014) bezieht sich bei solch entscheidenden Augenblicken im Leben auf den Begriff *Kairos* (altgriech. »gute Gelegenheit«) und bezeichnet diesen als *Gegenwartsmoment*. Daniel Stern beschreibt einen solchen wie folgt:

> »Kairos ist die entscheidende Gelegenheit, der Augenblick, der Handeln verlangt oder dem Handeln günstig ist, ein Zusammentreffen von Ereignissen, das ins Bewusstsein gelangt und uns klarmacht, dass wir jetzt, unverzüglich, etwas unternehmen müssen, um das eigene Schicksal – sei's für die nächste Minute, sei's fürs ganze Leben – in eine andere Richtung zu lenken« (ebd., S. 25).

Sobald sich ein solcher Moment vollzieht, scheint die Person selbst wie auch die Welt um sie herum eine andere zu sein. Etwas hat sich gelöst, geklärt und geordnet. Entweder ergibt sich eine Wende durch äußere Umstände oder eine neue Sichtweise stellt sich ohne von außen ersichtlichen Grund ein. Manchmal bringen Menschen diese Wende mit einem ganz bestimmten Ereignis in Verbindung und manchmal nehmen sie nur wahr, dass plötzlich etwas anders ist als bisher.

Nicht selten haben solche Momente etwas mit erlebten Tiefpunkten im Leben zu tun. Häufig spitzen sich alte, also nicht mehr passende Lebensumstände weiter zu, bevor sich eine Wende einstellt. Gewohnte Wahrnehmungs- und Denkmuster führen nicht mehr zum gewünschten Ergebnis und machen es not-wendig, sich neu auszurichten. Metaphorisch betrachtet, treten Menschen noch einmal einen Schritt zurück, um eine Tür zu öffnen. Erst dann durchschreiten sie die Raumschwelle. Das heißt, dass es oftmals zu einem Zusammenbruch, zu einer Schmerzspitze oder zu einer Krise kommt, die eine Wende unumgänglich macht. Weitere Metaphern für diese Situation könnten sein: Jemand, der wie am Abgrund steht und keine andere Alternative mehr hat, als zu springen; jemand, der nicht länger gegen verschlossene Türen läuft, sondern sich umdreht und neue Wege erkennt.

Solche Momente der Hingabe sind so individuell und einzigartig wie die Geschichten der Menschen selbst. Sie sind übermächtige Zeitpunkte im Leben, die ganz persönliche Paradigmenwechsel einleiten. Einerseits bedingen diese sich durch eigenes Zutun, also durch die innere Bereitschaft für eine Wandlung, andererseits durch schicksalhafte Fügungen, also etwas, das ihnen passiert oder zufällt. Solche Momente sind sowohl Einleitung als auch Ergebnis eines Entwicklungsprozesses. Sie lassen sich nicht willentlich planen oder kontrollieren. Meist steht ein solcher Augenblick mit großem Schmerz in Verbindung, da eine innere Seite in ihnen sterben muss, um für Neues Platz zu schaffen. Sie erleben einen »kleinen Tod«, einen Abschied von einem Anteil in ihnen, der nicht zum neuen Lebensabschnitt passt. Erst durch den Ausdruck der damit einhergehenden Emotionen von Enttäuschung, Ungeduld, Wut und Angst sowie durch ihre Hingabebereitschaft kann sich eine innerpsychische Transformation vollziehen.

Doch was bedeutet es überhaupt, sich einer Veränderung hinzugeben? Das ist individuell sehr unterschiedlich zu beantworten. Wir können unsere PatientInnen danach fragen, ob sie bereit sind, für eine Verbesserung etwas zu tun: »Was können Sie durch Ihre Erkrankung Neues über sich selbst erfahren und zu welcher Wende fordert Sie diese möglicherweise auf?« Bei manchen geht es darum, mit etwas abzuschließen, sich zu versöhnen, sich zu verabschieden, zu trauern oder die Anstrengung loszulassen, die mit bisherigen Ohnmachtsgefühlen einherging. Ein solcher Abschluss ermöglicht gleichzeitig, dass sich die Bereitschaft für Neues einstellen kann.

Eine solche Entwicklung vollzieht sich spiralförmig – ich spreche dabei auch gerne von *Wellen*, die kommen und gehen. Es gibt aber immer wieder Zeiten, in denen Menschen leichter mit Neuem umgehen, und dann wieder solche, in denen sie sehr im Alten verharren. Gewisse Lebensthemen tauchen wiederholt auf. Sie erleben sie aufgrund vorangegangener Persönlichkeitsentwicklungen jedoch in unterschiedlicher Intensität und Dauer.

Sprechen wir von Momenten der Hingabe, so ist damit ein unwiederbringliches Umdenken gemeint. Oftmals gelingt es Menschen im Sinne der radikalen Akzeptanz, davon loszulassen, etwas anderes zu wollen, als sie gegenwärtig in ihrem Leben vorfinden. Im Bereich der Arbeit mit schwer kranken Menschen heißt dies, dass wir nicht gemeinsam mit PatientInnen gegen ihre Krankheit vorgehen und gegen sie ankämpfen, sondern uns dafür anbieten, es gemeinsam mit ihnen auszuhalten, dass sich ihr Leben anders zeigt, als es ihnen lieb ist. Wollen sie den Kampf aufgeben und gelingt es im Zuge dessen, sich friedvoll dem nahen Tod zuzuwenden, geben sie sich nicht nur dem Tod, sondern damit auch dem Leben hin. Den Kampf gegen den Tod aufzugeben bedeutet, sich auf ihre letzte Lebenszeit einzulassen. Häufig gelingt dies Menschen, die sich darauf einlassen, indem sie ihre Ohnmachtsgefühle liebevoll integrieren und sich diesen fürsorglich widmen.

Ausschließlich die Versöhnung mit dem bevorstehenden Tod und die Anerkennung aller damit einhergehenden Gefühle sowie die Integration neuer Sichtweisen auf das bevorstehende Lebensende ermöglichen eine innere Wandlung, eine *Transition*. Campbell (Campbell u. Moyers 2013) geht in seinen Erläuterungen der Heldenreisen von einer Suche nach einem Ort der inneren Ruhe aus. Dabei geht es um das Finden des Ursprungs des eigenen Lebens, darum, seine wahre Natur zu entdecken und aus seinem eigenen inneren Herzensanliegen heraus zu handeln. Es ist die Suche nach jener Geisteshaltung, die ausschließlich dem eigenen inneren Wesen entspringt. Demzufolge können wir Menschen im palliativen Setting dazu einladen, ihre Lebensgeschichte zu erzählen, und gemeinsam ihr Wesen und ihre wertvollsten Erfahrungen erforschen.

Ein Wendepunkt leitet einen Perspektivenwechsel ein. Dies gilt aber auch umgekehrt: Ein Perspektivenwechsel leitet ebenso einen Wendepunkt ein. Damit gehen ein verändertes Welt- und Selbstbild sowie eine Hingabe gegenüber dem Leben, gegenüber der aktuellen

Lebenssituation beziehungsweise gegenüber neu gewonnenen Sichtweisen einher. Wie der Soziologe Hartmut Rosa (2018) ausführlich beschreibt, hängen wesentliche Erfahrungen davon ab, wie sehr sich Menschen auf diese einlassen und in welche Art von Beziehung sie sich mit ihnen begeben. Bleiben Erfahrungen an der Oberfläche verhaftet, so berühren sie das Wesen des Menschen nicht und bleiben bedeutungslos. Nur wenn etwas unter die Haut geht und sie Begeisterung verspüren, sprechen wir von *Erfahrungen* anstelle von Erlebnissen. Eine Erfahrung in diesem Sinne wird dann zu einem Teil von ihnen selbst.

Häufig gehen Wandlungen damit einher, dass es Menschen wichtiger wird, weniger zu funktionieren und mehr vom Leben im Seins-Modus mitzubekommen, Entscheidungen von innen heraus zu treffen und sich weniger von äußeren Reizen beeinflussen zu lassen. Sie führen meistens dazu, dass Menschen mehr zu sich selbst stehen und ihre eigenen Werte vertreten.

Bezug nehmend auf schwere Erkrankungen, kann ein solcher Moment der Hingabe bereits bei der Aufklärung über die Diagnose eintreten oder dann, wenn festgestellt wird, dass sich die jeweilige Erkrankung schon im palliativen Stadium befindet. Der explizite Hinweis auf die zeitliche Begrenzung des Lebens kann bewirken, dass Menschen dem Leben einen höheren Stellenwert als bisher zuschreiben. In einem solchen Fall wollen PatientInnen häufig bisher unerfüllte Träume umsetzen, auf spätere Zeitpunkte verschobene Erfahrungen nachholen, Trivialitäten im Leben als solche enttarnen, ihre Bedürfnisse und Wünsche intensiver wahrnehmen und sie als wertvoller bewerten als davor.

Nicht immer können PatientInnen von konkreten Augenblicken berichten, in denen sich ihre Wahrnehmung verändert hat. Manchmal beziehen sie sich damit auf einen bestimmten Zeitraum. Momente der Wandlung – wann und wie auch immer diese eintreten – bewirken jedoch eine authentischere Lebensführung.

Momente, in denen der eigene Tod ins Bewusstsein kommt, haben fast immer eine intensive Auswirkung auf die eigene Wahrnehmung des Lebens und demnach auf die Lebensweise. PatientInnen beschäftigen sich weniger mit äußeren Umständen und richten ihre Aufmerksamkeit nach innen. Häufig wird es ihnen dann wichtiger, ihr Leben nach ihren eigenen Vorlieben zu gestalten. Sie können es nicht länger verschieben, sich selbst wichtig zu nehmen, da in solchen

Lebenssituationen nicht mehr viel Lebenszeit bleibt. Der Tod lädt sie dazu ein, sich mit ihren Wünschen und Sehnsüchten vertraut zu machen und sich nicht länger von äußeren Vorgaben irritieren zu lassen. Angesichts des Todes erkennen PatientInnen oft die große Bedeutung der Anerkennung ihrer eigenen Bedürfnisse, Wünsche und Werte für eine authentische Lebensgestaltung. Sobald es ihnen gelingt, sich selbst wichtig und ernst zu nehmen und darauf zu vertrauen, dass alles Wesentliche in ihnen verankert ist, können sie von Äußerlichkeiten loslassen. Die Bereitschaft, sich auf das aktuelle Geschehen einzulassen und sich von ihren bisherigen Vorstellungen über das Leben zu befreien, stellt eine wichtige Voraussetzung dafür dar. Die spiralförmige Entwicklung von Veränderungsprozessen weist uns allerdings darauf hin, dass es trotzdem immer wieder zu intensiven Phasen des Haderns und der Trauer kommen kann und die Herausforderung, sich dem eigenen Tod zu stellen, nie als ausschließlich einfach oder schön erlebt wird. Dennoch können PatientInnen in einer hingebungsvollen Haltung auftauchenden Themen offener entgegentreten.

Erleben sich PatientInnen schon vor einem solchen Moment als wertvoll und fühlen sich frei, ihr Leben so zu gestalten, wie sie es sich wünschen, ist es einfacher, sich Veränderungen hinzugeben. Immerhin gibt es dabei etwas, das fortwährend gleichbleibt: ihre ureigenen Werte und ihre Freiheit, so zu denken, zu handeln und zu fühlen, wie es ihnen beliebt.

Auch schon dann, wenn Menschen noch mitten im Leben stehen und das Ende noch in weiter Ferne zu liegen scheint, kann es einen entscheidenden Wendepunkt für ihr Leben darstellen, wenn es ihnen gelingt, den Tod anzunehmen und Frieden damit zu schließen. Doch niemand kann eine Haltung der Hingabe willentlich herbeiführen oder gar von außen instruieren. Diese geschieht unwillkürlich von innen heraus. Was wir in der therapeutischen Zusammenarbeit mit PatientInnen anbieten können, ist, ihre Bereitschaft zur Hingabe zu kultivieren. Leben lernen bedeutet in diesem Sinne loslassen lernen beziehungsweise ihre Erfahrungen, Wünsche und Vorstellungen in ihren Lebensfluss einzuordnen, sodass diese ihnen nicht die Sicht auf ihr aktuelles Leben verstellen. Was sie zu ihrer Befreiung von selbst auferlegten Hindernissen beitragen können, ist, ihr Kontrollbedürfnis loszulassen und sich dem Leben und damit auch dem Tod hinzugeben.

3.2.4 Die Phase der Hingabe

Die *Phase der Hingabe* bezeichnet die dritte Phase, wenn der Moment der Hingabe bereits eingetreten ist und sich nach und nach neue Wahrnehmungs- und Verhaltensweisen einstellen. Ausgelöst von der Auflösung eigener Vorstellungen darüber, wie das Leben sein sollte, und durch die Annahme der explizit sicheren Todesnähe, stellt sich eine hingebungsvolle Haltung ein. Hier wird es möglich, durch eine versöhnliche Sichtweise die gegenwärtige Lebenssituation mit all ihren darin verborgenen Herausforderungen wahr- und anzunehmen. So gibt es auch angesichts des baldig bevorstehenden Todes noch einmal die Möglichkeit, sich ganz neu zu erleben.

In dieser Phase der Hingabe geht es darum, sich dem neuen Status, den neuen Verantwortlichkeiten und Möglichkeiten anzuvertrauen. Der große Unterschied zu den ersten beiden Phasen liegt darin, dass sich die PatientInnen all dem, was das Leben nun für sie bereithält, voll und ganz hingeben. Es geht also nicht länger darum, im Gefühl der Hilflosigkeit und Ohnmacht zu verharren, sondern die Verantwortung für das eigene Leben und auch für diese letzte Lebensphase zu übernehmen. So wie in den anderen beiden Phasen des palliativen Transitionsmodells geht es auch hier darum, PatientInnen danach zu fragen, was wir angesichts ihres Todes dazu beitragen können, um ihre letzte Lebenszeit in ihrem Sinne zu begleiten.

Diese Phase ist eng verwandt mit der »Phase des neuen Selbst- und Weltbezugs« nach Verena Kast (1982, S. 71–78) und der »Phase der Zustimmung« nach Elisabeth Kübler-Ross (2018, S. 139–164). Beide beschreiben, dass Menschen in dieser Phase den Tod als Teil ihres Lebens anerkennen und auch ihren bevorstehenden Verlust – oder den bereits eingetretenen, wenn wir uns auf einen Trauerprozess nach dem Versterben eines geliebten Menschen beziehen – annehmen.

Bezug nehmend auf das *Stresstoleranzfenster* aktiviert sich in dieser Phase der regenerative neurophysiologische Bereich. Der Körper behält vorrangig den ventralen Vagus aktiviert und befindet sich auch bei einströmenden Reizeinflüssen in einem ausgeglichenen Zustand. Auf diese Weise können Menschen selbst angesichts des Todes innere Heilung erfahren. Die auf einer Palliativstation neu gewonnenen Erkenntnisse, Sichtweisen und Umgangsformen vermögen sie dann entweder in ihrem Eigenheim oder in einer anderen stationären Einrichtung zu integrieren.

In der Sterbebegleitung ist es entscheidend, dass auch wir professionellen HelferInnen uns dem Sterben unserer PatientInnen hingeben. Hingabe bedeutet in diesem Zusammenhang, uns die Zyklen von immer neuem Enden und Beginnen bewusst zu machen und uns diesem andauernden Veränderungsprozess auszuliefern. Das größte Ziel in unserer Arbeit ist es, uns so präsent und authentisch wie möglich zu zeigen, ohne den Anspruch an uns zu stellen, etwas Besonderes sagen oder aufzeigen zu müssen. In einer letzten Lebenszeit zählt es – noch mehr als sonst –, die Wahrheit zu sagen, so sanft, so freundlich, so einfühlsam und so geschickt wie möglich. Menschen wissen intuitiv um ihr Sterben und so liegt es auch an uns, uns mit ihnen gemeinsam dafür zu öffnen.

In diesem letzten Lebensabschnitt kann noch Offenes oder Unerledigtes einen Platz finden. Gewöhnlich sind unerledigte Geschichten die Folge blockierter Kommunikation oder nicht gelebter Trauer. So geht es in zahlreichen therapeutischen Sitzungen darum, Gefühle auszudrücken und für leidvolle Erfahrungen Worte zu finden. Allein schon Ängste, Traurigkeit oder Wut als solche zu benennen und diese als äußerst nachvollziehbare Gefühlsreaktionen zu werten, trägt oft zu einer großen Entlastung bei. Den Raum dafür zu bekommen, sich traurig, wütend oder beschämt zu zeigen, ohne sich dafür rechtfertigen zu müssen, wird als äußerst heilsam von PatientInnen erlebt. So kommt es häufig dazu, dass PatientInnen frühere Verlusterlebnisse durch Trennung oder Tod betrauern und erst in ihrem letzten Lebensabschnitt versöhnlich auf diese hinschauen können.

Aber auch andere Ansammlungen jeglicher Art können an dieser Stelle noch einmal Platz finden, sodass der Berg unerledigter Dinge noch rechtzeitig abgebaut und geordnet werden kann. Besonders dann, wenn dieser zu groß ist oder zu groß erscheint, ist es wichtig, sich diesem gemeinsam mit den PatientInnen zu stellen, und sie nicht vor einer solchen Hürde alleinzulassen. In Abschnitt 4.4.1 finden sich drei Fragen, die Menschen dabei unterstützen, ihre Wichtigkeiten in ihrer letzten Lebenszeit zu ordnen.

Mit einer sehr jungen Patientin veranstaltete ich in einem solchen Zusammenhang ein Transitionsritual (vgl. Abschn. 3.6) für den Abschied von ihrem bisherigen Lebensentwurf. Was sie in früheren sehr anspruchsvollen Phasen am Leben gehalten hatte, war ihre Neugier auf den weiteren Verlauf ihres Lebens. Angesichts der Tatsache, dass sich ihre Erkrankung schon in einem sehr fortgeschrittenen Stadium befand, konnte sie diese Ressource für sich nicht mehr nützen. Es war sehr schwierig für sie, anzunehmen, dass sie ihre Zukunftspläne nie würde umsetzen können. So gestalteten wir gemeinsam eine kleine Box, die wir als *Schatzkiste für nicht gelebte Träume* bezeichneten. Dabei erzählte sie mir, dass sie sich immer danach gesehnt hatte, »zu heiraten, Kinder zu bekommen und die Welt zu bereisen«. Für jede dieser Sehnsüchte legten wir symbolisch einen Stein in ihre Schatzkiste. Dieses Ritual war von Augenblicken großer Traurigkeit und von emotionalem Schmerz geprägt. Dennoch konnten ihre unerfüllten Wünsche auf diese Weise zu einem wichtigen Teil ihrer Lebensgeschichte werden. Durch ihre liebevoll gestaltete Kiste bekamen ihre Träume einen würdigen Platz und durch meine Zeugenschaft wurde ihnen eine umso größere Bedeutung beigemessen. Diese Vorgehensweise erlebte die Patientin als eine sehr friedvolle Art, sich von ihren Lebensträumen zu lösen und sich ihrem Lebensende versöhnlich hinzugeben.

Auch die Vorbereitung auf die Zeit nach dem Tod kann ein mögliches Thema in therapeutischen Sitzungen sein: »Wie soll das Begräbnis ausschauen? Gibt es noch Worte, die an Mitmenschen vielleicht über Briefe nach dem Versterben mitgegeben werden sollen?« Solche Denkanstöße können dazu anregen, sich mit kreativen Möglichkeiten der Verabschiedung auseinanderzusetzen und die letzte Lebenszeit dafür zu nützen, das eigene Leben selbstbestimmt abzuschließen.

3.3 Zwischen Ohnmacht und Stärke

Im Zuge der Entwicklung des palliativen Transitionsmodells erkannte ich, dass Menschen sich im Wandlungsgeschehen angesichts ihres bevorstehenden Todes zwischen zwei Polen bewegen, nämlich zwischen Gefühlen von Ohnmacht und Hilfslosigkeit und Gefühlen von Stärke und Kraft. Diese Entwicklungsdynamik von ohnmächtigen hin zu kraftvollen Gefühlen beschreibe ich in diesem Abschnitt.

Anschließend gehe ich auf das Phänomen des »Widerstands« aus systemischer Sicht ein. PatientInnen lehnen – besonders in der Phase der Todessehnsucht – häufig diverse Hilfsangebote ab. Damit dies nicht als Abwertung oder Widerwilligkeit gedeutet wird, bietet dieser Abschnitt andere Sichtweisen dazu an. Außerdem beschreibe ich die *Ich-Selbst-Verkörperung* nach Siegfried Essen (2023), die unterstützend herangezogen werden kann, wenn es darum geht, sich von einem Ohnmachtserleben in Richtung Stärke zu entwickeln.

Das Ohnmachtserleben bezieht sich vorrangig auf die ersten beiden Phasen des palliativen Transitionsmodells, in denen Lebens- und Todessehnsucht in den Vordergrund rücken und PatientInnen sich gegenüber ihrem bevorstehenden Tod ausgeliefert fühlen. In diesen beiden Phasen kämpfen sie gegen ihre Ohnmachtsgefühle an. Sie wiederholen alte Verhaltens-, Glaubens-, Gedanken- und Beziehungsmuster, verweilen in überholten Sichtweisen und sträuben sich – nachvollziehbarerweise! – dagegen, ihr Leben loszulassen und sich für einen letzten Lebensabschnitt zu öffnen. Sie klagen über leidvolle Gefühle, gegen die sie kämpfen und denen sie sich letztlich entziehen wollen.

Gegen psychische und physische Symptome beziehungsweise gegen den Tod – und damit gegen das Leben – anzukämpfen, verstärkt das Leiden jedoch noch zusätzlich. In diesen Phasen zeigen sich Menschen gegenüber dem Tod sehr ablehnend. Sie lenken sich von ihm ab, zeigen sich misstrauisch und werten ihn als sinnlos ab. Viele klagen darüber, dass der Tod nicht gerecht sei, wenn er so früh oder auf die jeweilige Art und Weise in ihr Leben tritt. In diesen Phasen wird die Ankündigung des baldigen Todes nicht als Gelegenheit wahrgenommen, um Wichtiges abzuschließen, sondern missmutig als etwas gesehen, das ihnen das Leben ungerechtfertigterweise entreißt.

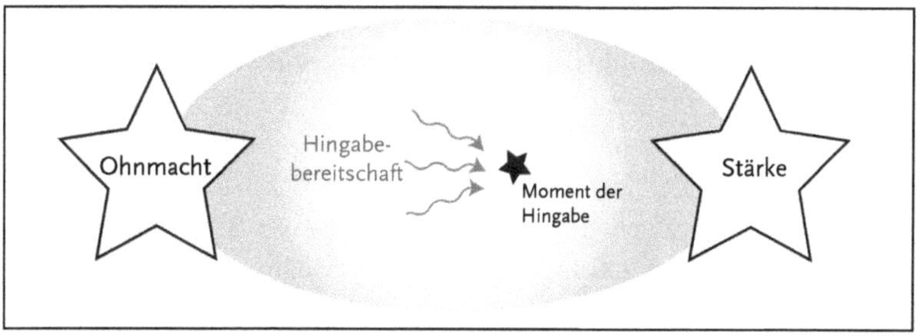

Abb. 3: Zwischen Ohnmacht und Stärke

Abbildung 3 zeigt eine Entwicklung, die vom Erleben von Ohnmachtsgefühlen über die Hingabebereitschaft in einen Moment der Hingabe (vgl. Abb. 3, kleiner Stern) mündet und dadurch in die eigene Stärke führt.

Wollen sich PatientInnen nicht mit ihrem Lebensende konfrontieren, verhindert das eine freie, gelassene und friedvolle Beziehung zu sich selbst sowie zu ihrem Umfeld und folglich auch einen möglichen Wandlungsprozess. Die Voraussetzung für eine innere Wandlung ist es also, zu akzeptieren, dass die *Lösung erster Wahl*, nämlich weiter am Leben zu bleiben, nicht möglich ist. Dies ist natürlich je nach Diagnose und Krankheitsverlauf unterschiedlich, da viele Menschen auch mit einer palliativen Diagnose noch einige Jahre am Leben bleiben und ihre letzte Zeit sehr angenehm in ihrem Eigenheim verbringen können. Bei anderen handelt es sich allerdings nur mehr um Tage, Wochen oder Monate, die ihnen noch verbleiben.

Eine hingebungsvolle Haltung kann sich dann einstellen, wenn PatientInnen ihre Ohnmachtsgefühle annehmen, sich diesen zuwenden und sie anerkennend in ihr Leben integrieren. Dadurch gelangen sie in ihre Stärke und somit in eine hingebungsvolle Haltung. Es geht also darum, die *Lösung zweiter Wahl*, nämlich einen guten Umgang für all die in der letzten Lebenszeit auftauchenden Themen zu finden, diese anzunehmen und damit ihre Gestaltungsmöglichkeiten Bezug nehmend auf ihr Lebensende zu erkennen. Es ist folglich mehr die innere Haltung, die darüber entscheidet, wie Menschen ihre Lebenssituation bewerten, als die tatsächlichen Gegebenheiten, wie der Verlauf ihrer Krankheit oder die Dauer ihrer verbleibenden Zeit. Erst eine Annahme ihrer Situation ermöglicht, sich den darin verborgenen Entwicklungsschritten zu stellen. Eine innere Bereitschaft für Veränderungen zu kultivieren, könnte bedeuten, sich – wie beim Rückzug der Natur in den Winter – von der Eile und vom Tun abzuwenden und sich dem bereits begonnenen Übergang in Richtung Tod zuzuwenden. Im besten Fall können PatientInnen ihre schmerzlichen Gefühle nach und nach annehmen und sich dadurch aus übermächtigen und belastenden Zuständen in eine selbstbestimmte Lebensweise hineinentwickeln. Sobald es Menschen gelingt, sich von alten Mustern zu lösen, stehen sie vor der Wahl, wofür sie ihre letzte Lebensphase nützen wollen. Dafür können wir ihnen folgende Fragen stellen: »Welche Werte sind Ihnen nun wichtig? Was ist das Allerwichtigste, das Sie in Ihrem Leben noch erfahren, erleben oder umsetzen möchten?«

Bei einem solchen Wandlungsprozess handelt es sich im Allgemeinen um wellenartige Vor- und Rückwärtsbewegungen zwischen Gefühlen der Hilfslosigkeit und der Stärke. Manchmal empfinden sich PatientInnen kraftvoll und voller Zuversicht und manchmal fühlen sie sich ihrer Erkrankung völlig ausgeliefert. Sobald sich PatientInnen allerdings in der Phase der Hingabe befinden, öffnen sie sich auch gegenüber schmerzhaften Gefühlen und stellen sich damit einer der herausforderndsten Lebenserfahrungen.

Bisweilen sprechen wir davon, dass jemand *aufgegeben* hätte, wenn er sterben möchte oder sich dem Tod hingibt. Das palliative Transitionsmodell differenziert dabei allerdings sehr klar zwischen den beiden folgenden Gesichtspunkten: Geht es bei einem solchen Aufgeben um eine Flucht in den Tod, um sich dem Leiden zu entziehen, so fühlen sich PatientInnen ihrer Situation ohnmächtig ausgeliefert und erkennen in der Flucht eine Möglichkeit, sich dieser zu entziehen. Geht es dabei allerdings darum, sich von alten, nicht mehr möglichen Lebensentwürfen zu verabschieden, um sich hingebungsvoll dem Sterben zu öffnen, so befinden sich PatientInnen in einer von Stärke geprägten Haltung.

Zusammenfassend könnten wir von zwei Sichtweisen sprechen, wenn wir uns auf die beiden Pole der Ohnmacht und Stärke beziehen, nämlich von der *Perspektive der Machtlosigkeit und Verzweiflung* und von der *Perspektive der Selbstbestimmung und Zuversicht.*

In Abschnitt 3.4 beschreibe ich die *Transitionselemente* genauer, jene Qualitäten, die sowohl wir (!) als auch unsere PatientInnen – nicht erst am Lebensende, sondern schon ein Leben lang – kultivieren können, um einen Einfluss darauf zu bekommen, wie wir auf unser Leben blicken und wie es gelingen kann, dem Tod hingebungsvoll zu begegnen.

3.3.1 Widerstand aus systemischer Sicht

Erfahrungsgemäß haben auch wir, die wir uns in helfenden Berufen befinden, Vorstellungen und Wünsche für unsere KlientInnen. KlientInnen sollen sich durch unsere Unterstützung gut fühlen und ihre jeweiligen Herausforderungen bestmöglich meistern. In der Palliativversorgung kommen wir dahingehend mit unseren idyllischen Vorstellungen über die Gestaltung einer letzten Lebenszeit in Berührung: gemeinsam über Geschichten aus dem Leben lachen und weinen und letzte eindrucksvolle Abschiedsmomente sinnlichen Erfahrens ermöglichen. Manchmal bedeutet Sterbebegleitung genau das und es fühlt sich tatsächlich sehr erfüllend an, Menschen etwas zu ermöglichen, das sie ohne unser Wirken nicht erleben könnten. Doch im therapeutischen Setting geht es nicht um »unsere« Wünsche für die KlientInnen, sondern es geht darum, gemeinsam »ihre« Ziele zu erarbeiten und nach deren Erreichung zu streben.

So manche befinden sich in der Phase der Lebenssehnsucht und wollen sich nicht mit dem Tod auseinandersetzen, andere lehnen – in der Phase der Todessehnsucht – gut gemeinte Hilfsangebote ab, weil sie nicht bereit sind, sich angesichts ihres unvorstellbaren Leids etwas Gutes zu tun. Wiederum andere wollen oder können sich aus unterschiedlichen Gründen nicht auf die vorschnell erhofften Reifungsschritte seitens ihres Umfelds einlassen.

Sobald sich PatientInnen auf einer Palliativ- oder Hospizstation einfinden, gibt es eine Unmenge an Möglichkeiten, sich das Leben durch Angebote aus unterschiedlichen Berufssparten zu erleichtern. Doch PatientInnen nehmen manchmal nur wenig oder gar nichts davon an. Leider passiert es immer wieder, dass eine Ablehnung unserer Unterstützungsangebote von uns professionellen HelferInnen als Widerwilligkeit interpretiert wird.

> »Jetzt geht es mir ohnehin schon schlecht, und jetzt wollen mir auch noch alle helfen«, meinte ein Patient, als ich mich danach erkundigte, was sein ablehnendes Verhalten gegenüber den Angeboten seitens der Palliativteams zu bedeuten hätte. Er habe schon genug davon, dass sich seit Beginn seiner Erkrankung alle »bei seinen Angelegenheiten einmischen«, und er wolle nur »seine Ruhe«. Wie wichtig es doch ist, es Menschen zuzugestehen, dass sie ihr Leben auf ihre Weise leben – so auch ihre letzte Lebenszeit. So bedankte ich mich bei diesem Patienten für seine Ehrlichkeit und zog mich zurück, was ihn sichtlich beruhigte.

Im Diskurs der Systemischen Therapie gibt es das Konstrukt des Widerstands in dem Sinne gar nicht beziehungsweise es wird sehr kritisch betrachtet. Beziehen wir uns auf die soziale Konstruktion von Wirklichkeit, ist die Zuschreibung eines Widerstandes aus systemischer Sicht höchstens als Beschreibung eines Beobachters zu werten und nicht als objektive Aussage über eine Person. Der Begriff des Widerstands widerspricht außerdem der systemischen Haltung des Nicht-Wissens, der Neutralität gegenüber dem Anliegen und des Respekts gegenüber den PatientInnen. De Shazer (de Shazer et al. 1986) formuliert die Aufforderung dazu, KlientInnen als ExpertInnen für ihr Leben anzuerkennen, ohne sie bewertend einzustufen, sehr treffend:

> »KlientInnen [...] hatten allerdings das Gefühl, dass unsere Vorstellungen davon, wie sie sich verändern sollten, nicht recht in ihre Situation

> passten. Statt dies jedoch als zu sehen, erschien es uns viel mehr als die Art und Weise, in der die Klienten uns mitteilten, wie wir ihnen helfen konnten […]« (ebd., S. 185).

Reagieren wir mit einer vorwurfsvollen Haltung oder schreiben den PatientInnen gar ein Nicht-Wollen zu, kann das eine Zusatzbelastung für sie bedeuten, da sie sich nicht verstanden fühlen. Widerstandsphänomene in Bezug auf therapeutische Angebote sind, abgesehen von gesetzlich vorgeschriebenen Maßnahmen, immer entsprechend ernst zu nehmen und aufzugreifen, da sie wichtige Hinweise darüber geben, was PatientInnen brauchen und was sie (noch) nicht in Anspruch nehmen möchten. Die Abweisung zu akzeptieren und zu respektieren ist eine wichtige Voraussetzung für eine zielführende Zusammenarbeit.

Widerstände im Zuge eines therapeutischen Prozesses sind als entscheidende Signale zu werten. Sie weisen darauf hin, dass sich Veränderungen zu schnell vollziehen, dass Bedürfnisse nicht gestillt sind oder das erlebte Leid noch nicht ausreichend gewürdigt wurde. Widerstände, die sich zeigen, wenn PatientInnen implizite Botschaften Bezug nehmend auf anstehende Entwicklungsschritte vermittelt bekommen, weisen meist auf die Schwere und Tiefe des Leids hin, das mit dem bevorstehenden Verlust des Lebens einhergeht. Hilfsangebote abzulehnen impliziert meist nicht deren Abwertung, sondern ist Ausdruck dessen, dass Menschen nicht bereit sind, ihr Leben abzuschließen – meist, weil dies zu große Angst, Traurigkeit oder andere schmerzliche Emotionen hervorruft.

So ist es wichtig, sich achtsam, respektvoll und transparent mit jenen PatientInnen auseinanderzusetzen, die sich scheinbar boshaft oder undankbar zeigen. Eine Klärung der jeweiligen Wahrnehmungen und Anliegen kann hier unterstützend wirken und im Sinne einer gemeinsamen Auftrags- und Zieldefinition dazu beitragen, dass wir uns mit PatientInnen zeitlich aufeinander abgestimmt in dieselbe Richtung bewegen.

3.3.2 Die Ich-Selbst-Verkörperung nach Essen

Zur therapeutischen Unterstützung des Wandels vom Ohnmachtserleben in die Stärke beziehe ich in meiner Tätigkeit immer wieder die *Ich-Selbst-Verkörperung* nach dem deutschen Psychotherapeuten Siegfried Essen (2023) ein. Dabei können PatientInnen unter unserer Anleitung zwei Qualitäten, nämlich die *Ich-* und die *Selbst-Qualität*, in sich aktivieren.

Die Persönlichkeitsstruktur setzt sich aus verschiedenen inneren Anteilen zusammen. Besonders wenn es darum geht, Entscheidungen zu treffen, ist es spürbar, dass jeder unterschiedliche Persönlichkeitsanteile in sich trägt, die zum Teil sogar konträre Anliegen haben. Siegfried Essen (2023) unterscheidet zwei Perspektiven auf das Leben und bezeichnet diese als Ich- und als Selbst-Qualität. Bildhaft veranschaulicht Abbildung 4 die *Selbst-Qualität* in der Kreismitte und die *Ich-Qualität* im äußeren Kreis.

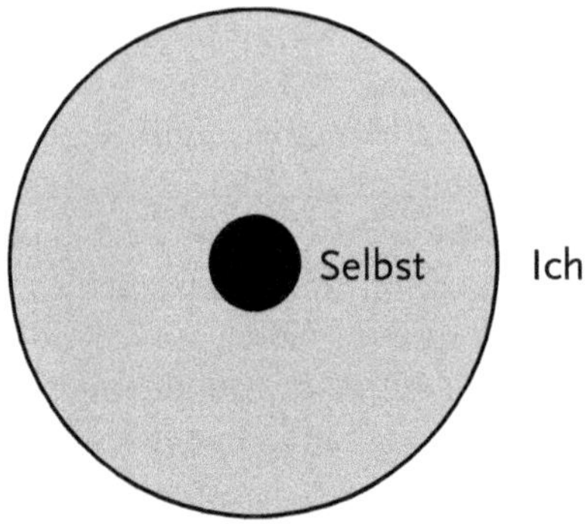

Abb. 4: Ich- und Selbst-Qualität

Die *Ich-Qualität* repräsentiert dabei jene Seite der Persönlichkeit, die sich als Individuum getrennt von ihrer Umgebung wahrnimmt, konkrete Erfahrungen im Laufe des Lebens macht, Eindrücke sammelt, Veränderungen vollzieht und Entscheidungen trifft. Sie ist von Prägungen geformt, legt sich eine Persönlichkeit zurecht und erlebt sich in Bezug auf ihren Körper, ihren Besitz, ihre Ausbildungen, Rollen und Begabungen. Sie ist jene Seite, die altert und psychische und physische Verletzungen unterschiedlicher Art und Weise in sich speichert. Sie ist jene, die sich verletzt fühlt, leidet und sich reinigen und ordnen will oder dies – zur Aufhebung unerträglichen Leides – muss.

Die zweite Seite, die *Selbst-Qualität*, repräsentiert das innerste Wesen eines jeden Menschen, also seine Essenz, die sich universal verbunden fühlt. Es ist jene, die unabhängig von all den äußeren Umständen bleibt. So sind diese beiden Qualitäten zwei aufeinander bezogene und sich ergänzende, aber unterschiedliche Sichtweisen auf das Leben (vgl. ebd., S. 38 ff.).

Im Zuge einer Aufstellungsarbeit im Einzelsetting beziehungsweise einer *Verkörperungsarbeit* – wie ich sie bevorzugt nenne – können wir PatientInnen darin anleiten, beide Qualitäten zu verkörpern und dadurch ihre innerpsychischen Prozesse aus zwei Positionen heraus zu erleben. Dies unterstützt in der therapeutischen Arbeit dabei, Zugang zu inneren Erfahrungsräumen zu bekommen und Informationen über unbewusste Inhalte zu gewinnen. In der Ich-Qualität beschreiben PatientInnen meist die Schwere, die Ängste oder andere Ohnmachtsgefühle, die sie erleben, während sie in der Selbst-Qualität die Erfahrung machen, im Einklang mit Leben und Tod zu sein. Zwischen den beiden Qualitäten kommt es immer wieder zu Verwechslungen und Vermischungen, die es im Zuge der Verkörperungsarbeit zu klären gilt. Um für ein besseres Verständnis zu sorgen, bleibe ich hier bei einer vereinfachten Darstellung von doch immer wieder sehr komplexen innerpsychischen Dynamiken.

Exkurs: Anleitung zur Ich-Selbst-Verkörperung im Einzelsetting

Einleitend erklären wir unserer KlientIn die beiden Qualitäten und bitten sie dann, sich einen Platz im Raum für ihre Selbst-Qualität zu suchen und sich auf diesen zu stellen. Dort leiten wir dazu an, die »Qualität der Verbundenheit« zu verkörpern. Anhand ihres Atems und zum Beispiel der Vorstellung eines Baumes kann sie sich die Verbindung zwischen innen und außen, oben und unten und in jede Richtung bewusst machen. In dieser Position bestärken wir sie, jegliche Ressourcen wie Liebe, Kraft und Vertrauen in sich zu spüren und sich von äußerem Geschehen völlig unabhängig zu erleben.

Anschließend bitten wir die KlientIn – in etwa zwei bis drei Schritten Abstand vom Platz der Selbst-Qualität –, einen Platz für ihre Ich-Qualität auszuwählen. Sobald sie dort steht, leiten wir sie dazu an, die »Qualität der Getrenntheit« zu verkörpern. Hier kann sie ihre Körpergrenzen mit ihren Händen abtasten, sich ihren Namen sagen und ihre Trennung von der Außenwelt fokussieren. Auf diesem Platz bestärken wir sie darin, ihre Einzigartigkeit und ihre selbstbestimmten Wahlmöglichkeiten in ihrem Leben wahrzunehmen.

Danach laden wir die KlientIn dazu ein, die Beziehung zwischen ihren beiden Qualitäten zu erkunden. Dafür kann sie sich beliebig oft zwischen den beiden Plätzen hin- und herbewegen und sich jeweils in Bezug auf die andere Qualität erleben. Dann laden wir dazu ein, in den Austausch mit den beiden zu gehen, Fragen, Wünsche und Absichten miteinander zu klären und aufeinander abzustimmen.

> Im Anschluss daran reflektieren wir ihre Erfahrungen. Für jene, die sie als wertvoll erachtet, finden wir gemeinsam ein kleines Ritual, das in den darauffolgenden zwei Wochen täglich von ihr praktiziert werden soll. Dies ist eine Form der Verankerung, dient also der Integration neuer Fühl-, Denk- und Verhaltensmuster.

Durch diese Verkörperungsarbeit bekommen PatientInnen die Möglichkeit, sich aus unterschiedlichen Perspektiven zu erleben. Dabei können sie die Erfahrung machen, dass jegliche Ressourcen in ihnen selbst angelegt sind und es eine Seite in ihnen gibt, die sich trotz widriger Umstände zuversichtlich und kraftvoll zeigt. Außerdem können PatientInnen durch den Wechsel zwischen der Ich- und der Selbst-Qualität in sich selbst Antworten finden, Anliegen klären und die Selbst-Qualität als Energiequelle nützen, um sich für ihre jeweilige Lebenssituation zu stärken.

Besonders im palliativen Setting ist dieses Modell äußerst hilfreich, da der Tod die Zeit- und Raumdimension und die damit vertrauten Orientierungselemente auflöst. Er eröffnet eine neue Perspektive auf das Leben, nämlich jene, die sich – wie die Selbst-Qualität – frei von äußeren Bedingungen entfaltet. Es scheint, als würde die Ich-Qualität angesichts des bevorstehenden Todes langsam schwinden und die Selbst-Qualität mehr Raum einnehmen. Während oberflächliche Identifizierungen zunehmend abfallen, tritt das Verbindende und Wesentliche in den Vordergrund.

> Eine Patientin erzählte im Anschluss an eine solche Verkörperungsarbeit, dass sie in der Position der Ich-Qualität in der Selbst-Qualität sowohl das Leben als auch den Tod erkennen konnte. In der Verkörperung der Selbst-Qualität konnte sie die Angst vor dem Tod gar nicht spüren. In der Verkörperung der Ich-Qualität ließ sie sich Vertrauen von der Selbst-Qualität zukommen, was sie für ihren letzten Lebensabschnitt stärkte. In der Verkörperung der Selbst-Qualität spürte sie Wärme und Sanftheit, wodurch sie es genoss, in dieser Position zu verweilen und die Erfahrung zu machen, dass es weder das Leben noch der Tod schlecht mit ihr meinten. Diese Wahrnehmungen waren ihr völlig neu und wirkten sich auf sie sehr heilsam aus. Sie nahm sich daraufhin täglich einige Minuten lang dafür Zeit, sich mit allen Sinnen an diese Erfahrung zu erinnern. Auf diese Weise konnte sie nach und nach mehr Vertrauen und Demut in sich wahrnehmen.

3.4 Transitionselemente

Als *Transitionselemente* bezeichne ich jene inneren Haltungen, die sich bei einer innerpsychischen Wandlung bezogen auf das palliative Transitionsmodell entsprechend verändern. Im Zuge eines Wandlungsprozesses können Menschen von einem Ohnmachts- in ein Stärkeerleben, von Misstrauen in Vertrauen, von Abwesenheit in Präsenz, von Verschlossenheit in Offenheit, von Sinnlosigkeit in Demut und von Abwertung in Selbstliebe gelangen (vgl. Abb. 5).

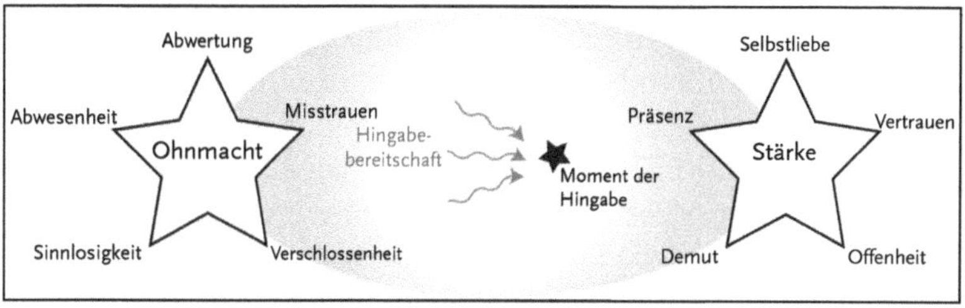

Abb. 5: Die Transitionselemente

Die erstrebenswerten, von Stärke geprägten Haltungen sind in jedem Menschen angelegt, stellen sich allerdings nicht unbedingt von selbst ein. Die Fähigkeit, auf diese in herausfordernden Lebenssituationen zurückgreifen zu können, setzt durchaus Übung voraus. Indem Menschen diese im Laufe ihres Lebens kultivieren, können sie sich auf das Sterben und den Tod vorbereiten. So gehe ich in diesem Abschnitt auch darauf ein, was die Verinnerlichung der einzelnen Transitionselemente – nicht nur am Lebensende – bedeuten kann.

3.4.1 Verschlossenheit – Offenheit

Solange Menschen mit schweren Erkrankungen sich gegenüber ihrer Lebenssituation ohnmächtig fühlen, zeigen sie sich häufig verschlossen und hadern vermehrt mit allem, was sie in ihrem Leben vorfinden. Häufig projizieren sie negative Sichtweisen auf ihr soziales Umfeld. Destruktive Dynamiken wie die der Bewertung, Fixierung und Verhaftung in alten Mustern verhindern allerdings eine Wahrnehmung neuer Optionen und Perspektiven. Sie können mit ihrer Umwelt nicht mitschwingen, was zu einer Vereinsamung führen und das Leid sogar noch verschlimmern kann. Hartmut Rosa (2018) spricht in einem solchen Zusammenhang von »misslingenden Weltbeziehungen« (ebd.,

S. 20). Immer wieder erlebe ich, dass PatientInnen auf der einen Seite von einem großen Leidensdruck sprechen und sich auf der anderen Seite gegenüber Unterstützungsangeboten verschließen. Im besten Fall gelingt es ihnen dann, in therapeutischen Sitzungen auf ihr Leid zu schauen und dieses zu würdigen. Es ist wichtig, unseren PatientInnen mitzuteilen, dass es in solchen derart herausfordernden und ungewollten Lebenssituationen durchaus erlaubt ist, sich zurückzuziehen und erst einmal alles zu bedauern. Dies ist erfahrungsgemäß die einzige Möglichkeit, den Weg in eine offenere Haltung für sie zu ebnen.

So manchen PatientInnen gelingt es im Zuge einer Therapie, sich für ihre herausfordernde Lebenssituation zu öffnen. Offenheit ist eine Haltung, die sie allerdings nicht willentlich herstellen können. Sie können sie nur ins Leben integrieren, indem sie sich trotz aller Schwere immer wieder diversen Möglichkeiten zuwenden, neue Eindrücke sammeln und die Erfahrung machen, dass sie auch in vorerst unvertrauten Situationen wertvolle Erkenntnisse über sich und ihr Leben gewinnen.

Manche PatientInnen beginnen zum Beispiel nach und nach, kleine Wünsche zu äußern, und machen die Erfahrung, dass sich deren Erfüllung ganz gut anfühlt.

> Eine Patientin bat mich, ihr eine ganz bestimmte Schokolade mitzubringen, obwohl sie zuerst der Meinung war, dass ihr »das Leben nicht mehr schmeckte«. Trotz anfänglicher Verschlossenheit wurde es ihr zunehmend möglich, sich auf unsere therapeutische Beziehung einzulassen, sich selbst etwas Gutes zu tun und Personen aus dem Palliativteam um einen Gefallen zu bitten. Wir schätzten gemeinsam wert, dass das möglich geworden war, ohne dabei ihr Leid zu missachten. Sich zu öffnen, ermöglichte es ihr, sich mit den Gedanken der Vergänglichkeit, Unkontrollierbarkeit und Unplanbarkeit vertraut zu machen. Die Bitte um eine Schokolade erkannten wir gemeinsam als Moment der Hingabe. »Ich gab mir innerlich einen Schubs und fragte dann einfach danach. Seither ist es viel leichter für mich, andere um Hilfe zu bitten.« Es war wie ein Türöffner, da es ihr dann auch immer besser gelang, sogar über das Sterben und den Tod zu sprechen. »Es hat sich so angefühlt, als hätte sich dadurch ein Knoten in mir gelöst.«

In der letzten Lebensphase stellt die Entwicklung zu einer offeneren Haltung eine besonders große Herausforderung dar. Immerhin können Menschen den Tod kognitiv nicht erfassen. Während sie sich in anderen Lebensphasen an den Erfahrungen anderer orientieren können, ist der Tod ein Phänomen, von dem niemand verlässlich berichten kann. Diese absolute Ungewissheit und gleichzeitige Unausweichlichkeit verlangt Offenheit und Mut, sich auf das einzulassen, was vorerst noch fremd bleibt.

Es ist individuell sehr unterschiedlich, welche Erfahrungen im letzten Lebensabschnitt noch ihren Platz finden sollen. Eine offene Haltung kann sich auf all das beziehen, was noch erlebt werden möchte, aber auch auf gegenwärtige Augenblicke oder auf den Tod, dem man offen ins Gesicht blickt, indem man sich mit existenziellen Lebens- und Todesthemen auseinandersetzt. Ob sich diese Haltung angesichts des bevorstehenden Todes zeigt, ist – wie bei all den anderen anstehenden Entwicklungsschritten – sehr verschieden und doch in vielfältiger Weise möglich.

Indem Menschen sich gegenüber unterschiedlichen Veränderungen in ihrem Leben, die ebenso einer gewissen Unplanbarkeit unterliegen, öffnen, können sie sich auch schon, bevor der Tod letztendlich in ihr Leben tritt, mit ihm vertraut machen. So ist es ratsam, sich im Laufe des Lebens möglichst für Veränderungen zu öffnen und Herausforderungen anzunehmen. Neue Erfahrungen zu machen und sich immer wieder einmal aus der gewohnten Komfortzone herauszutrauen, kann sich auf den Umgang mit dem Sterben positiv auswirken, da auch dieser letztendlich »nur« einen der zahlreichen Übergänge im Leben darstellt.

3.4.2 Sinnlosigkeit – Demut

Im Ohnmachtserleben rückt häufig all das ins Zentrum der Aufmerksamkeit, was nicht mehr möglich ist, viel zu früh beendet wurde und damit als sinnlos erscheint. PatientInnen nehmen Gedanken wahr, die den Mangel fokussieren, und deuten Umstände als ungerecht und nicht nachvollziehbar. Häufig hadern sie mit der Ungerechtigkeit des Lebens, beschweren sich über den jeweiligen Verlauf ihrer Erkrankung und schauen neidisch auf jene Menschen, die sich solchen Schicksalsschlägen nicht stellen müssen.

Menschen tragen selbst die Verantwortung dafür, welche Bedeutung sie ihrem Leben beimessen und wie sie es gestalten. Niemand kann ihnen vorschreiben, einen Bezug zu etwas Höherem zu finden, einschränkende Sichtweisen abzulegen oder einen Sinn für ihr Leben zu finden – dies wäre im Übrigen auch nicht zielführend! Besonders angesichts des Todes ist es nachvollziehbar, dass Menschen den Sinn ihres Lebens infrage stellen und nicht gewünschte Veränderungen als sinnlos deuten.

In diesen Phasen des Haderns ist es also nicht unsere Aufgabe, einen Sinn für das Leben unserer PatientInnen zu finden – was wir natürlich ohnehin nicht können. Aber es kann hilfreich sein, ihr Leid anzuerkennen und sich ihnen gegenüber ehrlich einzugestehen, dass man auch selbst keine Antworten auf die großen Fragen des Lebens hat. Erst indem wir in den therapeutischen Sitzungen gemeinsam diese Sinnlosigkeit aushalten, können PatientInnen vielleicht erste Schritte heraus in eine hingebungsvolle Haltung machen. So mag aus einem zuvor eher schmerzlichen Erleben eine Haltung von Dankbarkeit und Demut entstehen. Ein Patient meinte, dass er dankbar für sein Leben sei und demütig darauf zurückschaue, auch wenn er keinen Sinn dafür finden könne, dass er seiner Meinung nach »viel zu früh sterben muss«.

Erfahrungsgemäß gelangen Menschen leichter in eine demütige Haltung, indem sie dankbar auf ihr Leben schauen. PatientInnen danach zu fragen, wofür sie »trotz allem« dankbar sind, kann einen Perspektivenwechsel von einer einschränkenden hin zu einer wertschätzenden und damit demütigen Sichtweise verhelfen. Die Voraussetzung für eine solche Sichtweise ist es allerdings, ihr Leid vorerst ausreichend zu würdigen. Ansonsten kann eine solche Frage dazu führen, dass die PatientInnen sich unverstanden und verletzt fühlen.

Sich demütig auf den Tod – und damit auf das Leben – einzulassen, ermöglicht es PatientInnen, alle auf ihre jeweilige Situation bezogenen Anforderungen nicht nur anzunehmen, sondern manchmal sogar einen ganz persönlich für sie stimmigen Sinn in ihrer letzten Lebenszeit zu erkennen. Dieser Haltung liegt eine tiefe Annahme zugrunde, dass manche Erfahrungen keiner willentlichen Macht unterliegen. Der bevorstehende Tod lässt Menschen, wenn sie um ihn wissen, die Wahl, der letzten Lebenszeit keine besondere Bedeutung zuzuschreiben oder aber sie als Gelegenheit für sich zu nützen. Speziell am Lebensende stellen sich PatientInnen oftmals die Aufgabe, die eigene Lebensgeschichte noch einmal zu erzählen und ihren letzten Abschnitt versöhnlich in diese zu integrieren.

So ist es ratsam, Demut in sich zu kultivieren. Immerhin sind Menschen ständig mit Lebenssituationen konfrontiert, für die es keine eindeutigen Erklärungen gibt. Indem sie auch angesichts anspruchsvoller Lebensphasen eine demütige Haltung einnehmen, können sie sich auf den Tod vorbereiten. Denn auch er hinterlässt keine Begründung für seinen Eintritt und so es bleibt bei jedem Menschen selbst, ihn zeitlebens als sinnlos abzuwerten oder ihn demütig zu integrieren.

3.4.3 Misstrauen – Vertrauen

In den Phasen der Lebens- und der Todessehnsucht können wir bei Menschen mit schweren Erkrankungen oft eine misstrauische Haltung wahrnehmen. Der Anspruch auf Plan- und Kontrollierbarkeit bleibt auch am Lebensende bestehen, lässt sich allerdings noch weniger als zuvor erfüllen.

Der Tod löst besonders dann Angst und Misstrauen aus, wenn sich Menschen im Laufe ihres Lebens nicht mit ihm vertraut gemacht und ihn tunlichst vermieden haben. Gelingt es dann im therapeutischen Setting, den Tod einzuladen, indem sie über ihn sprechen und auftauchende Gefühle ausdrücken, können PatientInnen neue Erfahrungen mit ihm machen. Vertrauen ist das Gegenteil von Angst und die Steigerungsform von Mut. So können wir unseren PatientInnen Methoden anbieten, die dabei unterstützen, Einfluss auf ihr Erleben zu bekommen, und gemeinsam überlegen, wie sie in anderen herausfordernden Lebenssituationen mit ihren Ängsten umgegangen sind. So manche PatientInnen genießen die Anleitung von Körper- und Imaginationsübungen, andere entdecken die Kraft von Meditationen oder Gebeten für sich. Was gut tut, ist sehr individuell. So gilt es, gemeinsam herauszufinden, was sich wohltuend auf sie auswirkt.

Das Leben passiert allerdings – nicht nur am Lebensende – zwischen den Säulen der Sicherheit. Je mehr Menschen sich darüber bewusst sind, dass scheinbare äußere Sicherheiten wenig verlässlich sind, und je mehr Ressourcen sie haben, wie einen starken religiösen Glauben oder liebevolle Beziehungen zu anderen Menschen, umso leichter fällt es ihnen, einen Übergang von einer von Misstrauen geprägten Haltung ins Vertrauen zu vollziehen. Vertrauen bedeutet in diesem Zusammenhang allerdings nicht, zu wissen, dass sich jede Lebenssituation als gut herausstellt, sondern es bezieht sich auf einen tieferen Glauben daran, dass alles letztendlich einem größeren Ganzen dient, ohne den Anspruch darauf zu haben, alles bis ins letzte Detail verstehen zu müssen.

Nachdem jede Situation etwas Neues in sich birgt und letztlich nicht kontrollierbar ist, können Menschen im Voraus nicht wissen, wohin einzelne Entscheidungen führen. Ein Sicheinlassen auf die Risiken des Lebens hat mehr mit Erfahrung, Intuition und Weisheit zu tun als mit einer Berechnung von Wahrscheinlichkeiten im Sinne einer logisch-rationalen und linearen Denkweise. Es geht mehr darum, ein Gespür dafür zu entwickeln, was sich stimmig anfühlt, als ein Wissen davon, was richtig ist. Es geht darum, schon im Laufe des Lebens eine vertrauensvolle Beziehung zu sich selbst oder dem Leben im Sinne einer vertrauten Ich-Selbst-Beziehung (vgl. Abschn. 3.3.2) zu fördern, die von äußeren Bedingungen weitgehend frei ist. Im besten Fall können wir es unseren PatientInnen anhand erwähnter Methoden erleichtern, sich auf die Unvorhersehbarkeiten des Lebens einzulassen.

3.4.4 Abwesenheit – Präsenz

Es gibt keinen Augenblick, der nicht im nächsten schon Vergangenheit ist. Das Leben vollzieht sich im Kommen und Gehen und kann nur im gegenwärtigen Augenblick erfahren werden. Menschen der westlichen Gesellschaft wollen meist irgendwohin, von irgendetwas weg oder etwas werden und sind dadurch häufig »nicht ganz bei Sinnen«. Dieses ständige Weg- und Hinwollen führt allerdings zu einer Selbstentfremdung und zur geistigen Abwesenheit. Der gegenwärtige Moment verkümmert zur bloßen Sanddüne, die erklommen werden muss hin zu einem übergeordneten Wollen, das – gleichsam einer Fata Morgana am Horizont schwebend – sich beim vermeintlichen Erreichen auflöst und einem neuen Trugbild weicht. Richten Menschen ihre Aufmerksamkeit auf vergangene oder mögliche zukünftige Ereignisse, so beschränkt sich ihre Wahrnehmung auf gedankliche Konstrukte, wodurch sie gegenwärtige Augenblicke versäumen.

Im Ohnmachtserleben trauern PatientInnen vermehrt ihrer Vergangenheit nach oder klagen über nicht umgesetzte Pläne. Eigene Wünsche nicht umzusetzen und zu sehr mit alltäglichen Aufgaben oder mit der Erfüllung von Erwartungen anderer beschäftigt gewesen zu sein, hat sie im »Modus der Abwesenheit« gehalten. Abwesend gewesen zu sein meint in diesem Zusammenhang, im Tun-Modus verharrt zu sein, funktioniert und sich in gedanklichen Überlegungen von Vergangenheits- oder Zukunftsszenarien aufgehalten zu haben.

Bezogen auf das palliative Setting kann diese abwesende Haltung bedeuten, den Blick permanent auf das mit dem Tod in Verbindung stehende Leid zu richten. Wir können PatientInnen jedoch dazu einladen oder ihnen als Hausaufgabe vorschlagen, ihre Aufmerksamkeit vermehrt auf ihre Sinne zu richten, wie zum Beispiel auf den Geschmack eines Essens, auf das morgendliche Vogelgezwitscher oder auf die herzöffnende Begegnung mit einem lieben Besuch. Ihre Wahrnehmung auf gegenwärtige Momente zu fokussieren, führt zu mehr Präsenz und damit zu einer von Stärke geprägten Haltung.

So geht es möglicherweise in dieser letzten Lebensphase ganz banal nur noch einmal darum, etwas bewusst zu riechen, zu schmecken, zu hören, zu sehen und zu fühlen. Die bewusste Wahrnehmung mit all den Sinnen stellt für PatientInnen eine Möglichkeit dar, sich dem Leben ganz hinzugeben. Vielleicht geht es aber auch darum, sich bewusst den wichtigsten Menschen zu öffnen und günstige Begegnungsräume zu schaffen. Vielleicht ist es auch bedeutsam, sich selbst noch einmal bewusst zu spüren, Bilder zu malen, zu träumen, Lieder anzuhören oder einfach zu atmen. Es gilt wieder, sich gemeinsam mit den PatientInnen auf eine innere Reise zu begeben und herauszufinden, was von ihnen *jetzt* noch wahrgenommen werden möchte.

Eine präsente Haltung und eine bewusste Wahrnehmung innerer Impulse und äußerer Reize machen Menschen nicht nur am Lebensende zu GestalterInnen ihres Lebens. Gelingt es ihnen, sich vom Fluss des Lebens mittreiben zu lassen, können sie sich hingebungsvoll vom Leben leiten lassen, ohne in verschiedenen Flussschnellen hängen zu bleiben. Präsent zu sein meint, dass Menschen sich mit einer Haltung der Unvoreingenommenheit auf gegenwärtige Augenblicke einlassen. Entsprechend dem oben gezeichneten Bild von der Fata Morgana können eigene Vorstellungen davon, wie das Leben sein soll, den Blick auf das verdecken, was sie aktuell im Leben vorfinden. Präsenz ermöglicht ihnen im Gegensatz dazu, gegenwärtige Momente und all die Möglichkeiten, die ihnen diese bereitstellen, auszukosten.

Auch das Wissen um die rechte Zeit für alle Dinge im Leben unterstützt dabei, sich auf den Fluss des Lebens einzulassen. So können sich Menschen darin üben, Situationen oder Phasen im Leben für die ihnen jeweils gemäßen Erfahrungen zu nützen, wie zum Beispiel eine Hochzeitsreise für romantische Zweisamkeit, die Weihnachtszeit für familiäre Unternehmungen oder ein Arbeitstraining für Lernaufgaben. Dies dient dazu, sich auf die mit den jeweiligen Phasen in Verbindung stehenden Inhalten zu beschäftigen, anstatt Zeit damit zu verschwenden, etwas anderes tun zu wollen als es die jeweilige Lebenssituation erfordert.

3.4.5 Abwertung – Selbstliebe

Sofern sich PatientInnen ohnmächtig fühlen, ist ihr Blick auf sich selbst und die Welt von einer abwertenden, sich selbst einschränkenden und manchmal sogar manipulativen Sichtweise gefärbt. Es manifestieren sich häufig Überzeugungen des Nicht-Gelingens, des Nicht-Genügens und der Selbstabwertung. Diese Perspektive auf sie selbst erschwert ihnen den Zugang zu ihren Stärken. Viele PatientInnen fühlen sich schwach und machen sich Vorwürfe, schlechte Entscheidungen in ihrem Leben getroffen zu haben, nicht gut genug gewesen zu sein oder sich nicht genug angestrengt zu haben.

> Eine Patientin beschrieb, wie ihre Mutter sie schon von Geburt an als »hässlich« beschrieben hatte. Angesichts ihrer Erkrankung, die ihr Gesicht stark hatte anschwellen lassen, meinte sie zutiefst verzweifelt: »Sie hatte recht. Ich wurde hässlich geboren und sterbe hässlich. So schließt sich nun der Kreis.« In der therapeutischen Arbeit mit ihr, war es sehr wichtig, eine wertschätzende Sichtweise auf sich selbst zu entwickeln. Es wurde möglich, die sehr verletzende Abwertung seitens ihrer Mutter zu betrauern, und anhand einer imaginativen Anleitung einen Zugang zu sich selbst nach der Geburt zu bekommen, sich in ihrer Vorstellung liebevoll um »sich selbst als Baby« zu kümmern. Diese heilsame Arbeit ermöglichte es ihr, in ihrer letzten Lebenszeit liebevoller auf ihre Bedürfnisse einzugehen und für sich selbst zu sorgen.

Nicht wenige PatientInnen erzählen von mehr oder weniger unterschwelligen Vorwürfen seitens ihres sozialen Umfelds, die sie als sehr belastend erleben. »Vielleicht hättest du gar keine Chemotherapie machen sollen«, »Deine Ernährung war nicht immer die beste« oder »Wenn du deinen Mann verlassen hättest, wäre vielleicht alles ganz anders gekommen« sind einige der Beispiele, die von PatientInnen genannt wurden. So gilt es, gemeinsam mit PatientInnen sich ihren Schuldgefühlen zu widmen. Gemeinsam zu differenzieren, wofür sie Verantwortung übernehmen und was sie sich selbst verzeihen möchten, aber auch, wofür sie sich nicht zuständig fühlen, ist äußerst hilfreich. Für sich selbst einzustehen und sich gegenüber solchen Vorwürfen abzugrenzen wird ebenso häufig als wichtiges therapeutisches

Ziel von PatientInnen formuliert. Ein liebevoller Umgang mit eigenen Bedürfnissen und Wünschen, was auch eine Abgrenzung von abwertenden Verhaltensweisen anderer Menschen bedeuten kann, stellt eine entscheidende Weiche für eine selbstbestimmte Gestaltung der letzten Lebenszeit dar.

Es ist von großer Bedeutung, dass sich Menschen im gesamten Leben mit all ihren Eigenheiten, Gefühlen und Verhaltensweisen liebevoll begegnen. Das hat nichts mit Bewertungen oder leistungsbezogenem Lob zu tun, sondern – ganz im Gegenteil – mit der vollständigen Annahme ihrer selbst als derjenigen, die sie sind – im Gegensatz zu dem, was sie besitzen oder leisten. »Es geht um die Heimkehr aus der gesellschaftlichen oder familiären Entfremdung zu uns selbst« (Essen 2023, S. 116), wie Essen es so schön formuliert. Sich selbst zu kennen und zu lieben ist eine Voraussetzung dafür, Veränderungs- und Entwicklungsaufgaben anzunehmen und zu vollziehen. Wenn es Menschen gelingt, sich nicht als Lagerstätte für Vorurteile, Ideen und Normen anderer Menschen zur Verfügung zu stellen und sich von unpassenden Konzepten, Vorstellungen und Rollen zu verabschieden, stellen sich Freiheit und Unabhängigkeit ein, was die Angst vor dem Tod, schon lange bevor er ins Leben tritt, wesentlich mindert.

Zusammenfassend lässt sich sagen, dass es nicht nur zu mehr Wohlbefinden führt, sich offen, demütig, vertrauensvoll, präsent und liebevoll auf das Leben einzulassen, sondern dies dazu beitragen kann, dass sich Menschen leichter sowohl auf kleine als auf große Veränderungen – so auch auf den Tod – einlassen können. Es ist entscheidend, Menschen erkennen zu lassen, dass sie zwar *zum ersten Mal sterben*, aber durchaus auf einen großen Erfahrungsschatz zurückgreifen können, wenn es darum geht, sich auf Übergänge einzulassen. Die Besinnung auf die eigenen Ressourcen kann zu einem erhöhten Selbstwirksamkeitserleben beitragen.

Nicht zuletzt verwende ich in diesem Zusammenhang gerne das Arbeitsblatt »Reflexionsfragen zum Umgang mit Veränderungen«. Dieses findet sich im Anhang dieses Buches und unterstützt PatientInnen dabei, sich daran zu erinnern, dass sie schon zahlreiche Veränderungsprozesse in ihrem Leben bewältigt haben. Anhand dessen können sie eruieren, auf welche ihrer darin gewonnen Fähigkeiten und Ressourcen sie in ihrer letzten Lebenszeit zurückgreifen können.

Im Sinne einer Kultivierung der Transitionselemente im letzten Lebensabschnitt erweist es sich als hilfreich, sich nach deren Ausprägung zu erkundigen. »Wann erleben Sie sich bereits besonders offen/demütig/vertrauensvoll/präsent/liebevoll?«, »Was könnte Sie dabei unterstützen, sich noch offener zu zeigen?«, »Wer bemüht sich liebevoll um Ihre Bedürfnisse und wie wirkt sich das auf Ihr Leben aus?« oder »Wodurch gelingt es Ihnen, offen/demütig/... auf Ihr Leben zu blicken?«: Solche und ähnliche Fragen dienen dazu, konstruktive Transitionselemente zu fokussieren und diese in sich wachsen und gedeihen zu lassen.

3.5 Der Selbstwert in Übergangszeiten

Ein stabiler Selbstwert erleichtert Veränderungsprozesse und somit auch den Umgang mit dem Tod. Viele Menschen bereuen am Lebensende, dass sie zu sehr damit beschäftigt waren, Erwartungen anderer zu entsprechen, und sich zu wenig Zeit für jene Menschen und Beschäftigungen genommen haben, die sie lieben. Als Ziel einer Psychotherapie in der palliativen Begleitung definieren PatientInnen häufig, ihre eigenen Herzenswünsche endlich wichtig zu nehmen und ihre letzte Lebenszeit nach eigenen Vorlieben zu gestalten. Wie ich Selbstwert definiere, wie wir diesen stärken können und welche Rolle er in der systemischen palliativen Psychotherapie spielt, darauf möchte ich im Folgenden eingehen.

3.5.1 Begriffsklärung

Was können wir unter dem Begriff *Selbstwert* verstehen? Wir gebrauchen ihn sehr häufig als Synonym für Selbstbewusstsein, also das Bewusstsein unserer selbst im Sinne einer reflektierenden Beobachtung, oder für Selbstvertrauen, das Vertrauen in die eigenen Fähigkeiten. Beide dienen als Entwicklungsbausteine für den Selbstwert. Häufig sprechen wir auch vom Selbstwertgefühl, wobei der Selbstwert weniger ein Gefühl als eine innere Haltung ist, die wesentlich beständiger und unabhängiger ist als Gefühle.

Der Begriff Selbstwert, so wie ich diesen verwende, setzt sich aus zwei Komponenten zusammen. Er bezieht sich sowohl auf den Wert, den Menschen sich selbst im Leben beimessen, als auch auf ihre eigenen Werte und wie es ihnen gelingt, diese zum Ausdruck zu bringen. Folgende Fragen können wir für die Einschätzung der Stabilität des Selbstwerts heranziehen: »Fühlen Sie sich wertvoll?« und »Können Sie Ihre Werte zum Ausdruck bringen?«

Die Begriffe *Selbstliebe* und *Selbstwert* sind in ihrer Bedeutung sehr ähnlich. Da ich ihre Stabilität beziehungsweise ihre Stärke nach demselben Kriterium messe, nämlich daran, wie unabhängig sie von äußeren Einflüssen sind, werden sie in diesem Buch synonym verwendet.

Was verstehen wir nun unter *Werten?* Werte, wie Freiheit, Leistung, Disziplin, Nachhaltigkeit, Respekt, Loyalität oder andere, sind Leitlinien, Handlungsmaximen beziehungsweise sinnstiftende Prinzipien. Als subjektiv empfunden sind sie richtungsweisend und bieten Orientierung dafür, wie sich Menschen verhalten, welche Entscheidungen sie treffen und welche Ziele sie anstreben. Persönliche Werte verändern sich im Laufe des Lebens. Sie können sich verschieben, manche treten in den Hintergrund und andere heben sich hervor. Werte sind unabhängig von aktuellen Bedürfnissen, Emotionen und Gedanken, können aber kulturell und individuell doch sehr unterschiedlich sein. Sie entwickeln sich im Zuge unserer Erziehung und Sozialisierung und können nach eigenem Ermessen verändert werden.

Besonders angesichts einer lebensbedrohlichen Diagnose verändern sich Werte oft gründlich. Vormals Wichtiges kann von einem auf den anderen Moment völlig an Bedeutung verlieren, während das, was zuvor womöglich als selbstverständlich erachtet worden war, in den Vordergrund rückt.

Ich erinnere mich an eine Patientin, die nach ihrer Diagnosestellung ihren Job gekündigt hat, obwohl sie diesen angesichts ihres stabilen Gesundheitszustands noch eine Zeit lang hätte ausüben können. »Als ich erfuhr, dass ich nicht mehr lange zu leben habe, habe ich noch am selben Tag gekündigt. Es wäre mir nicht in den Sinn gekommen, mich länger mit unnützem Zeug zu beschäftigen«, erzählte sie überzeugt und sichtlich stolz auf ihre Entscheidung.

Wir unterscheiden zwischen einem *stabilen*, von außen unabhängigen, und einem *instabilen*, von außen abhängigen *Selbstwert*. Je wertvoller sich Menschen fühlen und je ausgeprägter sie ihre eigenen Werte leben, umso stabiler und unabhängiger ist ihr Selbstwert. Wir können also Menschen danach fragen, wie sehr ihr Selbstwert von äußeren Bedingungen abhängig ist, und dadurch herausfinden, wie stabil er ist. Ist er stark davon abhängig, wie andere sie sehen und bewerten, beziehungsweise davon, welche Leistungen sie erbringen, welche Rollen sie innehaben, welche Besitztümer sie ihr Eigen nennen, so sprechen wir von einem schwachen und instabilen Selbstwert. Ist dieser nach außen hin unabhängig und gemäß den eigenen Werten ausgerichtet, so sprechen wir von einem stabilen, starken Selbstwert.

Ziehen wir die Ich-Selbst-Verkörperung (vgl. Abschn. 3.3.2) für ein besseres Verständnis des Selbstwerts heran, ist die Qualität des Selbst jene, die den Wert des Menschen als unantastbar und immer gleich anerkennt. Aus dieser Perspektive kommt jedem Menschen eine immer gleiche Wichtigkeit zu – unabhängig von äußeren Bedingungen, Umständen oder Situationen. Der Selbstwert ist hier unabhängig von allem, was um einen herum passiert, und bezieht sich nicht darauf, was Menschen leisten, besitzen oder wie sie aussehen. Bezogen auf die Selbst-Qualität sind alle Menschen gleichwertig.

Beziehen wir uns auf die Ich-Qualität, so nehmen wir wahr, dass diese ihren Selbstwert aus zwei Quellen speisen kann: Orientiert sie sich an der Selbst-Qualität, so bleibt sie unabhängig von äußeren Bedingungen und entspricht dem Gefühl, bedingungslos wertvoll zu sein. Hier sprechen wir von einem stabilen, also unabhängigen Selbstwert. Orientiert sie sich an äußeren Bedingungen, reden wir von einem instabilen Selbstwert. Anhand des *Selbstwert-Orientierungskreises* können wir uns diese Ausrichtungen verbildlichen (vgl. Abb. 6): mit einem Pfeil vom äußeren Kreis in Richtung seiner Mitte (stabil) oder vom Kreis nach außen (instabil).

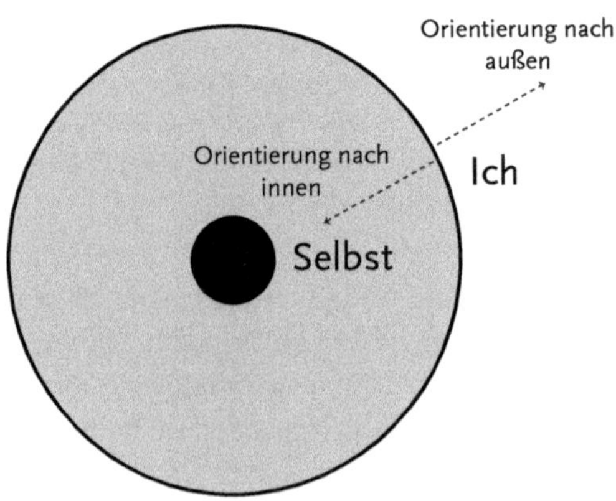

Abb. 6: Der Selbstwert-Orientierungskreis

Die äußeren Orientierungspunkte können Zuschreibungen in Form von übernommenen Glaubenssätzen, Erwartungs- oder Wertehaltungen wie auch leistungs-, aussehens- oder besitzbezogene Faktoren sein. In der Ausrichtung auf diese machen sich Menschen von äußeren Umständen abhängig. Entsprechen sie diesen zu einem hohen Grad, so fühlen sie sich sehr wertvoll. Können sie diesen aus unterschiedlichen Gründen nicht nachkommen, fühlen sie sich minderwertig. Ihre Abhängigkeit kann sich sowohl in einem Erleben von Macht als auch einem Erleben von Minderwertigkeit ausdrücken. Wir sprechen also von einem instabilen und schwachen Selbstwert auch dann, wenn sich Menschen durch eine gelingende Anpassung an äußere Erwartungen gerade sehr wertvoll fühlen.

Für die Entwicklung eines stabilen Selbstwerts ist es unausweichlich, sich von äußeren Umständen unabhängig zu machen. Leiden Menschen daran, sich abhängig zu fühlen, so orientieren sie sich – mit dem Pfeil nach außen in Abbildung 6 – an äußeren Bedingungen. Erst wenn es ihnen gelingt, sich nach inneren Werten auszurichten – mit dem Pfeil nach innen –, können sie ihren Selbstwert stärken.

Die Beziehung, die Menschen mit sich selbst führen, ist sehr stark von den Beziehungserfahrungen mit ihren primären Bezugspersonen, also meist mit ihren Eltern, geprägt. Deren Art des Umgangs mit ihnen spiegelt sich häufig in ihrer Ich-Selbst-Beziehung und hat einen erheblichen Einfluss darauf, wie sie sich selbst wahrnehmen und bewerten. Bekommen sie immer wieder vorgeschrieben, wie sie zu sein haben und wie sie sich verhalten müssen, um Anerkennung, Wertschätzung und Liebe zu bekommen, schwächt das ihren Selbstwert.

> »Das Schreckliche an dieser Angelegenheit ist es, dass die Entwürdigung von uns selbst fortgeschrieben wird. Zuerst entwürdigen uns die anderen, dann setzen wir selbst dieses schreckliche Werk fort. Letztendlich tun wir an anderen, was uns selbst getan wurde« (Glettler u. Lehofer 2020, S. 58).

So kann sich ein schwacher Selbstwert fortpflanzen und den Selbstwert von Menschen der nächsten Generationen und des sozialen Umfelds schwächend beeinflussen. Werden Menschen bedingungslos – ganz unabhängig von ihrem Aussehen, ihrer Leistung und ihrem Besitz – willkommen geheißen, wirkt sich das stabilisierend, also selbstwertstärkend aus, was positiv auf den Selbstwert des sozialen Umfelds weiterwirkt.

Leiden Menschen an einem instabilen Selbstwert, schüchtern Veränderungen sie ein. Insbesondere Übergänge im Leben weisen auf die Vergänglichkeit hin und darauf, dass Menschen nichts Äußeres festhalten können. Ein Bewusstsein ihres Reichtums an inneren Ressourcen schützt sie vor inneren Widerständen, wenn Veränderungen auf sie zukommen. Indem sie sich auf ihre Werte beziehen, bleiben sie auch in herausfordernden Situationen weitgehend von äußeren Bedingungen unabhängig und somit stabil und selbstsicher.

»So eine Diagnose haut mich jetzt auch nicht mehr um. Ich habe nach der Diagnosestellung einfach so weitergemacht wie zuvor. Dass der Tod irgendwann kommt, war ja nichts Neues für mich.« Das waren die Worte eines Patienten, der sich in seinen letzten Tagen in der Therapie sehr zuversichtlich zeigte und es genoss, mir von seinem Leben zu erzählen. Nachdem er sich schon immer sehr wertvoll und wichtig gefühlt hatte und sein Leben großenteils so gestaltete, wie es ihm beliebte, gelang es ihm, seine letzte Lebenszeit als solche anzunehmen. »Würde ja nichts bringen, wenn ich mich jetzt aufregen würde. Wäre doch schade um diese letzten Tage. Finden Sie nicht?«, antwortete er, als ich ihn danach fragte, wodurch es ihm gelinge, sich so gelassen auf den Tod einzulassen.

3.5.2 Das Selbstwert-Modell

Mit der Verwendung eines von mir vorgeschlagenen *Selbstwert-Modells* können wir KlientInnen strukturiert dabei unterstützen, ihren Selbstwert zu stärken, ihn von äußeren Bedingungen unabhängiger zu machen und folglich zu stabilisieren.

Das Selbstwert-Modell beruht darauf, dass Menschen ständig in Kontakt, also in Beziehung mit sich selbst sind. Sie begleiten sich in jedem Augenblick ihres Lebens. Diese Zuwendung kann vielerlei Ausformungen annehmen: Sie kann liebevoll und mitfühlend sein, aber auch kontrollierend und bevormundend. Welche Haltung die Menschen gegenüber sich selbst einnehmen, kann entscheidend dafür sein, wie wertvoll sie sich fühlen. Sind sie sich selbst gegenüber freundlich und herzlich zugewandt, ist die Wahrscheinlichkeit größer, dass sie sich im Leben gut aufgehoben beziehungsweise vom Leben getragen fühlen. Wenn sie sich selbst verachten und herablassend behandeln, erleben sie genau das Gegenteil davon, nämlich dass nur eine Anpassung an andere und die Unterdrückung eigener Bedürfnisse es ihnen ermöglichen, sich zugehörig zu fühlen.

Wenn wir Menschen entsprechend diesem Modell anleiten wollen, bedarf dies ihrer *Entscheidung*, sich selbst wichtig zu nehmen (vgl. Abb. 7). Weiter benötigt es eine *Reflexion* darüber, welche Wertvorstellungen die ihren sind – im Gegensatz zu fremden, die sie bloß als eigene verkennen –, und erfordert eine *Praxis* im Sinne einer regelmäßigen Berücksichtigung ihrer Werte im alltäglichen Leben. Auf diese Weise kann eine wertschätzende Beziehung zu sich selbst gedeihen.

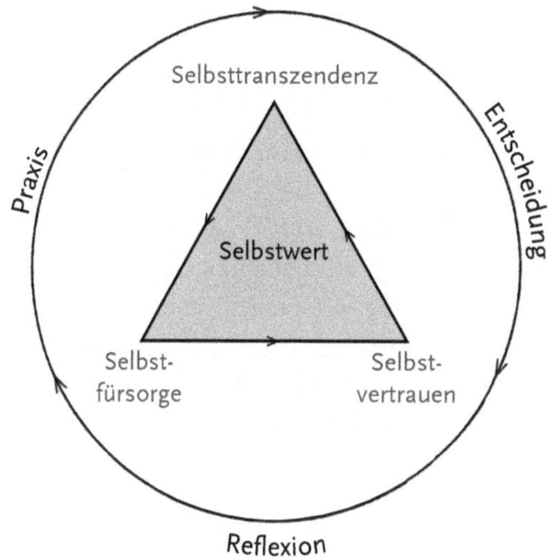

Abb. 7: Das Selbstwert-Modell

Eigene Bedürfnisse und Werte wichtig zu nehmen, basiert auf einer Entscheidung, die Menschen nicht nur einmal im Leben treffen. Sie hängt mit einer klaren inneren Haltung zusammen, die sie tagtäglich in sich kultivieren und die einer bewussten, entschiedenen Ausrichtung bedarf, einer Entscheidung dafür, dass sie sich Zeit und Aufmerksamkeit schenken und sich selbst mitfühlend zuwenden.

In meiner direkten Arbeit mit KlientInnen weise ich immer auf die große Bedeutung ihrer eigenen Entscheidung und der damit einhergehenden entschlossenen Ausrichtung auf ein selbstbestimmtes Leben hin. Es ist mir sehr wichtig, Menschen darin zu bestärken, Verantwortung für sich zu übernehmen und dadurch selbst die Zügel in der Hand zu halten.

Genauso braucht es eine *Reflexion* darüber, was sie für ihre Zufriedenheit brauchen, was ihnen guttut, und auch darüber, wo ihre Grenzen sind. Es bedarf eines achtsamen, präsenten und ehrlichen Erfragens eigener Bedürfnisse und Werte im Zuge eines andauernden Selbsterfahrungsprozesses. Für die Reflexion eigener Anliegen ist das Heranziehen des *fünfblättrigen Identitätsmodells* nach Consuelo Casula (2013, S. 45 f.) sehr hilfreich. Dieses beschreibe ich in Abschnitt 4.2.1 näher. Anhand dessen können wir unseren KlientInnen Fragen stellen, die sich auf ihre körperlichen, sozialen, beruflichen oder spirituellen Bedürfnisse beziehen, wie etwa: »Was braucht Ihr Körper? Ist es Bewegung, ist es Ruhe, ist es Nahrung oder Schlaf? Welche Art von Bewegung tut Ihnen heute gut und welche Lebensmittel führen bei Ihnen zu mehr Wohlgefühl? Welches Ausmaß und welche Art von sozialen Kontakten fühlen sich heute für Sie stimmig an? Gibt es etwas, das Sie aus Ihrem beruflichen Leben beschäftigt? Wie sorgen Sie für Ihre religiösen oder ethischen Bedürfnisse? Gibt es etwas anderes, das Sie beschäftigt?« Sich regelmäßig solchen und ähnlichen Fragen zu widmen, dient der Selbstreflexion. Häufig stellen sich Menschen diese ganz unbewusst. Solange sie sich wohl und ausgeglichen fühlen, ist dies ausreichend. Leidvolle Gedanken und Gefühle weisen allerdings auf einen erhöhten Bedarf an Selbstzuwendung und Reflexion hin.

Neben der Entscheidung und der Reflexion ist letztlich die *Praxis* im Sinne einer Kultivierung von Selbstbewusstheit, Selbstwahrnehmung und Selbstfürsorge entscheidend. Dabei handelt es sich um eine konsequente Aufmerksamkeitsfokussierung auf das, was wichtig erscheint. Beziehungen unterliegen lebendigen Dynamiken, die einer regelmäßigen Zuwendung und Beziehungspflege bedürfen – so auch die Beziehung zu sich selbst. Für Entfaltung, Wachstum und Entwicklung ist es entscheidend, sich für sich selbst und seine Bedürfnisse Zeit zu nehmen und für diese zu sorgen.

Jegliches Ziel einer psychotherapeutischen Begleitung geht mit der Stärkung des Selbstwerts einher. Auf diesen können wir einwirken, indem wir Menschen dazu einladen, anhand von verschiedenen Formen der *Selbstfürsorge Selbstvertrauen* in sich zu entwickeln und dadurch im Sinne der *Selbsttranszendenz* über sich hinauszuwachsen (vgl. Abb. 7, S. 95).

Selbstfürsorge meint eine liebevolle Form der Zuwendung zu sich selbst. Sie ist vergleichbar mit einer mütterlichen Zuwendung, die eingeht auf die Bedürfnisse eines Kindes. Es ist also selbstwertstärkend, eigene Bedürfnisse zu erkennen und entsprechend auf sie einzugehen. Wendet sich jemand konstant und bedürfnisorientiert einem Kind zu, entwickelt es ein stabiles Maß an Vertrauen in sich selbst und das Leben. Vertrauen lernen Menschen, indem sich jemand verlässlich um sie kümmert. Im Kindesalter muss dies durch eine andere Person erfolgen, weil der Entwicklungsgrad eines Kindes dies noch nicht selbstständig ermöglicht. Mit zunehmendem Alter ist es entscheidend, Schritt für Schritt zu erlernen, die eigenen Bedürfnisse wahrzunehmen und auf diese entsprechend einzugehen. So lernen Menschen, sich nach und nach selbst darin zu vertrauen, dass sie für sich sorgen. Dies wiederum befreit auch ein Stück davon, sich von ihrem Umfeld abhängig zu machen, und bedeutet, die Verantwortung für ihr Leben selbst zu übernehmen. Wenn PatientInnen zum Beispiel Meditation dabei hilft, ihr Selbstvertrauen zu stärken, ist es förderlich, diese in ihren Tagesablauf als fixen Bestandteil einzubauen. Ist es wohltuend, Sport zu betreiben, Freundschaften zu pflegen, allein zu sein oder Spaziergänge zu machen, so arbeiten wir im therapeutischen Setting heraus, wie sie sich regelmäßig dafür Zeit nehmen können.

Auch die Wahrnehmung und Einhaltung eigener Grenzen ist eine wichtige Form der Selbstfürsorge. Diese persönlichen Grenzen beziehen sich auf die Grenzen hinsichtlich ihrer Ressourcen, die sie für die Bewältigung alltäglicher Aufgaben benötigen, und auf jene, die sich auf die individuelle Regulation von Nähe und Distanz zu anderen Menschen beziehen. Besonders dann, wenn Menschen durch ihre Erkrankung ihren Alltag nicht mehr ohne Unterstützung zu meistern vermögen, kann in einer Sitzung herausgearbeitet werden, welche Aufgaben sie noch bewältigen können und bei welchen sie einer Unterstützung bedürfen – ein Hinzuziehen anderer professioneller Personen aus den Bereichen Medizin, Pflege und Sozialarbeit ist zur Einschätzung des Unterstützungsbedarfs äußerst hilfreich. Zu definieren, wie viel und welche Art von Kontaktpflege mit anderen Menschen guttut, wird ebenfalls immer wieder als Anliegen in der Psychotherapie eingebracht. Immerhin ist es für die meisten Menschen gerade in herausfordernden Situationen, die von Krankheit und körperlichen Symptomen geprägt sind, umso bedeutsamer, sich mit ausgewählten Menschen zu umgeben und Zeitfenster für Begegnungen sorgsam zu definieren. Falls es Menschen schwerfällt, sich fürsorglich auf sich selbst einzulassen, geht es in der therapeutischen Zusammenarbeit anfangs darum, stellvertretend als TherapeutInnen eine liebevolle

Haltung gegenüber den Bedürfnissen und Wünschen der KlientInnen einzunehmen. Wenn wir den unangenehmen Gefühlen unserer KlientInnen offen und liebevoll begegnen, lernen sie an unserem Beispiel, auf diese ebenso warmherzig zu reagieren.

Im Grunde geht es in der Gestaltung der Beziehung zu sich selbst, genauso wie in Beziehungen zu anderen Menschen, darum, (Selbst-) Vertrauen aufzubauen. Das gelingt, wenn sie fürsorglich mit sich umgehen. Im Begriff *Ver-trauen* steckt auch das Wort »trauen«. Dieses weist darauf hin, dass Vertrauen eine Form des Mutes ist. Menschen können nur erahnen, wie sich das Leben entwickeln wird und was jede Veränderung mit sich bringt. Gerade im palliativen Setting ist ein liebevoller Blick auf sich selbst entscheidend, um sich vertrauensvoll auf die eigene Lebenssituationen einzulassen.

Eine ständige liebevolle Aufmerksamkeit und Zuwendung gegenüber eigenen Bedürfnissen befreien sie von äußeren Abhängigkeiten. Das wiederum stärkt ihr Selbstvertrauen und stellt einen guten Nährboden für selbsttranszendente Erfahrungen dar.

Neues auszuprobieren und innere Werte selbstverständlich zum Ausdruck zu bringen, lässt Menschen *Selbsttranszendenz* erfahren. Selbsttranszendenz meint in diesem Zusammenhang, dass Menschen durch ihre reflexive Auseinandersetzung mit ihren Verhaltens-, Gedanken- und Gefühlsmustern und ihren Bedürfnissen, Werten und Ressourcen zunehmend die ihnen innewohnenden Potenziale zum Ausdruck bringen. Indem sie alte, übernommene Weltanschauungen ablegen, was durchaus als mit dem Sterben vergleichbar betrachtet werden kann, wird das sichtbar gemacht, was in ihnen – von innen heraus – gelebt und ausgedrückt werden möchte. Statt einer Anpassung an äußere Vorgaben orientieren sie sich an inneren Überzeugungen und Wahrheiten. Sie sind also weniger damit beschäftigt, tatsächliche oder vorgestellte Erwartungen ihrer Mitmenschen zu erfüllen, als damit, was ihnen selbst wichtig ist. Eine bedürfnisorientierte Selbstfürsorge nährt ihr Selbstvertrauen und erweitert ihre Entwicklungsmöglichkeiten, was wiederum einem starken Selbstwert dient.

3.5.3 Der Selbstwert in der systemischen palliativen Psychotherapie

Häufig orientieren sich Menschen in unserer westlichen Gesellschaft im Laufe ihres Lebens daran, was sie außerhalb von sich selbst wahrnehmen, und lassen sich dadurch oft ablenken und manipulieren.

Hektik und damit einhergehende *Ichlosigkeit* und *innere Leere* führen dazu, dass sie Schweigen und Stille kaum aushalten und erst in der Konfrontation mit dem Sterben mühselig erlernen müssen. Ein stabiler Selbstwert trägt wesentlich dazu bei, nicht nur das eigene Leben, sondern auch das eigene Sterben selbstbestimmt zu gestalten und nach eigenen Werten auszurichten. Wenn sich PatientInnen nicht am Lebensende in den Mittelpunkt ihres Lebens rücken, wann dann?

Besonders wenn sich Menschen in sehr sensiblen Zeiten befinden, wie in jener ihrer bewusst erlebten letzten Lebenszeit, ist es umso wichtiger, dass sie sehr achtsam mit sich und ihren Bedürfnissen umgehen und darauf bedacht sind, für sich selbst gut zu sorgen. Menschen, denen das gelingt, erlebe ich in Bezug auf ihr Sterben als zuversichtlicher als andere. Eine Patientin äußerte, dass sie »sich selbst nicht helfen kann«, als ich sie danach fragte, wovor sie sich am meisten fürchte. Unter anderem fiel ihr schwer, ihre Bedürfnisse wahrzunehmen und für diese einzustehen.

Der wissentlich bevorstehende Tod verändert das Leben. Er fordert dazu auf, Rollen abzulegen und von innen heraus zu leben. Alles Überflüssige, wohinter sich Menschen möglicherweise versteckt haben, fällt spätestens im Zuge des Sterbens weg. Nur das Echte bleibt. Menschen fühlen sich in solchen Lebensphasen authentischer als je zuvor, nicht bloß, weil ihnen nicht viel anderes mehr übrig bleibt, sondern auch weil alles andere an Bedeutung verliert. PatientInnen erzählen häufig, dass sich ihr Leben ab der Diagnosestellung stark verändert hat. Jegliche Besitztümer verlieren an Bedeutung oder so manche Freizeitaktivitäten werden aufgegeben, um mehr Zeit für all das zu haben, was plötzlich an Wichtigkeit zunimmt.

> »Seit meiner Diagnose habe ich meine Golfurlaube abgesagt. Ich könnte mir gar nicht mehr vorstellen, so viel Zeit fernab von meinem Haus und meiner Familie zu verbringen. Früher habe ich da anders gedacht. Doch jetzt, wo ich weiß, dass ich nicht mehr viel Zeit habe, möchte ich keinen Augenblick meines Lebens mehr verschwenden«, berichtete ein Patient, den ich danach fragte, was sich durch seine Erkrankung verändert habe.

Die australische Palliativkrankenschwester Bronnie Ware (2013) schreibt in ihrem Buch *5 Dinge, die Sterbende am meisten bereuen* über ihre Erfahrungen in der Sterbebegleitung. Zu den Dingen, die sich

Menschen am Lebensende für ihr Leben gewünscht hätten, zählt, sich selbst treu gewesen zu sein, nicht so viel gearbeitet, eigene Gefühle ausgedrückt, Kontakte mit FreundInnen gehalten und sich mehr Freude gegönnt zu haben. So gelangt auch sie zu der Erkenntnis, dass es Menschen am meisten bereuen, nicht genug das gemacht zu haben, was sie vom Herzen heraus als wesentlich empfanden.

So nahe wie im Sterben sind Menschen dem *Wesen*tlichen, dem Wesen hinter den Rollen, den Geschichten hinter all dem, was wir besitzen, sonst nie. Genau das macht es für PatientInnen einfacher, ihre individuellen Wertigkeiten zu erkennen. Je genauer sie wissen, was für sie von Bedeutung ist, umso leichter fällt es ihnen, sich für ihre Bedürfnisse und Werte in ihrer letzten Lebenszeit einzusetzen. Auf diese Weise fühlen sie sich selbst angesichts des Todes einflussreich und machtvoll. Außerdem beflügelt eine selbstbestimmte Lebensweise nicht nur sie selbst, sondern auch ihr soziales Umfeld. Familienmitglieder und FreundInnen äußern dann meist, dass sie sich ebenso stark fühlen, und trauen sich eher zu, den bevorstehenden Abschied besser annehmen zu können.

Zahlreiche vertraute Überzeugungen und Identifikationsmerkmale wie bisherige Rollen oder Funktionen fallen meist schon im Zuge der Diagnosestellung bei einer lebensbedrohlichen Erkrankung weg. Häufig müssen sie oft sehr rasch aus ihrem Beruf aussteigen und verbringen viel Zeit mit Diensten aus dem Gesundheitssystem. So stehen PatientInnen im palliativen Setting vor der Herausforderung, ihre Wertigkeiten, ihre Beziehungen und ihre Alltagsgestaltung überprüfen und neu ordnen zu müssen.

Wir können PatientInnen danach fragen, was ihnen noch bleibt, wenn sich vieles verändert, oder auch, wer sie sind, wenn sie ihre berufliche Rolle aufgeben. So ist es entscheidend, Menschen dabei zu unterstützen, ihren Wert von all ihren bisherigen Rollen zu entkoppeln und (endlich) ihr *Sein* zu würdigen. Der Tod fordert sie heraus, indem er sie mit sich selbst konfrontiert. Immerhin bleibt nicht mehr viel übrig, woran sie sich festhalten können, wenn sie kurz vor dem Tod stehen: nicht der Job, nicht das Haus und auch nicht der eigene Körper. Äußerlichkeiten verlieren in dieser letzten Lebensphase an Bedeutung. Was übrig bleibt, ist ihre Ich-Selbst-Beziehung (vgl. Abschn. 3.3.2), also jene Beziehung, die in ihnen selbst stattfindet. Je vertrauter und sicherer sie sich darin fühlen, mit sich selbst all-ein zu sein, also je mehr sich Menschen in sich selbst zu Hause fühlen, desto leichter fällt es ihnen, sich auf Veränderungen – wie auch den Tod – einzulassen. Wenn sie sich innerlich sicher fühlen, kann sie kaum etwas einschüchtern. Indem sie sich auf ihre Selbst-Qualität beziehen, wenn Äußeres wegfällt, können sie darin Halt und Sicherheit erfahren. Besonders im Zuge einer Ich-Selbst-Verkörperung (vgl. Abschn. 3.3.2) können PatientInnen nach und nach erkennen, dass letztendlich all das, was sie ausmacht, in ihnen verankert ist. Erleben sie dabei zu viel Abstand zwischen der Ich- und der Selbst-Qualität oder Vermischungen mit übernommenen Überzeugungen, kann der Tod sehr einschüchternd und angsterregend wirken.

»Am Anfang wollte ich mein Selbst gar nicht anschauen. Ich habe mich vor ihm versteckt, weil es mir so viel Angst machte«, beschrieb eine Patientin ihre anfängliche Reaktion in der Verkörperung ihrer Ich-Qualität auf ihre Selbst-Qualität. Wir konnten ihre Ängste mit einer Handbewegung von ihr abziehen und bei ihrer mütterlichen Ahnenreihe verorten. Diese Patientin erinnerte sich währenddessen daran, dass ihre Mutter und ihre Großmutter immer wieder sehr schlecht über den Tod sprachen und dadurch Ängste in ihr schürten. Sich selbst von diesen zu befreien, erlebte sie als sehr heilsam. So konnte sie angesichts ihres bevorstehenden Todes erstmalig Erfahrungen damit machen, sich angstfrei auf ihr Leben einzulassen.

Wenn zu vieles nicht gelebt, verdrängt oder ignoriert wurde oder wenn Konflikte und Unausgesprochenes Menschen belasten, ist es spätestens der bevorstehende Tod, der sie genau an diese Versäumnisse erinnert. Schmerzliche Gefühle tauchen verstärkt auf und fordern dazu auf, sich diesen zu widmen. So kann es unter anderem helfen, in der Verkörperungsarbeit erste Schritte der Annäherung an ungelebtes Leben zu vollziehen.

Ein stabiler Selbstwert reicht über die Einschränkung durch diverse Krankheitssymptome hinaus und ist von keinen äußeren Umständen abhängig. Dieser Gedanke impliziert die Idee von Nacktheit, weil nicht mehr viel von dem da ist, womit sich Menschen ursprünglich verkleideten. Ihre Identifikationen mit Äußerlichkeiten loszulassen und sich über ihre wesentlichen Werte und Überzeugungen zu definieren, ist eine Stärke, die angesichts des Todes sehr gefragt ist.

Betrachten wir die Ich-Selbst-Verkörperung in Bezug auf den Tod, so stellt die Ich-Qualität jene dar, die eine weltliche Identität aufbaut. Sie bringt ihre eigene Existenz mit Rollen, Gegenständen und

Menschen in Verbindung und erzählt sich eine Geschichte über ihr Leben. Der Tod befreit die Ich-Qualität von der Illusion ihrer Identität, weil er all das Materielle nimmt und den Verlust aller Äußerlichkeiten einfordert.

Die Selbst-Qualität hingegen unterscheidet nicht zwischen Leben und Tod. Ihre Unabhängigkeit von äußeren Umständen nährt sich aus der inneren Sicherheit, dass Leben nicht auszulöschen ist. Auch der Tod kann diese Verbundenheit mit allem, was ist, nicht trennen. In ihr löst sich jeglicher Dualitätsgedanke gänzlich auf, für die *Selbst-Qualität* gibt es weder Anfang noch Ende. Dadurch stellt auch der Tod keine Bedrohung dar. Orientiert sich die Ich-Qualität unserer PatientInnen auf die Selbst-Qualität, begegnen sie dem Tod deutlich gelassener. Nur so verliert er seine Bedrohlichkeit, und so können sie sich von scheinbaren Sicherheiten befreien.

Das Selbstwert-Modell dient in der therapeutischen Arbeit dazu, dass sich unsere KlientInnen mehr und mehr nach ihren inneren Werten ausrichten und fürsorglich mit ihren Bedürfnissen umgehen. Die Abgrenzung von fremden Einflüssen und das Sterbenlassen veralteter Glaubensmuster ermöglichen es ihnen dabei, sich selbst treu zu werden und den Tod nicht länger zu fürchten. Im Anhang findet sich das Arbeitsblatt »Reflexionsfragen zur Stärkung des Selbstwerts«. Dieses dient dazu, Menschen anhand von Fragen dabei zu unterstützen, sich konkret mit ihrem Selbstwert auseinanderzusetzen und sich konkrete Schritte zu dessen Stärkung zu überlegen. Dieses kann sowohl von ihnen allein als auch gemeinsam im Zuge einer therapeutischen Sitzung seine Anwendung finden.

3.6 Rituale zur Gestaltung von Übergängen

Rituale weisen eine hohe Bedeutsamkeit für eine bewusste Gestaltung von Übergängen auf. Sie erlangten nicht zuletzt in der Systemischen Therapie einen bedeutsamen Stellenwert. Gerade in der systemischen palliativen Psychotherapie bereichern sie den Transformationsprozess vom Leben in den Tod auf eine besondere Art und Weise.

3.6.1 Formen

Für eine differenzierte Betrachtungsweise beziehe ich mich in diesem Buch ausschließlich auf Übergangsrituale und gliedere diese in vier Formen, nämlich in *Alltags-*, *Jahreskreis-*, *Lebenszyklus-* und *Transitionsrituale* (vgl. Abb. 8).

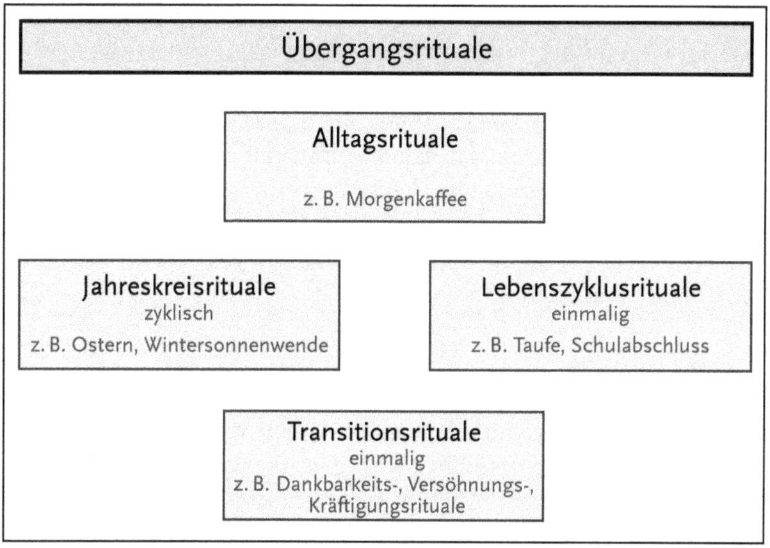

Abb. 8: Formen von Übergangsritualen

Alltagsrituale strukturieren das alltägliche Leben und beziehen sich auf die tagtäglichen persönlichen Übergänge. Sie können zum Beispiel von der Nacht in den Tag begleiten, wie etwa der tägliche Kaffee am Morgen, den Menschen immer wieder auf ähnliche Art und Weise zubereiten und zu sich nehmen. Ein anderes Ritual kann ein gemeinsames Mittagessen als Übergang in die zweite Tageshälfte oder das abendliche Lesen eines Buches als Übergang in die Nachtruhe sein. Derart sind sich in regelmäßigen Abständen wiederholende Rituale.

Jahreskreis- und *Lebenszyklusrituale* hingegen beziehen sich auf größere Lebensereignisse im Leben und sind kulturell eingebettet. Jahreskreisrituale beziehen sich auf Ereignisse, die sich jährlich sowohl gesellschaftlich-traditionell, wie etwa Ostern, Weihnachten oder Silvester, als auch persönlich, wie etwa Geburts-, Namens- oder andere Jahrestage, wiederholen.

Die auf den Lebenszyklus bezogenen Rituale sind einmalig und unterteilen sich ebenso in gesellschaftlich-traditionelle, wie jene einer Taufe, Firmung oder Hochzeit, und in persönliche Rituale, wie zum Beispiel eine zeremonielle Feier der Menarche (der ersten Menstruation) oder die Erlangung eines Berufstitels.

Bei *Transitionsritualen* handelt es sich um die Gestaltung von persönlichen Übergängen, die meist nur subjektiv wahrnehmbar und nach außen hin möglicherweise gar nicht sichtbar sind. Sie beziehen sich vorwiegend auf innerpsychische Entwicklungsprozesse. Dabei werden inhaltlich ganz unterschiedliche Schwerpunkte gesetzt. Transitionsrituale mögen Ausdruck der eigenen Dankbarkeit sein, eine Versöhnung bekräftigen, das Tanken von Kraft oder die Erarbeitung von Zielvisionen beinhalten. Auch diese Ereignisse können ganz besondere Wendepunkte im Leben darstellen, sind aber – im Gegensatz zu *Übergangsritualen* – sowohl individuell initiiert als auch sehr persönlich gestaltet.

3.6.2 Funktion

Das Leben ist ein ständiges Kommen und Gehen. Alles Lebendige unterliegt einem kontinuierlich andauernden Veränderungsprozess. Veränderungen konfrontieren Menschen mit ihrer Vergänglichkeit. Sie fordern sie dazu auf, Altes zu verabschieden und sich für Neues zu öffnen. Menschen können sich gegen sie wehren, sie ignorieren oder sich von ihnen ablenken, sie können sie jedoch auch willkommen heißen, sich ihnen hingeben und sie aktiv mitgestalten.

Rituale dienen zur Gestaltung von Lebensübergängen, und zwar im Kleinen wie im Großen. Je größer eine Veränderung, desto bedeutsamer das dazugehörige Ritual. Rituale stellen besondere Erfahrungs- und Resonanzräume mit hoher symbolischer Wirkkraft dar, jenseits der Oberflächlichkeit der profanen Alltagswelt. Sie bringen Themen in ihre Tiefe beziehungsweise in ihre Wesentlichkeit und drücken »Heil- und Ganzsein« aus. Rituale sind etwas Besonderes, meist Feierliches und emotional Anrührendes. Im Gegensatz zum gewohnten Alltag heben sie ein im Vorfeld definiertes Thema hervor und bringen ein Geschehen in einen höheren Zusammenhang. Sie markieren Ereignisse im Kontinuum der Zeit, transportieren Wissen und Wertigkeiten von vorherigen Generationen und bringen Neues im Gewöhnlichen zum Vorschein. Rituale sind nicht einfach vorhanden, sondern entwickeln sich im Laufe der Zeit, geraten allerdings auch in Vergessenheit. Sie bringen Werte zum Ausdruck, die je nach persönlicher, familiärer, gesellschaftlicher Zusammensetzung unterschiedlich sind und sich je nach Persönlichkeit, Erfahrungen oder Lebenssituation auch wieder verändern können.

Rituale gehen über das Gewöhnliche hinaus und wirken auf Körper, Geist und Seele. Ihre Funktion unterscheidet sich danach, ob sie kleine, alltägliche, sich wiederholende oder größere, einmalige Rituale sind.

Alltagsrituale sind mit ihrer struktur- und bedeutungsstiftenden Kraft Ankerpunkte im Leben. Sie vermitteln Stabilität, weisen durch ihre wiederkehrenden Abläufe auf das hin, was immer gleich bleibt, und vermitteln dadurch Ordnung und Sicherheit. Sie spenden Halt im Leben und werden Teil der Lebensgeschichte.

Auf den Jahreskreis, auf verschiedene Lebensphasen und auf Transitionen bezogene Rituale markieren hingegen die großen Wendepunkte im Leben. Sie weisen auf Veränderungen hin und vermitteln dabei Sicherheit im Umgang damit.

Rituale lassen sich mit der kurzen Pause zwischen zwei Atemzügen vergleichen: Sie gehören zum Ganzen, machen aber Unterschiede sichtbar und stellen einen Augenblick des Stillstands dar. Diese bewusst wahrgenommene *Ruhe zwischen den Zeiten* kann angsteinflößend sein. Immerhin macht sich darin auch die Unvorhersehbarkeit, Unplanbarkeit und Unkontrollierbarkeit eines jeden neuen Augenblicks bemerkbar. Gleichzeitig kann dieser wahrgenommene Moment der Ruhe eine enorme Ressource darstellen. Im *Dazwischen* finden Menschen vorübergehend Zeit zum Krafttanken, zur Bestimmung ihrer Ausrichtung, zur Würdigung von Vergangenem und zum Platzschaffen für Neues. Solche Momente können dazu beitragen, nicht im Gefühl der Hilflosigkeit und Ohnmacht stecken zu bleiben, sondern Verantwortung für ihr Leben durch eigene Einflussnahme zu übernehmen.

3.6.3 Gestaltungsmerkmale

Rituale folgen immer einem genauen Ablauf. Es ist wichtig, einerseits Strukturen und Abfolgen vorab fest zu definieren und andererseits gleichzeitig das offen zu lassen, was wir innerhalb dieses Rahmens erleben. Meist planen wir Rituale gemeinsam mit den KlientInnen beziehungsweise, wenn noch weitere Menschen daran teilnehmen sollen, mit allen Teilnehmenden und benennen dafür im Voraus Thema, Mitwirkende, erforderliche Hilfsmittel sowie zeitliche und örtliche Rahmenbedingungen.

Übergangsrituale finden – abgesehen von den Alltagsritualen – meist an besonderen Orten oder Plätzen statt. Die Wahrung der Intimsphäre, also eine Abgrenzung zu jenen Menschen, die nicht am Ritual teilnehmen, ist hier besonders wichtig, da es sich meist um sehr persönliche Inhalte handelt. Speziell für Rituale eingerichtete Räume oder wenig besuchte Plätze in freier Natur sind dafür besonders gut geeignet, die benötigte räumliche Abgrenzung zu schaffen. Im Vorfeld ist es wichtig, sich auf ein langsames Tempo einzustimmen. Nur so können wir bewusst wahrnehmen, was in und um uns passiert. Aus dem Blickwinkel der Polyvagaltheorie birgt die Einstimmung anhand einer kontemplativen Praxis durch die Stimulierung des Vagusnervs ein großes Veränderungspotenzial.

Rituale brauchen ganz bestimmte Rahmenbedingungen, Strukturen und einen vorher definierten Ablauf, und dennoch ist es von entscheidender Bedeutung, sich während des Rituals auf dessen Unplanbarkeit einzulassen und sich dem inhaltlichen Geschehen zu öffnen. Die Effektivität von Ritualen hängt von einer sicheren und vertrauensvollen Atmosphäre ab. Neue Erfahrungen und Erkenntnisse stellen sich am besten dann ein, wenn wir uns unvoreingenommen mit voller Präsenz auf den Prozess einlassen. Von nicht geringerer Bedeutung ist es, im Voraus das Ziel, den Zweck und die Absicht mit einem klaren Fokus zu definieren. So gehen wir mit einem klaren Anliegen, einer Widmung oder einer Frage über die Schwelle und sammeln dann alle Eindrücke ein beziehungsweise nehmen Impulse, Begegnungen, Gefühle, Gedanken bewusst als Zeichen oder Antworten wahr. Alles, was in diesem Rahmen geschieht, ist bedeutsam. Eine klare Ausrichtung dient als Voraussetzung dafür, wichtige – auf das jeweilige Thema bezogene – Erkenntnisse zu gewinnen und die volle Wirkkraft des Rituals zu erfahren. Die bewusste Ausrichtung und Gestaltung sind übrigens auch die Kriterien dafür, Rituale von banalen Gewohnheiten zu unterscheiden.

Die Zeit vor einem Ritual dient dem Ausstieg aus dem Alltag und der Einstimmung. Erledigungen abzuschließen und das soziale Umfeld zu informieren dient der eigenen Abgrenzung. Entspannungs- und Zentrierungsübungen tragen dazu bei, uns vom Alltagsmodus zu verabschieden und uns einzustimmen. Bei der Durchführung ist es entscheidend, dass es einen Anfang und ein Ende gibt. Eine symbolische Schwelle definiert einen Anfangspunkt für eine bewusste Überschreitung in ein rituelles Geschehen. Van Gennep (1986) beschreibt eine solche Schwelle als »archaisches Synonym für die äußere Grenze der spirituellen Sphäre« (ebd., S. 29). Sie leitet einen Aufbruch in das Unbekannte ein, das mit geschärften Sinnen und einer gesteigerten Wahrnehmung an Bedeutsamkeit gewinnt.

Auch eine bewusste Gestaltung des Abschlusses ist von besonderer Bedeutung. Nach einer Dankbarkeitsgeste – bezogen auf den

Raum, das Erlebte und auch auf die eigene Hingabebereitschaft – geht es dann dazu über, die Schwelle nach draußen zu überschreiten. Für die daran anschließende Zeit ist es ratsam, sich für das Nachwirken des Erlebten Zeit zu schenken. Auch zu einem späteren Zeitpunkt können TeilnehmerInnen gemeinsam gewonnene Erkenntnisse und ihre Auswirkungen nachbesprechen, was das Geschehene noch einmal speziell würdigt. Besonders wirksam ist ein Transitionsritual dann, wenn sich Teilnehmende täglich für einen Zeitraum von etwa drei Wochen im Anschluss an das Ritual erinnern. Indem sie jeden Tag für ein paar Minuten lang mit allen Sinnen einer speziellen Erfahrung, die sie im Zuge des Rituals gemacht haben, nachspüren, können sie ihre gewonnenen Erkenntnisse bewusst verinnerlichen.

3.6.4 Rituale in der systemischen palliativen Psychotherapie

Rituale spielen in der psychotherapeutischen Tätigkeit eine große Rolle. Turner (2000) und van Gennep (1986) behaupten sogar, dass wir jede psychotherapeutische Einheit als Ritual verstehen können, da eine solche dessen Merkmale beinhaltet. In der Regel unterstützen PsychotherapeutInnen dabei, ein Ritual vorzubereiten, führen dies gemeinsam mit KlientInnen durch und/oder bereiten es im Sinne einer Reflexion über gewonnene Erkenntnisse nach. Rituale dienen im palliativen Bereich vorzugsweise dazu, Heilungsprozesse zu unterstützen und soziale oder psychische Übergangsprozesse, die mit dem Sterben einhergehen, zu strukturieren.

Rituale intensivieren das Entwicklungs- und Veränderungspotenzial von therapeutischen Prozessen. Sie verdichten die Anliegen der KlientInnen und ermächtigen sie für anstehende Entwicklungsschritte. Die Entschleunigung, die mit der Gestaltung von Ritualen einhergeht, ist gerade im palliativen Setting bedeutsam. Wenn eine lebensbedrohliche Diagnose ins Leben tritt und körperliche Symptome es erzwingen, das Lebenstempo zu verringern, ist eine langsame Vorgehensweise besonders wohltuend.

Für das palliative Setting können wir vielerlei Formen von Ritualen in sehr individueller Ausführung gut nützen. Alltagsrituale weisen zum Beispiel auf all das hin, was alltäglich ist und sich wiederholt. So vermitteln sie Sicherheit und Beständigkeit, was besonders angesichts des bevorstehenden Todes sehr wertvoll ist. Der abendliche Schluck Wein, der vielleicht schon über Jahre genossen wurde, bekommt im palliativen Setting eine ganz besondere Bedeutung. Menschen beschreiben, dass sie diesen besonders intensiv genießen, auch wenn so manche ergänzen, dass der Wein natürlich in gewohnter Umgebung besser schmecken würde als im Krankenhaus.

Lebenszyklusrituale können hingegen noch einmal besonders schön gestaltet werden, da schwer kranke Menschen wahrscheinlich zum letzten Mal an diesen teilnehmen. Ein letztes gemeinsames Weihnachtsfest oder ein letzter Geburtstag können sehr tiefgreifend und bewegend sein.

Naturrituale, also Rituale, die in der freien Natur stattfinden, sind besonders heilsame Elemente in der Systemischen palliativen Psychotherapie. Die Natur ist – ebenso wie der Tod – eine spezielle Lehrmeisterin im Leben. Durch ihre Unvoreingenommenheit stellt sie einen bewertungsfreien Raum dar, innerhalb dessen alles passieren darf. Der Kreislauf des Erblühens und Verblühens vermittelt uns die Natürlichkeit von Vergänglichkeit. Auf ungeschminkte Art und Weise werden Gegensätze sichtbar, die Natur birgt sowohl Ordnung und Chaos als auch Leben und Tod in sich. So weist sie implizit und sehr behutsam, gleichzeitig jedoch radikal auf die Natürlichkeit des Todes im Leben hin. Außerdem bietet sie im Idealfall einen Ort fernab von Ablenkungen. Dies trägt dazu bei, dass sich Menschen in Naturräumen selbst näherkommen. »Jeder Baum, jeder Fels spricht mit uns«, heißt es in einem Zitat, dessen VerfasserIn mir nicht bekannt ist. Dadurch bietet die Natur einen besonderen Erfahrungsraum, aus welchem Menschen das schöpfen können, was sie für ihr jeweiliges Anliegen benötigen. Scheinbar alltägliche Erfahrungen wie die bewusste Wahrnehmung eines Waldes, von Wiesen oder Bächen über alle Sinneskanäle bekommen aufgrund der kurzen noch zu erwartenden Lebensdauer eine besondere Bedeutung.

> So erzählte eine Patientin von der Umsetzung eines Rituals, das wir in einer Sitzung vorbereitet hatten. Dafür begab sie sich an eine ihr vertraute Flussstelle und verabschiedete sich dort von all den Wichtigkeiten in ihrem Leben. Nachdem sie für alles Bedeutsame Symbole in der Natur gesucht hatte, ließ sie diese den Fluss entlang wegfließen. »Es war unglaublich schmerzvoll und ich habe viel geweint, aber seither habe ich das Gefühl, dass ich vieles losgelassen habe und leichter gehen kann«, erzählte die Patientin, als sie sich ein weiteres – und damit ein letztes Mal vor ihrem Versterben – auf der Palliativstation eingefunden hatte.

Transitionsrituale können im letzten Lebensabschnitt dabei unterstützen, jemandem zu verzeihen, etwas bewusst loszulassen, anzunehmen oder auszudrücken. Auch Dankbarkeits-, Kräftigungs- und Segnungsrituale finden hier einen bedeutsamen Platz. Ein anderes, sehr besonderes Ritual in dieser letzten Lebenszeit ist es, ein eigenes Abschiedsfest zu gestalten. Ein solches rückt den größten aller Abschiede sowie besondere Lebensereignisse und die über den Tod hinausreichende Verbundenheit mit den Mitmenschen noch einmal bewusst ins Zentrum der Aufmerksamkeit. Die Beschreibung eines solchen feierlich gestalteten Abschieds findet sich integriert in die Schilderung eines Therapieverlaufs (vgl. Abschn. 5.3). Wir können in der Gestaltung von Ritualen sehr kreativ arbeiten. Erfahrungsgemäß bringen sich KlientInnen ebenso gerne ein, wenn es darum geht, ein stimmiges Ritual für ihr jeweiliges Anliegen zu finden. Dazu findet sich im Anhang das Arbeitsblatt »Vorbereitung eines Transitionsrituals«. Dieses soll eine strukturierte Vorbereitung unterstützen und kann sowohl gemeinsam als auch allein von KlientInnen bearbeitet werden.

4 Der Therapieprozess im palliativen Transitionsmodell

Das palliative Transitionsmodell unterstützt eine sensible Gestaltung und Ausrichtung von therapeutischen Prozessen. Wie wir dieses nun in der Praxis verwenden können, zeigt die Darstellung des Therapieprozesses mit Frau P., die ich über mehrere Monate psychotherapeutisch begleiten durfte. Anfangs erfolgt eine kurze Beschreibung dieser Patientin und anschließend stelle ich den therapeutischen Prozess anhand einer Einordnung in drei Phasen des palliativen Transitionsmodells dar. Einleitend werden jeweils Gestaltungsmöglichkeiten für den therapeutischen Prozess in den verschiedenen Phasen präsentiert, die ich dann wiederum mit meiner direkten Arbeit mit dieser Patientin in Verbindung bringe. Eine Reflexion über den gesamten Prozess schließt dieses Kapitel ab.

4.1 Beschreibung von Frau P.

Frau P. war zum Zeitpunkt der Aufnahme auf die Palliativstation 52 Jahre alt. Sie war seit fünf Jahren mit ihrem Mann verheiratet, mit dem sie bereits über dreißig Jahre liiert war. Ihr gemeinsamer Sohn war 13 Jahre alt. Sie selbst lebte seit über zehn Jahren mit einer Brustkrebserkrankung und hatte bereits zahlreiche Strahlen- und Chemotherapien hinter sich.

Ihren Mann beschrieb sie als »depressiv«, was sie damit begründete, dass er wenig sprach und häufig hoffnungslos auf sie wirkte. Frau P. konnte ihre Belastungen nicht mit ihm teilen, wobei er sehr darum bemüht war, sie sowohl pflegerisch zu unterstützen als auch den Großteil der Tätigkeiten im Haushalt zu übernehmen. Ihren Sohn erlebte sie ebenso als sehr in sich zurückgezogen und manchmal »teilnahmslos«. Da beide auf die Gesprächsangebote durch Frau P. nicht eingingen, konnte sie nicht beurteilen, wie es ihrer Familie mit ihrer chronischen Erkrankung ging.

Vor ihrer Erkrankung arbeitete sie als Hebamme. Diesen Beruf hatte sie mit großer Leidenschaft ausgeübt und zählte diesen zu ihren wichtigsten Ressourcen. Sie meinte, dass sie große Pionierarbeit in der Geburtshilfe geleistet habe und nach wie vor auf ihre beruflichen

Erfolge stolz sei. Gleichzeitig war sie der Meinung, zu viel Zeit und Energie in die Arbeit investiert zu haben. Wenn sie geahnt hätte, dass sie so wenig Lebenszeit habe, hätte sie sich mehr Zeit für ihre Familie genommen. Zu ihren Hobbys und somit als Kraftquellen in ihrem Alltag zählte sie »die Natur, innere Bilder, Tanz, Musik und soziale Kontakte«. Sie hatte sich gerne bewegt, als es noch möglich war, und erlebte sich selbst mit Vergnügen in Gegenwart von anderen Menschen. Sie hatte zwei beste Freundinnen. Diese hatte sie im Rahmen ihrer beruflichen Laufbahn kennengelernt und zählte sie seither zu ihren »vertrauten Lebensgefährtinnen«.

Frau P. kam zwei Mal innerhalb von drei Monaten zur Adaption der Schmerzmedikation auf die Palliativstation. Nach ihrer fast zehnjährigen Krankheitsphase nahmen die körperlichen Schmerzen sukzessive zu. Sie blieb jeweils für mehrere Wochen stationär, da der Krankheitsverlauf und die damit zusammenhängende erschwerte Betreuung dies erforderten. Für die beiden stationären Aufenthalte eruierte ich eine jeweils andere Ausgangslage und definierte somit eine andere Ausrichtung für die psychotherapeutische Begleitung. Als Frau P. das erste Mal auf die Palliativstation kam, wollte sie um ihr Leben kämpfen; beim zweiten Mal sehnte sie sich nach einem »schnellen Tod«.

4.2 Lebenssehnsucht

In der *Phase der Lebenssehnsucht* versuchen PatientInnen mit allen Mitteln, am Leben zu bleiben. Doch bereits an dieser Stelle zwingt ihre Erkrankung sie, viele ihrer bisherigen Rollen und Aufgaben aufzugeben und sich mit den krankheitsbedingten Veränderungen auseinanderzusetzen. Frau P. konnte ich im Zuge ihres ersten Aufenthalts auf der Palliativstation in diese Phase einordnen, da sie gegen die Verschlimmerung ihres Gesundheitszustands ankämpfte und eine mögliche Verschlechterung nicht in Betracht zog.

4.2.1 Veränderung der Identität

Es ist Menschen wichtig, all das, womit sie sich identifizieren, festzuhalten, aufrechtzuhalten und zu bewahren. Veränderte Lebensbedingungen bringen ihr Rollen- und somit ihr Identitätsverständnis ins Wanken. Diese Grenzerfahrung löst häufig starke Unsicherheiten aus, die mit erhöhter Krisenanfälligkeit einhergehen. Besonders in der letzten Lebensphase ist es erforderlich, sie von ihrem irdischen Dasein zu lösen und alte Masken abzulegen, was ich als »Tod vor dem Tod« bezeichne.

Auf diesen Veränderungsprozess gehe ich nun ein, indem ich ein Modell und eine Methode vorstelle, die sich jeweils auf das Identitätsverständnis beziehen, nämlich das *fünfblättrige Identitätsmodell* nach Casula (vgl. 2013, S. 45 f.) und die Methode des *Lebensbaums* nach David Denborough (2017).

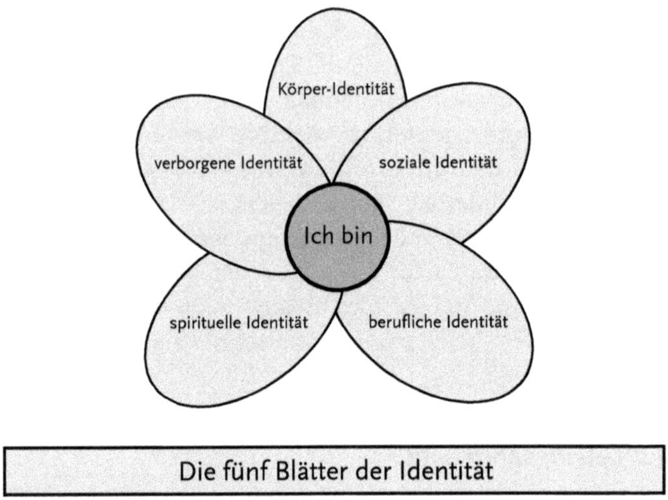

Abb. 9: Das fünfblättrige Identitätsmodell (Casula 2018; Übers.: Casula 2013)

Das *fünfblättrige Identitätsmodell* geht von fünf Dimensionen der Identität aus (vgl. Abb. 9). Die voneinander getrennten Blütenblätter symbolisieren jeweils eine dieser Dimensionen, sie ergänzen und beeinflussen sich gegenseitig und formen gemeinsam eine Blüte. In der therapeutischen Arbeit mit PatientInnen können wir anhand dieses Modells zahlreiche Merkmale ihrer Persönlichkeit sichtbar machen. Meist verwende ich dafür ein Flipchart und lasse PatientInnen – wenn ihre Mobilität dies ermöglicht – ihre Blume selbst zeichnen. So arbeite ich mit ihnen gemeinsam die verschiedenen Bereiche heraus. Auf der einen Seite müssen wir dann auch über all das sprechen, das sich durch die Erkrankung verändert oder bereits verändert hat, und auf der anderen Seite können wir festhalten, welche Rollen, Fähigkeiten und Werte PatientInnen nach wie vor einnehmen, ausüben und repräsentieren.

Eine Dimension stellt die *körperliche Identität* dar. Dazu zählen das Geschlecht, das Alter, die Körpergröße, das Körpergewicht sowie das äußere Erscheinungsbild. Hier kommen wir in therapeutischen Sitzungen schnell darauf zu sprechen, wie sich PatientInnen in ihrem Körper fühlen, wie sich ihre Erkrankung auf ihren Körper auswirkt und welche körperlichen Symptome sie wahrnehmen. Menschen beziehen ihre Identität sehr stark über ihren Körper. Ihr Sicherheitserleben wird weitgehend davon beeinflusst, wie sicher und wohl sie sich in und mit ihrem Körper fühlen. Bei schweren fortgeschrittenen Erkrankungen verändert sich der Körper und zahlreiche Funktionen geraten außer Kontrolle. Ein Gespräch über die Körperempfindungen und -wahrnehmungen ist deshalb äußerst behutsam zu führen. Bettlägerige PatientInnen schämen sich zum Beispiel häufig dafür, dass sie ihre Körperhygiene oder den Toilettengang nicht selbstständig durchführen können. Es wirkt meist sehr entlastend für PatientInnen, darüber in einem sicheren Raum zu sprechen.

Die *soziale Identität* bezieht sich auf alle zwischenmenschlichen Beziehungen im sozialen Netzwerk und auf alle Rollen, die Menschen darin einnehmen. Im Laufe des Lebens sind dies zahlreiche Rollen – sowohl die, in die sie hineingeboren werden, wie die Rolle als Tochter oder Sohn, Schwester oder Bruder, Tante oder Onkel, als auch die, die sie im Laufe des Lebens erwerben, wie die Rolle als FreundIn, ArbeitskollegIn oder NachbarIn. Je nach Lebensverlauf werden unterschiedliche Rollen eingenommen, manche freiwillig und gerne, andere unfreiwillig. Sobald Menschen eine schwere Erkrankung haben, verändert sich ihre soziale Identität erheblich. Viele Rollen fallen weg – oft solche, die sie gerne innehaben, – und andere kommen hinzu. Darüber zu sprechen, welche Rollen sie ablegen oder nun anders gestalten müssen, kann sehr schmerzhaft sein. Manche PatientInnen erzählen, dass sich viele von ihnen abgewandt haben. Durch den Herausfall aus dem beruflichen Setting gibt es kaum noch Kontakte zu ArbeitskollegInnen, und bei manchen ziehen sich sogar Familienmitglieder stark zurück. Gemeinsam kann man hier überlegen, ob es möglich ist, gewisse Rollen noch einmal aufleben zu lassen. Manchmal liegt es an den PatientInnen, Kontakte wiederherzustellen, weil sich manche Menschen aus dem sozialen Beziehungsgeflecht aus Unsicherheit zurückgezogen haben.

Eine Patientin überlegte sich in einer therapeutischen Sitzung, eine Arbeitskollegin ins Krankenhaus einzuladen. Sie wusste jedoch nicht, wie diese auf sie und ihre Erkrankung reagieren würde. Nachdem wir unterschiedliche Reaktionsweisen herausgearbeitet hatten, wurde ihr klar, dass es ihr wichtig war, diese Gelegenheit für ein gemeinsames Miteinander zu nützen, und dass sie schlimmstenfalls mit einer Absage zurechtkommen müsse. Aus dem Besuch dieser Kollegin heraus entwickelte sich anschließend eine besondere Freundschaft.

Manchmal geht es auch darum, Rollen neu zu gestalten. Eine Patientin konnte zwar nicht mehr für ihre EnkelInnen kochen, las ihnen aber seit ihrer schweren Erkrankung Geschichten vor. Sie auf diese gelungene Anpassung hinzuweisen, machte sie sichtlich stolz.

Ein weiteres Blütenblatt repräsentiert die *berufliche Identität*, die sich aus erworbenen Titeln, Rollen und Aufgaben zusammensetzt. Der Beruf übt einen großen Einfluss auf die Identität aus. Mit diesem geht die Bedeutung im sozialen Gefüge wie auch die Anerkennung der eigenen Leistung und der Strukturierung des Alltags einher. Nachdem fast alle PatientInnen zum Zeitpunkt einer fortgeschrittenen Erkrankung bereits jegliche beruflichen Kontexte verlassen haben, erzählen sie häufig davon, was sie geleistet haben und wie es sich für sie anfühlt, dass sie – oft sehr plötzlich – ihren beruflichen Alltag verlassen mussten. Viele leiden darunter, dass sie gewisse Aufgaben aufgeben und Zuständigkeitsbereiche abgeben mussten. Viele fühlten sich besonders durch ihre Arbeit in ihrem Selbstwert bestärkt und erlebten es als sehr wohltuend, etwas beitragen zu können. Wenn dies nicht mehr möglich ist, wirkt dies oft sehr schmerzlich.

Die vierte Dimension betrifft die *spirituelle Identität*. Darunter verstehen wir die innere Haltung, die handlungsweisend allem Erlebten eine Bedeutung gibt. Diese Dimension können wir mit der religiösen oder ethischen Ausrichtung oder auch mit inneren, persönlichen Werten in Verbindung bringen, die in allen Lebensentscheidungen richtungsweisend sein können. Dies ist eine Dimension, die besonders in der letzten Lebenszeit sehr bedeutsam werden kann. Menschen beschäftigen sich – mehr als sonst – mit den Fragen nach dem Sinn des Lebens, nach der Bedeutung ihres Daseins und nach einem Leben nach dem Tod. Sehr religiöse Menschen erzählen davon, dass ihnen Gott oder andere »übersinnliche« Mächte besonders viel Kraft geben und sie ohne Gebete ihre Herausforderungen durch ihre Erkrankungen nicht schaffen würden. Andere hadern mit ihrem Glauben, da sie nicht begreifen, warum sie »mit der Krankheit bestraft« worden sind oder »viel zu früh sterben müssen«. Sich diesen Themen hinzugeben, erfordert große Offenheit in sehr unterschiedliche Richtungen. Ich habe die Erfahrung gemacht, dass es PatientInnen hilft, sich auf ihre Sinnbezüge einzulassen und gemeinsam hilfreiche Ideen zu gestalten.

Ein Patient haderte mit Gott, weil er ihm vorwarf, dass er noch am Leben war. Er war schon sehr alt und all seine Familienmitglieder und FreundInnen waren bereits verstorben. »Er hat mich einfach vergessen! Und jetzt schickt er mir auch noch eine schwere Krankheit. Ich weiß gar nicht, wie ich damit umgehen soll!«, beklagte sich dieser Patient bei mir. Trotz allem konnten wir gemeinsam über »diesen vergesslichen Gott« lachen. Außerdem fragte ich danach, was er – nach dem Tod seiner Frau – in seinen letzten Jahren noch erlebt und was ihm sein langes Leben ermöglicht hatte. Letztlich wollte er sogar auf »Gott und das Leben anstoßen« und bat mich, einen guten Wein zu besorgen.

So können auch wir PsychotherapeutInnen keine Antworten geben, aber wir können mit PatientInnen gemeinsam Fragen stellen und überlegen, ob sich alternative Perspektiven anbieten.

Das fünfte Blütenblatt steht für eine *verborgene Identität*. Sie stellt etwas Geheimes dar; etwas, das Menschen weder über sich selbst wissen, noch das von anderen wahrgenommen wird. Dabei geht es zum Beispiel um Erfahrungen von Vorfahren, die nicht bekannt sind, oder um unbewusste familiäre Beziehungsdynamiken, die einen großen Einfluss auf die eigene Lebensweise haben. Viele PatientInnen wissen mit dieser Dimension anfangs wenig anzufangen. Oft frage ich danach, ob es etwas gibt, das sie gerne von ihren früheren Generationen wissen würden, oder ob es familiäre Themen gibt, über die nicht gesprochen wird. Hin und wieder tauchen dann schon Fragen oder Überlegungen auf, auf die wir im therapeutischen Setting näher eingehen.

Eine Patientin überlegte, ob ihre Krebserkrankung ein Familienschicksal war, da auch ihre Großmutter und ihre Mutter an derselben Erkrankung gestorben waren. Anhand eines Familienbretts stellten wir ihre Familienmitglieder auf. Die Patientin wählte ein Netz als Symbol für ihre Krebserkrankung aus. Dieses legte sie über sich selbst und über die Frauen aus den vorherigen Generationen. Sie meinte, dass es ihr nun so vorkomme, als würde dieses Netz ihre Familie »verbinden und vielleicht sogar zusammenhalten«.

Ein anderer Patient lernte seinen Vater nie kennen. So bat ich ihn, von all dem zu erzählen, was er über ihn gehört hatte, um diese verborgene Seite seiner Identität aufzuspüren und dadurch sein Persönlichkeitsbild zu erweitern.

Die von David Denborough (2017) entwickelte Methode des Lebensbaumes ermöglicht es ebenfalls, den Therapiefokus zu lenken. Sie unterstützt dabei, eine Ressourcen- und Bindungslandschaft visuell sichtbar zu machen und den Fokus verstärkt auf die Ressourcen zu lenken. Auch hier laden wir PatientInnen dazu ein, ein Bild von ihrem Leben mit dem Symbol eines Baumes zu gestalten. Die meisten PatientInnen lieben diese Form der Arbeit, weil es keine großen künstlerischen Fähigkeiten erfordert, einen Baum zu zeichnen, und dies trotzdem eine kreative und wertschätzende Art und Weise ist, sich auf ihr Leben zu beziehen.

Die Bestandteile des Baumes stehen symbolisch für verschiedene Lebensbereiche. Die Wurzeln stehen für die Herkunftsgeschichten, historische Ereignisse, Verhaltensweisen und Eigenschaften von Ahnen; der Stamm steht für Fähigkeiten und Werte; die Äste für Träume und Sehnsüchte; die Blätter für wichtige Menschen und die Früchte für die Geschenke, die PatientInnen im Laufe ihres Lebens erhalten haben. Der Boden symbolisiert ihren gegenwärtigen Wohnort beziehungsweise ihre aktuellen Lebensbereiche und die Samen stehen für all das, was sie an ihre Mitmenschen weitergeben möchten. Die narrative Auseinandersetzung mit dem Leben anhand des Symbols eines Baums dient dazu, sich über die »Stürme des Lebens«, seine Herausforderungen und Krisen auszutauschen. Es ist wichtig, gemeinsam mit den KlientInnen anzuerkennen, dass der Baum nichts dafür kann, dass er diese Stürme erlebte, und herauszufinden, welche Strategien sie bereits entwickelt haben, um sich vor diesen starken Winden zu schützen und sich zu behaupten.

Die Beschäftigung mit den eigenen Wurzeln, Fähigkeiten, Kenntnissen, Wünschen und sozialen Kontakten soll durch das Zeichnen der eigenen Geschichte als Lebenskunstwerk dazu beitragen, Vertrauen in die eigenen Fähigkeiten und in das unterstützende Netzwerk zu stärken (vgl. ebd., S. 24 ff.). »Unter einem psychodynamischen

Blickwinkel betrachtet, sind Bedeutung und narrative Kohärenz der Lebensgeschichte das oberste Ziel« (Stern 2014, S. 146) – umso mehr, wenn KlientInnen im letzten Kapitel ihrer Lebensgeschichte angelangt sind und noch einmal Revue passieren lassen, welches Buch sie nun in ihren Händen halten.

Um sich vorstellen zu können, was durch diese Methode künstlerisch entstehen kann, findet sich in folgendem Abschnitt die Zeichnung des Lebensbaums von Frau P. (vgl. Abb. 10, S. 121).

4.2.2 Lebenssehnsucht im Therapieverlauf

Im letzten Lebensabschnitt kommt dem Anpassungsprozess an veränderte Rahmenbedingungen eine große Bedeutung zu. Meist müssen Menschen bereits bei der Diagnosestellung mit vielerlei Veränderungen umgehen lernen. Frau P. bezeichnete sich als »Kämpferin gegen die Krankheit« und wollte alles dafür tun, die Krankheit zu besiegen und ihre Lebenszeit zu verlängern. Dabei erlebte ich Frau P. als sehr kraftvoll und zuversichtlich. Diese optimistische Haltung beeindruckte mich, da sie bereits viele Jahre mit dieser Krankheit lebte. Sie hatte früher Psychotherapie in anderen herausfordernden Lebenslagen angenommen und diese als hilfreich empfunden. Es tat ihr gut zu hören, dass sich auch andere Menschen in ähnlichen Situationen befanden und welche Umgangsstrategien diese anwandten. Außerdem genoss sie es, jemanden um sich zu haben, der »neutral und unbelastet« mit ihrer Lebenssituation umging. Als Ziel definierte sie, noch ausreichend Kraft für weitere Behandlungen zu sammeln und sich selbst bewusst zu machen, mit welchen Stärken sie ausgestattet sei. Das sollte dazu beizutragen, ihre anstehenden Herausforderungen bestmöglich zu meistern. Auch entsprechende Umgangsformen innerhalb ihrer Familie wollte sie verbessern. Von einer offenen Kommunikation erhoffte sie sich eine Erleichterung der Lebensumstände für alle Familienmitglieder.

Mir war es wichtig, ihre aktive und kampfmotivierte Seite zu schützen, zu bewahren und zu stärken. Andererseits wollte ich auch nicht zu sehr in ihren Kampf einsteigen und eher auf ihr innerpsychisches Gleichgewicht fokussieren. Eine zu einseitige Zielausrichtung erschien mir aufgrund der medizinischen Prognose realitätsfern.

Im Rahmen des ersten stationären Aufenthalts von Frau P. konnte ich mithilfe des fünfblättrigen Identitätsmodells eine Reflexion über ihr verändertes Identitätserleben anregen. Bei Frau P. kam es sehr rasch und unerwartet zu innerpsychischen Umstrukturierungsprozessen. Körperlich zählte sich Frau P. von einem Moment auf den anderen nicht mehr zu den gesunden Menschen, sondern zu jenen mit einer unheilbaren Erkrankung. Sie litt an körperlichen Symptomen und Einschränkungen, die sich auf unterschiedliche Lebensbereiche stark auswirkten.

Frau P. erlebte die Diagnose Brustkrebs als sehr einschneidend in ihrem Lebenslauf. Sie war es nicht gewöhnt, regelmäßig ÄrztInnen aufsuchen zu müssen, ständig Medikamente einzunehmen und manche Tätigkeiten aufgrund von körperlicher Schwäche und Unwohlsein nicht mehr selbst ausführen zu können. Frau P. musste umgehend ihren beruflichen Kontext verlassen. Ein anfänglicher Krankenstand ging in eine dauerhafte Invaliditätspension über, die ihr jegliche Hoffnung auf einen möglichen Wiedereinstieg ins Berufsleben nahm.

Auch in ihrem sozialen Umfeld stellten sich große Veränderungen ein. ArbeitskollegInnen wandten sich weitgehend ab und auch das familiäre Miteinander veränderte sich, da Frau P. die ursprüngliche Rolle als Ehefrau und Mutter nun nicht mehr so ausfüllen konnte, wie ihre Familie das bisher von ihr gewohnt war. Die Kommunikationsinhalte drehten sich überwiegend um die Erkrankung und die damit einhergehenden Therapien. Innerfamiliäre Spannungen nahmen kontinuierlich zu. Frau P. und ihre Familie mussten sich mit einer Neuverteilung von Aufgaben auseinandersetzen und alltägliche Abläufe ganz neu adaptieren. Frau P. stellte auch ihr Wertesystem infrage, weil sie nun einige Bereiche, denen sie bisher prioritär ihre Aufmerksamkeit geschenkt hatte, nicht mehr ausführen konnte. Sie fühlte sich stark verunsichert und »irgendwie vom Leben im Stich gelassen«. Beim Heranziehen des Selbstwert-Orientierungskreises (vgl. Abschn. 3.5.1) konnte Frau P. klar erkennen, dass sie bisher Rollen, Funktionen und Werte als wichtig empfunden hatte, denen angesichts ihres bevorstehenden Todes nur noch eine geringe Bedeutung zukam. Ihr wurde bewusst, dass sie bisher sehr danach gestrebt hatte, Anerkennung von anderen zu bekommen, indem sie viel leistete, für andere da war und daran ihren Wert bemaß. Sie erkannte, dass ihr Selbstwert äußerst instabil war, weil sie sich ihre Existenzberechtigung durch Leistung zu verdienen suchte. Umso schwerer war es nun für sie, mit ihren Einschränkungen zurecht zu kommen und damit zu beginnen, ihr bisheriges Lebenskonzept umzuwerfen und neu zu gestalten.

Frau P. reflektierte gerne über die Bedeutung der einzelnen Bereiche für sie und wie schwer es war, sich immer wieder bewusst zu machen, dass sie nicht mehr »die Hebamme, die wichtige Arbeitskollegin oder die allseits engagierte Mutter und Ehefrau« sein konnte. »Letztendlich bin ich nichts mehr von alledem«, meinte sie in einer Sitzung. Angeregt durch diese Worte erschien es mir wichtig, die unterschiedlichen Bereiche für Frau P. neu herauszuarbeiten und sichtbar zu machen, wie sie mit all ihren Lebenserfahrungen dazu beitragen konnte, sich auch weiterhin stark und kraftvoll zu fühlen. Frau P. hatte die Idee, dass sie nicht nur eigenen Erwartungen nicht mehr gerecht wurde, sondern auch den Erwartungen ihrer Familie. Es war entscheidend zu klären, wer tatsächlich welche Erwartungen an sie richtete, welchen es zu entsprechen galt und welche auf ihre aktuelle Lebenssituation nicht mehr zutrafen. Grundsätzlich war es mir in dieser Phase wichtig, ihr Bestreben, weiterleben zu wollen, anzuerkennen. Dies bedeutete auch, mein Tempo in der Therapie sehr behutsam darauf abzustimmen, was für sie wichtig war, und daher möglichst viele ressourcen- und lösungsorientierten Sichtweisen einzubringen. Besonders eine ressourcenorientierte Haltung war in dieser Phase zieldienlich. Defizitäre Sichtweisen, die die Mängel und Einschränkungen in den Vordergrund stellten, wirkten im Gegensatz dazu belastend. Umso wichtiger war es, all das anzuerkennen und hervorzuheben, was trotz vieler Veränderungen noch gut funktionierte und was sie nach wie vor schaffte. Auch die Herausarbeitung von Bewältigungsstrategien vermittelte ihr viel Zuversicht. Diese machten sichtbar, was sie trotz allem noch schaffte und wie es ihr gelang, Herausforderungen zu bewältigen. Frau P. erwähnte in diesem Zusammenhang ihre Ruhepausen, bestärkende Gespräche mit ihren beiden Freundinnen und Gebete, die ihr Trost spendeten. Diese Ressourcen waren jene, die es ihr immer wieder für einige Augenblicke ermöglichten, bisherige Identitätskonzepte zu verwerfen und sich »auf eine höhere Ebene des Seins« einzulassen.

In dieser Phase war es besonders wertvoll, uns Zeit für ihre Lebensgeschichten, Erfahrungen, Vorstellungen, Einstellungen und Beziehungen zu nehmen. Erstmals nahm sie ihre eigenen Bedürfnisse als bedeutsam wahr, die sie bisher nicht als wichtig erachtet hatte. »Es ist mir immer wichtig, eine gute Figur zu machen. Das finde ich in Wirklichkeit sehr anstrengend. Eigentlich möchte ich gemütliche Hosen tragen und mich mit kuscheligen Schals einwickeln«, sagte sie, überlegend, ob sie sich dies nun endlich erlauben sollte.

Im Gespräch wurde es möglich, sich einzugestehen, dass ihr der Kampf um ihre Gesundheit viel Kraft abverlangte und sie immer wieder zur Erschöpfung brachte. Anhand der Reflexion der Frage danach, wofür sie die Energie nützen könnte, wenn sie diesen aufgeben würde, ebneten wir den Weg in Richtung Auflösung von Ohnmachtsgefühlen.

Schon zu Beginn des therapeutischen Prozesses brachte ich die verschiedenen Stadien der Heldenreise (vgl. Abschn. 2.1.2) ins Gespräch ein. Dabei geht es nicht darum, FilmheldInnen nachzuahmen, sondern vielmehr die eigene Heldengeschichte aufzuschreiben: KlientInnen machen sich sozusagen zu den HauptdarstellerInnen der Bühne ihres Lebens.

So stellte ich mit Frau P. gemeinsam erste persönliche Bezüge zu ihrer derzeitigen Lebenssituation her: Ich fragte, welche Art von Heldin es ist, die ihrer aktuellen Herausforderung begegnet, und womit sich diese für das bevorstehende Abenteuer ausstatten möchte. Eine solche Einführung unterstützte sie dabei, sich neugierig und gestärkt auf ihre eigene Heldenreise einzulassen.

Frau P. wurde von diesem Ansatz inspiriert, weil sie selbst gerne Bücher las und viele Filmgeschichten damit in Verbindung brachte. Sie selbst beschrieb sich als »Kämpferin, die sich nicht so leicht unterkriegen lässt«, und meinte, dass sie nun ganz viel Mut und Durchhaltevermögen für anstehende Untersuchungen brauche. Außerdem war es ihr wichtig, »einen aufrechten Gang zu bewahren« und sich den körperlichen Symptomen nicht einfach so auszuliefern. Wesentlich war es ihr auch, ein Bewusstsein für all ihre Ressourcen zu erlangen. Frau P. meinte in Bezug auf die Stufen der Heldenreise, dass sie nun bereits ihre gewohnte Welt verlassen habe und MentorInnen begegnet sei, die ihr in diesem Abenteuer richtungsweisend zur Seite stünden. Als BegleiterInnen bezeichnete sie sowohl Menschen aus ihrem privaten Umfeld als auch uns professionelle HelferInnen, die sie auf der Palliativstation unterstützten.

Ich entschied mich dafür, Frau P. das Konzept des Lebensbaums nach David Denborough (2017) vorzustellen als Unterstützung für sie, sich gemäß der Heldenreise für diese fremde Abenteuerwelt zu wappnen. Ich lud sie dazu ein, sich anhand der Metapher des Baumes mit ihrem Leben auseinanderzusetzen und mit mir gemeinsam Überlegungen hinsichtlich ihrer Wertigkeiten anzustellen mit dem Blick darauf, was sie hinterlassen wollte. Sie zeigte sich schnell dazu bereit und zeichnete ihren Baum mit großem Engagement. Ich begleitete sie dabei anhand von Fragen und untermauerte den Prozess mit Kommentaren und Beobachtungen zu ihrer Zeichnung, ohne dabei zu bewerten oder zu interpretieren. In diesem Prozess der Herstellung ihrer neuen Identität arbeiteten Frau P. und ich kokreativ zusammen. Das Bild, das daraus entstand (vgl. Abb. 10), verschafft hoffentlich – trotz der in Schwarz-Weiß gedruckten Kopie ihrer farbigen Zeichnung – einen guten Eindruck von dieser kreativen Arbeit (vgl. Denborough 2017, S. 165).

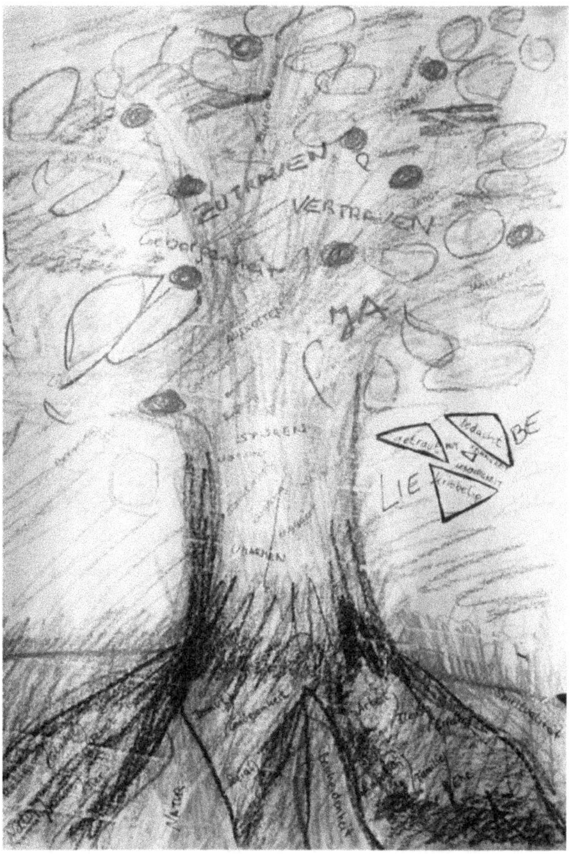

Abb. 10: Bild des Lebensbaums (gemalt von Frau P.)

Frau P. machte sich hinsichtlich ihrer Werte, Verhaltensweisen, Eigenschaften und Erfahrungen aus früheren Generationen bewusst, wie wichtig Arbeit, Fleiß und Erfolg in ihrer Familie waren (siehe das selbstgestaltete Bild ihres Lebensbaumes, Abb. 10, S. 121). Frau P. erklärte sich damit ihre starke Tendenz, in ihrem Beruf als Hebamme mit besonderem Ehrgeiz hervorzustechen. Sie zeigte sich ganz stolz, als sie von ihrer beruflichen Karriere erzählte. Gleichzeitig kam ihr allerdings auch der Gedanke, dass sie dadurch nur wenig Zeit für ihren Sohn gehabt hatte und sich auch schon rasch nach ihrer Geburt wieder ins Berufsleben stürzte. »Wie eilig ich es hatte [...]. Wenn ich gewusst hätte, dass mir nur so wenig Zeit bleibt, hätte ich mehr Zeit in den ersten Jahren mit meinem Sohn verbracht.« Auch Demut und Genügsamkeit zählte sie zu den Werten, die ihr vermittelt wurden, ebenso Glaube und Religion und insbesondere das Gebet. Diesen maß sie mit folgenden Worten besonders in ihrer letzten Lebenszeit eine essenzielle Bedeutung zu: »Ohne diese Tugenden würde ich all das hier nicht schaffen.«

Im Gespräch über ihre unbewusst übernommenen Wertigkeiten meinte Frau P., dass sie immer mehr Mitgefühl für ihre Mutter entwickeln konnte, da sie nun verstärkt deren Perspektive einnahm und sich damit beschäftigte, warum ihr gewisse Einstellungen von großer Wichtigkeit waren. Frau P. zeigte sich dabei sanft und versöhnlich. Sie meinte sogar, dass sie zum ersten Mal verstanden hätte, dass viele »persönliche Angriffe ihrerseits« immer wieder »aus großer Sorge heraus« entstanden wären. Diese Erkenntnis ginge mit einem Gefühl der Dankbarkeit einher und sei von großer Bedeutung für ihre innere Heilung. In einem Nebensatz wies ich sie darauf hin, dass es vielleicht wichtig sein könnte, ihrer Mutter das persönlich mitzuteilen. Frau P. war zu diesem Zeitpunkt noch nicht so weit, diesen Vorschlag aufzugreifen, brachte diesen aber von sich aus zu einem späteren Zeitpunkt in eine Therapieeinheit ein.

Ihre gegenwärtige Landschaft beschrieb sie mit den Begriffen »Enge« und »Unsicherheit«, allerdings auch mit »Bescheidenheit« und »Spiritualität«, wodurch sie ihre aktuelle Lebenssituation als bewältigbar erscheinen ließ. In den Stamm ihres Lebensbaumes schrieb Frau P. ihre Fähigkeiten: Strukturiertheit, Ehrgeiz und Engagement. Dies seien allerdings Stärken, die sie ihrer früheren Identität zuschrieb. Nun sei es ihr wichtiger geworden, »das Leben auszukosten, es zu spüren und zu umarmen«. Frau P. bemerkte, wie sehr sich ihre Persönlichkeit »vom Kopfbereich in Richtung Sinnlichkeit« entwickelt hatte: »Ich hätte nie gedacht, dass es mir einmal so wichtig sein kann, das Leben so richtig zu spüren und auszukosten. Für mich war immer vorrangig wichtig, alles in Ordnung zu bringen und möglichst viel Engagement zu zeigen. All das ist jetzt alles gar nicht mehr so relevant.«

Zu den ihr besonders wichtigen Menschen zählte sie nun ihren Mann, ihren Sohn und ihre beiden Freundinnen. Des Weiteren ergänzte sie noch ihre Mutter, eine bereits verstorbene Großmutter und einige KollegInnen, die sie allerdings als kleine Blätter im Verhältnis zu den oben genannten zeichnete. Frau P. fiel es schwer auszusprechen, wie wenig sie sich mit ihrer Kernfamilie über ihre Gefühle austauschen konnte. Sie hatte ständig das Gefühl, eine Belastung zu sein und nichts mehr zu deren Glück beitragen zu können. Die Sprachlosigkeit ihres Mannes machte ihr sehr zu schaffen. Sie wollte viele Themen mit ihm besprechen, aber er wehrte diese ab oder relativierte sie. Auch ihren Sohn beschrieb sie als jemanden, die ihr zunehmend aus dem Weg ging. So versuchten wir anhand von zirkulären Fragen zu eruieren, wie sich ihre unsichere Krankheitssituation für die beiden wohl anfühle, was ihr eine verständnisvollere Haltung gegenüber ihrer Familie ermöglichte. Kurz vor ihrer ersten Entlassung nach Hause wurde es anhand eines Reframings sogar möglich, die Vorbereitung eines eigenen Raums für Frau P. durch ihren Mann als seine Art des Ausdrucks seiner Fürsorge und Liebe anzuerkennen. In einem Telefonat mit ihrem Sohn gelang es, gemeinsam zu weinen und ihrem Sohn großes Zutrauen hinsichtlich seines weiteren Weges zuzusprechen. Vielleicht ermöglichte gerade die Distanz eines telefonischen Austauschs diese besondere Nähe. Dennoch brachte ich die hohe Priorität von »Auszeiten« für sie selbst und für ihre Familie in die Therapiesitzung ein und betonte, wie wichtig es sei, krankheitsfreie Räume zu schaffen. Damit wollte Frau P. der Familie eine Atmosphäre der Unbeschwertheit einräumen.

Beim Einzeichnen der Äste, die für Hoffnungen, Wünsche und Träume stehen, ergänzte Frau P. diese um die Begriffe Demut, Dankbarkeit, Zuhause und Lebendigkeit. Sie meinte, sie würde in sich gern ein Gefühl von Heimat entwickeln, demütig ihren Lebensweg annehmen, dankbar auf das schauen, was sie erreicht hatte, und sich immer wieder bewusst machen, dass jetzt die Zeit sei, in der sie (noch) lebe.

Immer wieder war Frau P. zu Tränen gerührt, wenn sie aus ihrem Leben erzählte. Sie meinte, dass sie sich selbst so gar nicht kenne. Liebevoll vermochte sie nun ihre verletzliche Seite in ihr Leben zu integrieren. Außerdem konnte sie plötzlich viel mehr von sich anerkennen, was sie bisher kaum wahrgenommen oder zu wenig wertgeschätzt hatte, wie ihre feinfühlige Seite und ihre Lebenslust. Bezogen auf das persönliche Erbe, das Frau P. ihren Liebsten hinterlassen wollte, benannte sie »Zutrauen, Vertrauen, Geborgenheit und ein Ja«. Das »Ja« beziehe sich auf ein »Ja zum Leben«, ohne es zu fürchten, und ohne sich verstecken zu müssen. Es war ihr wichtig, ihrem Sohn mitzugeben, dass er sich mutig seinem Leben stellen solle, und ihrem Mann, dass er darauf vertrauen möge, dass sie für immer verbunden blieben und dass ihre Familie viel Geborgenheit im Leben erfahre.

Durch diese kreative und berührende Art, sich mit ihrem Leben auseinanderzusetzen, machte sich Frau P. bewusst, wie viele wertvolle Schätze sie in sich trug und wie viel sie trotz ihrer Einschränkungen nach wie vor zu geben hatte. Sie hing sich ihr Bild vom Lebensbaum neben dem Bett am Nachtkästchen auf, um immer wieder einmal kurz einen Blick darauf werfen zu können. Gleichzeitig war es ihr wichtig, dass dieses nicht für alle gleich sichtbar wurde. »Es zeigt schon viel Persönliches von mir«, meinte sie.

4.3 Todessehnsucht

Palliativstationen fordern Menschen implizit dazu auf, sich mit der eigenen Position gegenüber dem Leben und dem Sterben auseinanderzusetzen. Manche Menschen entwickeln einen starken Willen zum Leben, andere wiederum eine große Sehnsucht nach dem Tod. Besonders in dieser Phase der Todessehnsucht kommen viele PatientInnen mit unliebsamen Emotionen in Berührung – so auch Frau P.

4.3.1 Umgang mit schmerzlichen Emotionen

Menschen sehnen sich in hoffnungslosen oder scheinbar hoffnungslosen Situationen häufig nach dem Tod. Oft dient dies dazu, leidvolle Gefühle und Lebensthemen auszuweichen oder sich nicht länger intensiven Gefühlen ausgeliefert zu fühlen. Viele Menschen reagieren auf den bevorstehenden Tod mit Angst, Trauer und Aggression. Auch Scham und Schuld sind besonders häufig im letzten Lebensabschnitt wahrnehmbar. Diese nicht – wie im alltäglichen Sprachgebrauch eher üblich – als *negative Gefühle* zu bezeichnen, ist mir deshalb ein Anliegen, weil auch sie wichtige Botschafter im Dienste unseres Wohlbefindens darstellen. Die Systemische Therapie utilisiert sowohl freundsame als auch leidvolle Gefühle anhand unterschiedlicher Methoden zur Bewältigung wichtiger Entwicklungsschritte.

Der angekündigte Tod konfrontiert Menschen mit ihren existenziellen *Ängsten*. Ängste sind uns Menschen vertraut, da sie im Laufe unseres Lebens immer wieder auftauchen. Sie haben unter anderem Schutzfunktion und sind überlebenswichtige Emotionen, die uns auf gefährliche Situationen hinweisen. Die Angst

> »[...] gehört zu unserer Existenz und ist eine Spiegelung unserer Abhängigkeiten und des Wissens um unsere Sterblichkeit. Wir können nur versuchen, Gegenkräfte gegen sie zu entwickeln: Mut, Vertrauen, Erkenntnis, Macht, Hoffnung, Demut, Glaube und Liebe« (Riemann 2017, S. 7).

Im Laufe des Lebens entwickeln Menschen verschiedene Umgangsformen damit. Diese haben Einfluss darauf, ob Ängste aktivierend oder lähmend wirken. Durch spezifische Fragen können wir im Rahmen der palliativen Psychotherapie konkretisieren und damit nachvollziehbarer machen, wovor PatientInnen tatsächlich Angst haben. Nur indem wir die Angst erforschen, können PatientInnen ihre Botschaft an sie verstehen und damit beginnen, sie zu integrieren, statt sie schlichtweg loswerden zu wollen, was sie meist sogar verstärkt.

So können wir folgende Fragen an unsere PatientInnen stellen: »Handelt es sich um eine Angst vor dem Sterben? Vor dem Tod?« Oder noch spezifischer: »Vor dem Abschied von bedeutsamen Menschen oder von bestimmten liebgewonnenen Tätigkeiten oder gar Besitztümern? Vor dem erwarteten Gefühl der Hilflosigkeit?« Viele Menschen äußern, dass sie kaum Angst vor dem Tod, vielmehr Angst vor dem Sterben haben. Allerdings erlebe ich häufig, dass sich auch diese Sichtweise verändert, wenn Menschen wissentlich dem Tod sehr nahe sind. Oft wird ihnen erst dann bewusst, dass sie auch den Tod selbst mehr fürchten, als sie dies vor dem Eintritt ihrer Erkrankung überhaupt wahrgenommen haben.

Sterben bedeutet unter anderem, sich auf möglicherweise unkontrollierbare Schmerzen einzulassen und vielleicht Abhängigkeiten vom sozialen Umfeld zu erfahren. Viele äußern Angst davor, dass sich ihr Leben als sinnlos herausstellt und dass sie den Abschied von ihren Liebsten nicht ertragen können. Nicht zuletzt ängstigen sich Menschen vor der Angst selbst, die in unkontrollierbaren Situationen sehr übermächtig werden kann, wenn vertraute Umgangsweisen, sie zu verdrängen oder sich abzulenken, möglicherweise nicht greifen.

Ein Abwerten im Sinne von: »Sie brauchen doch keine Angst zu haben« wirkt angstverstärkend oder wuterregend, während das Anerkennen und konkrete Nachfragen die Angst zugänglicher und somit kleiner werden lassen können.

»*Aggression und Wut* sind Emotionen, die zu den grundlegenden Verteidigungsmechanismen gehören und der Selbstbehauptung dienen« (Zanotta 2018, S. 154; Hervorh.: S. B.). Aus dem Lateinischen stammend, steht Aggression für »Angriff«. Sie fordert uns Menschen dazu auf, sich zu behaupten und sich abzugrenzen. Drücken wir sie aus, kann diese starke Lebensenergie zu mehr Macht und Selbstwirksamkeit beitragen. Sie setzt sich dafür ein, das Territorium zu verteidigen, Grenzüberschreitungen zurückzuweisen, und drängt Menschen dazu, sich weiterzuentwickeln sowie als unpassend eingestuftes Verhalten zu unterbinden.

Jede Emotion sagt mehr über die Person selbst und die jeweilige Situation, in der sie sich befindet, aus als über ihr Gegenüber. Wenn PatientInnen zum Beispiel ihre PsychotherapeutInnen oder Personen aus anderen helfenden Professionen beschimpfen, ist dies eher als Information darüber zu werten, wie es ihnen selbst geht, und weniger dazu, was sie gegenüber den betroffenen Personen empfinden.

Wir können im therapeutischen Prozess dazu anregen, aggressive Gefühle zur Selbstfürsorge oder zur Psychohygiene einzusetzen. Eine Möglichkeit, nicht an Angst, Verbitterung oder Resignation zu erkranken, besteht darin, der Wut und dem Ärger im Sinne einer konstruktiven Verteidigung bewusst durch einen Gegenangriff Ausdruck zu verleihen. Auf diese Weise können KlientInnen einen belastenden Energiestau vermeiden und aktiv eine Reinigung wie mit einem »affektiven Blitzableiter« einleiten. So vermögen sie ihre Stärke und Selbstachtung auszudrücken und können ihren Selbstwert stabilisieren bzw. steigern. Verstummen, Zurückhaltung und Unterdrückung verhindern hingegen eine gesundheitsförderliche Entwicklung, was sich negativ auf ihr Wohlbefinden auswirkt und möglicherweise zu plötzlichen, unkontrollierten Wutreaktionen führt. Nicht ausgedrückte Wut kann sich auch gegen einen selbst richten und in Form von Selbstkritik, Selbstabwertung oder Selbsthass zeigen.

Im Umgang mit der Wut ist es entscheidend herauszufinden, was jeweils hinter ihr steckt beziehungsweise was der eigentliche Anlass für sie gewesen ist. Oft bewahrt PatientInnen ihre Wut davor, ihren möglicherweise unaushaltbaren Schmerz, ihre Trauer oder Scham spüren zu müssen. Nachdem viele PatientInnen es nicht gewohnt sind oder es sich bisher nicht erlaubt haben, sich wütend zu zeigen, sollten wir dafür sorgen, dass den Wutgefühlen im therapeutischen Setting Platz gemacht wird. Wir können unseren PatientInnen dafür folgende Fragen stellen: »Welches Gefühl steckt eigentlich hinter Ihrer Aggression? Was können oder müssen Sie durch Ihre Wut nicht sehen? Was hält sie von Ihnen fern? Wovor schützt sie Sie in Ihrer derzeitigen Lebenssituation?«

Besonders hilfreich empfinde ich es, Gefühle zu *personifizieren*. Oft haben PatientInnen keine Antworten auf diese Fragen und wenn sie sich – sofern ihre körperliche Verfassung dies ermöglicht – auf einen anderen Stuhl setzen und das jeweilige Gefühl *sprechen lassen*, ist es einfacher, sich auf die Fragen einzulassen. Es ist immer wieder bemerkenswert, welche neuen Informationen PatientInnen durch solche Interventionen erhalten. Dies bezieht sich übrigens auf die Annäherung zu allen Emotionen und stellt eine integrierende und wertschätzende Methode im Umgang mit ihnen dar.

Trauer entsteht in Phasen des Abschieds. Sie hilft dabei, Menschen, Gegenstände und Lebenskonzepte loszulassen. Nur wenn KlientInnen sich gegenüber anstehenden Loslassprozessen öffnen und zum Beispiel beweinen, wovon sie loslassen müssen, lassen sich die als negativ bewertete Gefühle auflösen.

Außerdem führt kein Weg daran vorbei, geschehene Verletzungen aufzuspüren, damit auch sie Heilung finden. Tränen Zeit und Raum zu schenken ist wichtig, damit die Traurigkeit ihren Platz bekommt und sich wandeln kann.

Trauer ist ein zutiefst körperlicher Prozess und findet – neurophysiologisch betrachtet – im selben Areal wie Schmerz statt. Trauer tut weh, lähmt und lässt Menschen erkalten.

In abschiedlichen Zeiten gibt es zahlreiche Gründe zu trauern. Die Trauer unterstützt PatientInnen dabei, all das loszulassen, was nicht länger Teil ihres Lebens ist oder sein wird. Sie hilft ihnen ebenfalls, Bindungen zu lösen, die nicht länger Bestand haben können. Angesichts des bevorstehenden Todes trauern viele Menschen auch über ungelebtes Leben und reflektieren über Wünsche und Erwartungen, die sie ans Leben hatten, welche sie nur teilweise oder gar nicht umsetzen konnten.

Menschen in ihrer Trauer zu begleiten, bedeutet unter anderem, ihnen mitzuteilen, wie wichtig ihre Traurigkeit ist und wie wertvoll ihre Tränen sind. Zu weinen und sich traurig zu zeigen, kann als mutig und stark hervorgehoben werden. Immerhin sind Menschen es häufig nicht gewöhnt, sich so gegenüber anderen Menschen zu zeigen.

Auf diese Weise können wir unseren PatientInnen vermitteln, wie wichtig ihre Emotionen sind und wie es gelingen kann, diese respektvoll ins Leben zu integrieren. Leere Trostformeln hingegen wie »Es wird schon wieder« wirken für das Gegenüber abwertend und verletzend, weil dieses sich in seinem Schmerz nicht ernst genommen fühlt. Solche Floskeln tragen sogar dazu bei, dass PatientInnen Trauergefühle zurückhalten und sich depressiv zurückziehen. Im Gegensatz zum »Ver-trösten« ist es hilfreich, sich gemeinsam an *Geschichten des Trosts* zu erinnern. Damit sind Erfahrungen gemeint, die im Laufe des Lebens im Umgang mit Trauer, Verlust und Tod als hilfreich erlebt wurden. Diese sollen auch in der anstehenden Situation dabei unterstützen, einen konstruktiven Umgang mit den vorhandenen Emotionen zu entwickeln. PatientInnen schätzen es sehr, gemeinsam über ihre Trostquellen zu reflektieren und herauszufinden, was sie im Umgang mit traurigen Situationen als hilfreich erachten. Nicht wenige wissen sehr genau, was sie tröstet, und benötigen nur einen Rahmen, der es ermöglicht, sich daran zu erinnern, und sie dabei unterstützt, ihre Quellen auch zu nützen.

Trauerarbeit eröffnet immer auch einen Raum dafür, jene Gefühle auszudrücken, denen wir Menschen unter alltäglichen Lebensumständen keinen Platz einräumen. Das Trauern über den eigenen bevorstehenden Tod (oder über den Tod von anderen) bietet PatientInnen die Gelegenheit, sich zu verabschieden, kann aber auch zum Ausdruck zahlreicher tiefsitzender Gefühle verhelfen und eine *Zeit emotionaler Freiheit* eröffnen. Trauer bezieht sich folglich nicht ausschließlich auf eine einzelne Lebenssituation, sondern hat auch generell eine reinigende Wirkung und schafft Platz für bisher ungeweinte Tränen.

Das Ziel in der Auseinandersetzung mit den Abschiedsgefühlen ist es, sie miteinzubeziehen und anzuerkennen.

Die von Roland Kachler (2014) als Beziehungskompetenz gewürdigte Trauer bei Hinterbliebenen kann auch im Abschiedsprozess vor dem Tod als solche anerkannt werden. PalliativpatientInnen steht ein großer Abschied bevor – und das nicht nur von einem, sondern von allen Menschen sowie von all den anderen Dingen in ihrem Leben (vgl. ebd., S. 59).

In starkem Zusammenhang mit einem bevorstehenden Tod steht oftmals das Gefühl der *Scham*. Sie ist bei allen Menschen vom Kleinkindalter an vorhanden und beeinflusst maßgebend die seelische

Gestimmtheit des Menschen. Alle pathologischen Verläufe, die mit Selbstverurteilung und Selbstabwertung zusammenhängen, sind zu einem mehr oder weniger großen Anteil von Schamgefühlen beeinflusst. Scham erleben Menschen oftmals wie einen völligen Zusammenbruch oder einen totalen Energieverlust bei gleichzeitigem Gefühl von Hilflosigkeit, Ohnmacht und Immobilität. Sie ist eine überaus schmerzhafte und machtvolle Emotion und

> »[…] wird oftmals verwechselt mit Angst, Wut oder Ekel. […] Schamgefühle reichen von Verlegenheit, Gehemmtsein, Schüchternheit oder Peinlichkeitsempfinden bis zu alles umfassenden, quälenden Selbstwertzweifeln. Man fühlt sich entblößt, verwundbar, verletzlich. Scham lähmt, schränkt die Lebendigkeit ein, lässt Menschen feststecken« (Zanotta 2018, S. 174).

Im Zuge einer Erkrankung sind die Einschränkungen des Körpers besonders schwer zu akzeptieren und können dazu führen, dass sich PatientInnen in ihrem Selbstwert beeinträchtigt fühlen und aufgrund von Schamgefühlen zurückziehen. Verschiedene körperliche Symptome bewirken, dass Unterstützungsleistungen in Anspruch genommen werden müssen. Manchmal müssen sie sich sogar bei intimen Vorgängen, wie bei der Körperwäsche oder beim Toilettengang, unterstützen lassen, was für viele sehr unangenehm ist.

Die Scham stellt ein sehr existenzielles Gefühl dar und dient als Wächterin dessen, was unseren PatientInnen schützenswert ist, wie die Wahrung von Intimität, Würde und Grenzen. Sie macht sie darauf aufmerksam, was ihnen wichtig ist, was sie bewahren möchten und wo sie ihre Grenzen aufzeigen müssen. Scham kann auch Ekel oder Wut auslösen. PatientInnen dazu aufzufordern, diese – gerne auch in therapeutischen Sitzungen – auszudrücken, verhilft ihnen dazu, sich vor unangenehmen Eingriffen zu schützen und Schamgefühle aufzulösen. Scham dient auch als Alarmsignal für einen potenziellen Verlust der Zugehörigkeit und greift sie als ganzen Menschen an. Umso wichtiger ist es, PatientInnen bei der Auseinandersetzung mit diesem Gefühl dazu anzuregen, den Fokus auch auf den Gegenpol zu richten und sich möglichst viele Erfahrungen von Stolz, Würde, Freude und Triumph bewusst zu machen. Ein Relativieren und Anerkennen im Sinne von: »Es geht vielen Menschen in diesen Phasen so« kann ebenso sehr hilfreich sein. Wichtig ist es auf jeden Fall, Schuld- und Schamgefühle mit unseren PatientInnen anzusprechen. Nur dadurch verlieren diese ihre destruktive Wirkkraft (vgl. Zanotta 2018, S. 173 ff.).

Auch das Thema Sexualität bringe ich in diesem Zusammenhang zur Sprache. Immerhin gehen sexuelle Bedürfnisse nicht plötzlich verloren, sondern finden aufgrund ihrer generellen Tabuisierung in unserer Gesellschaft – sofern es um einen ehrlichen Austausch über sehr persönliche, eigene sexuelle Erfahrungen, Wünsche und Ängste geht – keine Möglichkeit mehr, sich zu zeigen. Je nach körperlicher Beeinträchtigung kommt es auch bei PalliativpatientInnen häufig zu sexuellen Rückzugstendenzen. PatientInnen fühlen sich nicht mehr so attraktiv, wissen nicht, ob sie ihren kranken Körper ihren PartnerInnen zumuten können und ob sie ihre Bedürfnisse noch kundtun dürfen. Gleichzeitig ist gerade aufgrund der wissentlich begrenzten Lebenszeit ein besonderes Nähebedürfnis vorhanden. Nicht immer ist es entscheidend, Sexualität in ihrer Vollständigkeit zu leben – für so manche war dies schon vor ihrer Erkrankung aus unterschiedlichen Gründen nicht ganz so wichtig –, aber es ist durchaus wesentlich, auch sie nicht außer Acht zu lassen. Indem wir uns empathisch nach den sexuellen Bedürfnissen erkundigen und gemeinsam mit PatientInnen sexuelle Grundbedürfnisse explorieren, kann es gelingen, dass diese auch unter den veränderten Umständen einen Platz finden. PatientInnen mögen das therapeutische Setting auch für die Klärung intimer Fragestellungen nützen.

Ein Patient wusste nicht, ob er aufgrund seiner körperlichen Symptome überhaupt Sexualität leben dürfe. Dazu konnten wir sehr rasch gemeinsam von dem für ihn zuständigen Arzt speziell auf seine Situation abgestimmte Informationen einholen.

Eine andere Patientin fühlte sich zunehmend einsamer. Sie meinte, dass es ihr an »körperlich-sinnlichen Erfahrungen sehr fehle«. Durch das Engagement aus dem Bereich der Pflege konnten wir ihr Zeiten in einer Badewanne mit angenehmen Düften ermöglichen.

Diese Beispiele zeigen, wie bereits kleine Hilfestellungen für PatientInnen sehr bedeutsam werden und auch sexuelle Bedürfnisse im therapeutischen Rahmen einen Platz finden können.

Wenn der Tod naht, zeigen sich auch oft – womöglich bisher beiseitegeschobene – *Schuldgefühle*. Sie weisen PatientInnen darauf hin, dass es noch etwas gibt, das zwischen ihnen selbst und einem oder mehreren anderen Menschen steht.

Schuldgefühle unterstützen das soziale Miteinander und beeinflussen unser Verhalten. Die Wahrnehmung von Schuldgefühlen setzt hohe kognitive Fähigkeiten voraus, da sie sich auf unser inneres Wertesystem beziehen und unser Verhalten infrage stellen. Im Umgang mit Schuldgefühlen ist es entscheidend, Verantwortung zu übernehmen sowie Verzeihen und Wiedergutmachen zu ermöglichen (vgl. Zanotta 2018, S. 182 f.).

Zu vergeben ist eine höchst anspruchsvolle Aufgabe. Immer wieder kommt es dazu, dass KlientInnen sich von wichtigen Menschen verletzt fühlen. Erst indem sie vergeben, können sie Verantwortung für sich übernehmen und sich von diesem Leiden befreien. Das ist allerdings – wie wir alle wissen – nicht besonders einfach. Eine Aussprache oder sich selbst etwas zu vergeben sind Formen der Versöhnung. Ein hoher Anspruch ist es meist, friedvoll diese Welt zu verlassen und möglichst im Reinen auseinanderzugehen. »Wenn wir einen Menschen hassen, so hassen wir in seinem Bild etwas, was in uns selbst sitzt. Was nicht in uns selber ist, das regt uns nicht auf«, schreibt Hermann Hesse (1919) in einem seiner Bücher. Hassgefühle, Neid oder andere negativ stimmende Emotionen, die sich auf einen anderen Menschen beziehen, sind immer ein Teil von einem selbst. Solche »verschmutzte Energie« wird im Laufe des Lebens wieder und wieder an die Oberfläche gespült. Besonders am Lebensende kann diese nochmal von Bedeutung werden und als letzte Möglichkeit zur Reinigung auffordern. Sowohl sich selbst als auch anderen zu vergeben wirkt sich äußerst heilsam auf die letzte Lebensphase aus. Doch Versöhnung ist sehr vielschichtig, kann nicht willkürlich hergestellt werden und erstreckt sich meist über einen längeren Zeitraum. Trotzdem stellt sie einen Ausweg zur eigenen Befreiung dar.

Wenn sich PatientInnen verletzt fühlen, ist es erforderlich, sie dabei zu unterstützen, ihre schmerzlichen Gefühle auszudrücken und dadurch ihre verletzten Anteile zu würdigen und anzuerkennen. Auch das Würdigen der Ressourcen und Stärken, die sie durch diese Verletzung gewonnen haben, kann für eine Heilung wichtig sein.

Viele Menschen entscheiden sich noch dazu, sich mit demjenigen auszutauschen, von dem sie sich verletzt fühlen, oder schriftlich mitzuteilen, welches Leid jemand mit seinem Verhalten verursacht hat. Manchmal braucht es auch noch einen symbolischen Akt der Wiedergutmachung. Bei einer jeden Versöhnung ist es entscheidend, dass sich PatientInnen nicht davon abhängig machen, ob sich das Gegenüber für sein Vergehen entschuldigt, sondern dass sie sich von seiner Reaktion innerlich befreien. Dafür können Transitionsrituale, wie unter anderem Versöhnungsrituale, unterstützend eingesetzt werden.

> Im Zuge eines therapeutischen Prozesses zeigten sich bei einer Patientin tiefgreifende Verletzungen, die durch ihren längst verstorbenen Vater verursacht worden waren. Sie haderte sehr damit, dass er sie »nie geliebt« und sie immer »abwertend behandelt« habe. Obwohl es nicht mehr möglich war, mit ihm ins Gespräch zu kommen, war es ihr wichtig, ihm zu verzeihen und »diese Welt in Frieden zu verlassen«. Wir überlegten, wie wir ein Transitionsritual dafür nützen könnten, und bereiteten ein solches anhand des Arbeitsblatts »Die Vorbereitung eines Transitionsrituals« (s. Anhang dieses Buches) strukturiert vor. Da die Patientin nicht am Begräbnis ihres Vaters teilgenommen hatte, gestalteten wir ein solches für ihren »inneren Vater«. Dabei las sie einen Brief vor, den sie an ihn geschrieben hatte, und wir hörten uns ein Lied an, das sie an ihn erinnerte. Es war sehr schmerzlich für sie, ihn zu verabschieden, und dennoch war es befreiend, auszudrücken, was sie sich von ihm gewünscht hätte. Sie fühlte sich danach »wie von ihm befreit«.

Das soziale Umfeld von PatientInnen lässt sich häufig von leidvollen Gefühlen anstecken, taucht in die Schmerzwelt mit ein und verbündet sich gemeinsam mit den PatientInnen gegen ihre schmerzvollen Erfahrungen. Andere wiederum meiden solche Menschen, da sie es nicht aushalten, einen lieben Menschen so leiden zu sehen, und sich diesen Hilflosigkeits- und Ohnmachtsgefühlen nicht ausliefern wollen. Auf diese Weise werden solche Gefühle wie zu einem unkontrollierbaren Gift, das sich im Lebensraum der betroffenen Personen verbreitet. Äußern PatientInnen den Wunsch, sich mit ihren leidvollen Themen zu beschäftigen, so liegt im letzten Lebensabschnitt eine großartige Gelegenheit, mit sich selbst, mit dem Leben und mit den Mitmenschen ins Reine zu kommen. Genau darin liegt unsere Aufgabe in der Sterbebegleitung: bei dem zu unterstützen und zu inspirieren, was von unseren PatientInnen noch gespürt, gesagt oder getan werden möchte.

4.3.2 Trostquellen im Umgang mit schmerzlichen Emotionen

Für einen selbstbestimmten Umgang mit leidvollen Gedanken- und Gefühlsmustern fand ich insbesondere sechs Quellen des Trostes, denen sich PatientInnen zuwenden können. Diese sollen im Folgenden vorgestellt werden. Sie unterstützen die PatientInnen dabei, in jedem Augenblick neu zu bestimmen, was sie angesichts ihrer abschiedlichen Lebenssituation trösten kann.

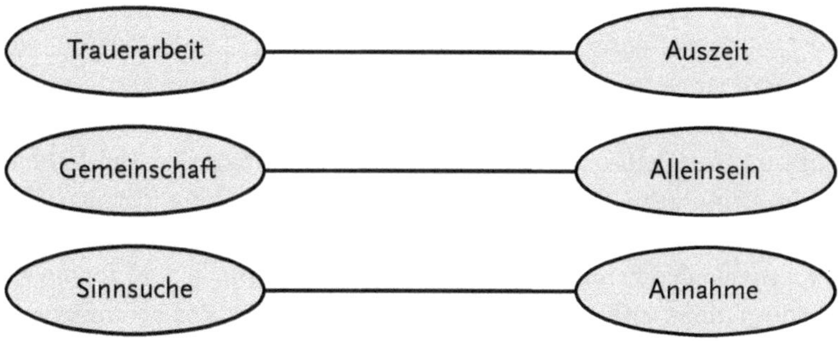

Abb. 11: Trostquellen im Umgang mit schmerzlichen Gefühlen

Abbildung 11 zeigt diese sechs Trostquellen, von denen sich jeweils zwei anhand ihrer entgegengesetzten Ausrichtung gegenüberstehen.

Erfahrungsgemäß ist es für PatientInnen wichtig, sich Raum für schmerzliche Gefühle (vgl. Abb. 11, Trauerarbeit) ebenso wie Raum für Auszeiten von der Beschäftigung damit (vgl. Abb. 11, Auszeit) zu verschaffen. In manchen Situationen tut es ihnen gut, sich in Gemeinschaft zu begeben (vgl. Abb. 11, Gemeinschaft), wie es in anderen wohltuender ist, Zeiten für sich allein einzuräumen (vgl. Abb. 11, Alleinsein). Und manchmal möchten Menschen ihrem bevorstehenden Tod und somit ihrem letzten Lebensabschnitt eine besondere Bedeutung beimessen beziehungsweise nach einem Sinn suchen (vgl. Abb. 11, Sinnsuche), ihn dann aber auch wieder einfach als einen natürlichen Teil ihres Lebens annehmen (vgl. Abb. 11, Annahme).

Jeder Mensch kann somit, abhängig von seiner jeweiligen Lebenssituation und seinen Vorlieben im Umgang mit seinem Erleben, selbst einstufen, was er – im Sinne der Selbstfürsorge – benötigt, um für einen guten Umgang mit seinen schmerzlichen Gefühlen und Gedanken zu sorgen. Diese sechs Trostquellen haben damit eine große Relevanz für die individuelle Gestaltung von Abschieden.

Sowohl *Trauerarbeit*, also die bewusste Zuwendung zu schmerzlichen Gefühlen, als auch das bewusste Gewähren von *Auszeiten* von der Beschäftigung mit leidvollen Themen stellen Trostquellen dar. Erfahrungsgemäß kommen nicht gefühlte Gefühle immer wieder an die Oberfläche, um ihre Botschaft zu übermitteln. So ist es ratsam, sich darauf entsprechend einzulassen, sie zu spüren und auszudrücken. Im therapeutischen Setting ist es sinnvoll, dafür einen vertrauensvollen Raum zu schaffen und PatientInnen mit unterschiedlichen Formen der Trauerarbeit vertraut zu machen.

Genauso wichtig, wie Zeitfenster für auftauchende Gefühle zu schaffen, ist es, sich Auszeiten von diesen einzuräumen. Alles, was PatientInnen gern tun, und alles, was sie noch erleben möchten, ist dann an der Reihe. Räume zu schaffen, in denen der Tod keinen vordergründigen Platz einnimmt, können dazu dienen, trotz aller Erschwernisse Leichtigkeit und Lebensfreude zu spüren. Alltägliche genussvolle Erfahrungen tragen dazu bei, emotionale Schmerzen zu mindern und damit die eigene Lebensqualität positiv zu beeinflussen.

Die nächste Trostquelle setzt sich mit der Frage auseinander, ob und wie viel Zeit PatientInnen noch in *Gemeinschaft* mit anderen Menschen verbringen wollen. Trauerzeiten können mit einer abnehmenden Kontaktdichte einhergehen, können allerdings andauernde Beziehungen intensivieren und vertiefen. Gemeinschaften sind Erlebnis- und Reflexionsräume und ermöglichen es, sich selbst in Beziehung zu erleben und eigene Empfindungen zu überprüfen. Sie wirken auch identitätsstiftend, was gerade in Anbetracht der identitätsverunsichernden Zeiten sehr wohltuend sein kann. Die Nähe zu Familienmitgliedern, FreundInnen, KollegInnen oder/und zu Menschen mit ähnlichen Erkrankungen bzw. zu uns professionellen HelferInnen kann sehr heilsam sein, wenn es darum geht, eine gemeinsame Sprache für die eigene Gefühls- und Gedankenwelt zu finden und Erfahrungen zu teilen.

Gesellschaftliches Miteinander kann sich ganz unterschiedlich gestalten. Menschen können sich mit einer oder mehreren Personen verabreden, Gespräche führen, aber auch miteinander schweigen. Sie können sich über tiefgreifende Themen oder über alltägliche Belanglosigkeiten austauschen. Je nach Befindlichkeit mögen sie zusammen etwas unternehmen oder aber einfach nur gemütlich beisammensitzen.

Genauso wichtig, wie sich mit Menschen zu umgeben, ist der Wunsch nach Zeiten für das *Alleinsein*. Jeder Mensch aktiviert bestimmte Charakterzüge und Seiten in anderen Menschen. So erleben sich Menschen in jeder Beziehung neu. Verbringen PatientInnen Zeit allein, werden sie weniger von außen beeinflusst. Das ermöglicht ihrem Organismus, mehr von innen heraus zu wirken. Es ist heilsam, eigene Bedürfnisse zu spüren, auf diese zu reagieren und sich dem ganz individuellen Rhythmus hinzugeben. Eine solche achtsame Wahrnehmung ist den Menschen besonders dann zugänglich, wenn sie sich zurückziehen und ganz für sich selbst sind.

Die *Sinnsuche* bezieht sich im palliativen Setting auf die Frage nach der Bedeutung der Nachricht für die PatientInnen, dass die eigene Lebenszeit nur noch von geringer Dauer ist. Einer Sinngebung geht der Gedanke voraus, dass jede Begebenheit im Leben einen bestimmten Zweck erfüllt. Oftmals verspüren PatientInnen ein großes Verlangen danach, Lebensereignisse nach ihrer Ursache und Auswirkung einzuordnen. Hinter dem Bestreben, eine mögliche Erklärung für die neue Lebenslage zu finden und sie in etwas Größeres einzubetten, liegt häufig der große Wunsch danach, das Leben zu kontrollieren und die eigene Selbstwirksamkeit zu erhalten. Viele fragen, warum gerade sie diese Erkrankung bekommen haben oder warum zu diesem Zeitpunkt ihres Lebens. Birgit Hickey (2022) beschäftigt sich ausführlich mit dieser Frage in ihrem *systemisch-familienbiografischen Ansatz*. Dieser geht davon aus, dass Erkrankungen und andere leidvolle Erfahrungen im Zusammenhang mit der Einbettung in das Familiensystem stehen. Anhand verschiedener Methoden, wie der Arbeit mit Genogrammen oder Aufstellungen, können wir zum Beispiel herausfinden, welche generationenübergreifenden Themen für den Umgang mit dem jeweiligen Symptom relevant sein könnten.

Ein Patient meinte in diesem Zusammenhang: »Ich habe körperliche Schmerzen immer auf die Seite geschoben und bin trotzdem in die Arbeit gegangen. Jetzt zeigt mir das Leben, dass auch ich verwundbar bin. Offenbar muss ich jetzt am Ende lernen, was es bedeutet, sich helfen zu lassen.« Im Gespräch wurde ihm bewusst, dass schon sein Vater keine Ruhe fand, alles selbst schaffen wollte und seine Aufgaben bis zuletzt pflichtbewusst erfüllte. Diese Erkenntnis entlastete ihn und brachte ihn überhaupt erst auf die Idee, sich nun anderen Lebensbereichen als seiner Arbeit zu widmen.

Eine andere Patientin haderte damit, keinen Sinn in ihrer Erkrankung zu finden: »Ich habe Kinder und einen Mann, die mich brauchen, einen Job, der meinen Einsatz erfordert, und eine Mutter, um die ich mich kümmern muss. Wenn ich nur irgendeinen Grund dafür finden könnte, warum ich jetzt gehen muss, könnte ich leichter loslassen. Aber ich kann absolut keinen Sinn darin erkennen!«

Nicht nur eine gemeinsame Reflexion über den Sinn kann Teil eines psychotherapeutischen Prozesses sein. Auch der Hinweis darauf, dass der Tod nicht unbedingt Sinn ergeben muss, wirkt zu manchen Zeiten entlastend. Die Besinnung darauf, dass jeder Mensch sterben wird, kann im Sinne einer *Annahme* ebenso ein hilfreicher Gedanke sein. Alle Menschen zählen zur »Zielgruppe« des Todes. *That's life* (engl. »So ist das Leben«), würden wir auf Englisch antworten, wenn Menschen etwas akzeptieren müssen, das weder kognitiv nachvollziehbar noch gewünscht ist. Für viele bleibt der Tod sinnlos. Manchmal müssen wir professionellen HelferInnen genau das aushalten und anerkennen, nämlich dass auch wir keine Antworten haben, wenn es darum geht, Erklärungen für ungewollte Lebensverläufe zu finden.

Zusammenfassend lässt sich sagen, dass die Nennung der möglichen Trostquellen PatientInnen helfen kann, auf ihre sich ständig verändernden Bedürfnisse aufmerksam zu werden. Sie spüren ihre Emotionen und nehmen sich dann wieder Zeit für andere Lebensbereiche; lassen sich auf andere Menschen ein und ziehen sich wieder zurück; suchen nach dem Sinn in ihrem Leben und entziehen sich diesen tiefgreifenden Gedanken auch wieder. Sich darin zu üben, die eigene Lebensweise auf die ureigenen Bedürfnisse auszurichten, ist nicht nur im letzten Lebensabschnitt sinnvoll. Sind Menschen zeitlebens darin geübt, können sie dies in besonders herausfordernden Zeiten wesentlich leichter umsetzen.

Zur konkreten Nutzung dieser Trostquellen findet sich im Anhang das Arbeitsblatt »Trostquellen im Umgang mit Trauergefühlen«. Dieses kann gemeinsam mit PatientInnen oder zur Reflexion zwischen den Therapieeinheiten von ihnen dafür herangezogen werden, um in regelmäßigen Abständen einzuschätzen, was ihnen im Umgang mit ihrer herausfordernden Situation guttut. Eine selbstständige Nutzung unterstützt darin, sich unabhängig von anderen dem eigenen Leid zuzuwenden. So tragen wir in psychotherapeutischer Begleitung dazu bei, Selbstreflexion anzuregen und das Erleben von Selbstwirksamkeit zu erhöhen.

> Nach der selbstständigen Anwendung dieses Arbeitsblattes entschied sich eine Patientin dazu, sich eine Auszeit von ihren schmerzlichen Gefühlen zu nehmen, ihren bevorstehenden Tod als solchen hinzunehmen und eine unbeschwerte Zeit mit einer Freundin zu verbringen. Dies führte zu einer Absage unserer vereinbarten Sitzung. »Ich

muss unseren Termin heute leider absagen. Meine Freundin kommt mich besuchen und wir gönnen uns einen Eiskaffee – wie in guten alten Zeiten. Diesen Tag widme ich meiner Lebensfreude. Ich habe genug von meiner Verzweiflung und meinem Selbstmitleid.« Diese Terminabsage nahm ich schmunzelnd an und wünschte ihr einen genussvollen Tag. Wir verschoben unsere Sitzung auf den darauffolgenden Tag und reflektierten in dieser darüber, wie stärkend es sich für sie anfühlte, eine solche Entscheidung zu treffen und diese auch umzusetzen. Sie bedankte sich im Übrigen auch für mein Verständnis. Sie meinte, dass sie es nicht gewöhnt sei, sich so »egoistisch« zu verhalten. Wir lachten über ihr »selbstbezogenes Verhalten« und überlegten gemeinsam, in welchen Lebensbereichen und gegenüber welchen Menschen sie dieses schon viel eher hätte einsetzen sollen.

Diese Trostquellen können wir auch für die therapeutische Arbeit mit Hinterbliebenen nach dem Versterben eines bedeutsamen Menschen heranziehen. Bei der Trostquelle »Trauerarbeit« können Orte und Zeiten des Trauerns festgelegt werden, die damit eine strategische Begrenzung vollziehen. Die Trostquelle »Gemeinschaft« weist darauf hin, dass es manchmal hilfreich ist, in Gemeinschaft zu trauern, es manchmal aber auch des Rückzugs bedarf. In Bezug auf die Trostquelle »Sinnsuche« wirkt es zu manchen Zeiten wohltuend, nach einem Sinn für das Versterben eines geliebten Menschen zu suchen, und zu anderen Zeiten, den Tod als Teil des Lebens anzunehmen.

4.3.3 Todessehnsucht im Therapieverlauf

Bei der zweiten Aufnahme auf die Palliativstation litt Frau P. vermehrt unter starken Schmerzen. Es war ihr nicht mehr möglich zu gehen. Auch beim Sitzen und Liegen erlebte sie Schmerzspitzen von hoher Intensität, die sie als beinahe unerträglich beschrieb. Diese Zeit bezeichnete sie als Wendepunkt im Leben. Sie wollte nun von weiteren Therapien absehen und in ein Loslassen übergehen. An dieser Stelle veränderte sich auch ihr therapeutisches Ziel. Sie wandte sich zunehmend vom Leben ab und sehnte sich nach dem Tod. Frau P. äußerte den konkreten Wunsch, so rasch wie möglich zu sterben und letzte Vorbereitungen dafür zu treffen. Sie beschloss, anstehende Erledigungen abzuschließen und letzte Abschiede zu planen und zu gestalten. Sie bat mich um meine Unterstützung, »diesen letzten Weg jetzt endgültig zu Ende zu bringen«.

Dies empfand ich als schwierig, da ich sie als vehement einfordernd, kindlich-trotzig und sich auflehnend wahrnahm. Eine Einordnung in die Phase der Todessehnsucht kam mir bei dieser Begegnung schnell in den Sinn. Frau P. schien nicht darauf abzuzielen, den Verlauf ihrer Erkrankung zu akzeptieren, sondern ihn beschleunigen zu wollen und damit weiterhin die Kontrolle über ihr Leben zu bewahren. Nachdem ihre Erkrankung bereits weit fortgeschritten war und ich sie als sehr unruhig erlebte, war es mir einerseits wichtig, ihren dringlichen Todeswunsch anzuerkennen, andererseits aber auch Oasen der Ruhe und Zuversicht zu integrieren. Es war mir einerseits ein Anliegen, Anwältin für die Seite zu sein, die nun nach so vielen Jahren des Kämpfens nicht mehr leben wollte, andererseits war es mir durchweg wichtig, auch anderen Seiten in ihrem Leben noch Platz einzuräumen. Insgeheim hatte ich die Hoffnung, mit ihr gemeinsam dahingehend arbeiten zu können, diese letzte Lebenszeit mit all ihren Herausforderungen anzunehmen und sie dadurch selbstwirksam mitzugestalten.

Wie bereits erwähnt, bezeichnete Frau P. die Anfangszeit dieses Palliativaufenthalts als Wendepunkt in ihrem Leben, und es gelang ihr nach vielen Jahren diverser Behandlungen wie Chemotherapien in ein Loslassen überzugehen. Dieses bedeutete für sie allerdings, dem Wunsch nach aktiver Sterbehilfe in der Schweiz nachzugehen und sich damit den Tod schon vor seinem natürlichen Eintritt zu organisieren.

»Wenn er [ihr Ehepartner] mich lieben würde, würde er mich doch dabei unterstützen, oder?«, äußerte sie. Es war unumgänglich anzusprechen, dass ihre Lösung erster Wahl – eine aktive Sterbehilfe – zumindest hier in Österreich nicht möglich ist. In diesem Rahmen konnten wir uns ausschließlich der vermeintlich zweitbesten Lösung zuwenden, die in diesem Fall darin bestand, sich dieser neuen Lebenssituation auf eine individuell stimmige Art und Weise hinzugeben (vgl. Kachler 2014, S. 72).

Frau P. hatte Angst, nun wirklich ganz die Kontrolle über ihr Leben zu verlieren, und verspürte verstärkt intensive Wut- und Ohnmachtsgefühle. Die körperlichen Symptome, speziell die starke Müdigkeit und die Schmerzen, erlebte sie als besonders belastend. Schon innerhalb der ersten Einheiten äußerte Frau P. ihre Sehnsucht nach dem Tod: »Manchmal möchte ich lieber sterben, als das zu erleben.« Auch ihre neue Rolle in der Familie machte ihr zu schaffen. Frau P. weinte immer häufiger in den Therapiesitzungen, weil sie sich im Alltag zunehmend weniger kompetent erlebte und das Gefühl hatte, für das

Wohl ihrer Familie nichts beitragen zu können. Außerdem sprach sie von vermehrten körperlichen Symptomen wie Schwindel und Druckgefühlen. All diese Beeinträchtigungen hatten einen großen Einfluss auf ihr Körperempfinden und ihr Frausein. Sie schämte sich für ihren Körper und traute sich nicht mehr, sich ihrem Mann nackt zu zeigen. So war es in dieser Phase für sie nicht möglich, mit ihm Intimität zu leben.

Ihre große Verzweiflung schien allerdings an dem Tag verschwunden zu sein, an dem sie den Wunsch nach einer palliativen Sedierung[5] äußerte. Frau P. meinte ganz überzeugt, dass sie nun eine gangbare Entscheidung getroffen habe: Sie wollte sich nicht länger dem Krankheitsverlauf hingeben und sich endlich erlösen. Für Frau P. gab es zu diesem Zeitpunkt – abgesehen von einer aktiven Sterbehilfe in der Schweiz – keine Alternative zu einer palliativen Sedierung, von der sie sich ebenso einen raschen Tod erhoffte. Einen Suizid zog sie allerdings für sich nicht in Erwägung. Dennoch wollte sie das große Leid und die damit einhergehenden Schmerzen nicht länger aushalten müssen. Sie begann zu dieser Zeit, sich von wichtigen Mitmenschen zu verabschieden, und bat mich, sie dabei zu unterstützen, stimmige Formen des Abschieds für ihre jeweiligen Mitmenschen zu finden.

In dieser Phase war eine enge Kooperation mit dem multiprofessionellen Team auf der Palliativstation erforderlich. Regelmäßige Intervisionen verbesserten die Zusammenarbeit zwischen verschiedenen Berufsgruppen und den Austausch über medizinische, pflegerische und psychosoziale Maßnahmen. In Absprache mit Frau P. erfolgte meinerseits eine Rücksprache mit der zuständigen Ärztin über ihre medizinische Sicht zu dieser Thematik. Infolgedessen informierte sie Frau P. darüber, dass eine palliative Sedierung für sie derzeit nicht infrage kam, und erklärte ihr die Gründe für diese Entscheidung.

Daraufhin folgte bei Frau P. eine von Wut und Aggression dominierte Phase. Frau P. konnte es nicht fassen, dass sie diesem Leben ausgeliefert zu sein schien und keine andere Wahl hatte, als »diese schwere Last zu ertragen«. Sie zeigte sich aggressiv, ablehnend und traurig. Ursprünglich war sie es nicht gewohnt gewesen, ihren Ärger zu zeigen, und hatte sich in solchen Situationen zurückgehalten.

5 Eine palliative Sedierung ist eine Gabe stark beruhigender Medikamente zur Verminderung der Bewusstseinslage. Sie dient dazu, PatientInnen von unerträglichem, nicht durch andere Therapien zu behebenden Leid weitgehend zu befreien (vgl. Cherny u. Radbruch 2009).

Speziell im Rahmen von Therapieeinheiten ermutigte ich sie jedoch dazu, ihrer Wut Ausdruck zu verleihen, diese Vitalität zu leben und sich dadurch authentisch zu zeigen. Zeitweise lehnte sie in solchen Phasen Therapieangebote allerdings ab und wies vorwurfsvoll darauf hin, dass ihr sowieso niemand wirklich helfen wolle. Sie konnte nicht nachvollziehen, warum sie niemand in ihrem Leid unterstützte. Weder professionelle HelferInnen noch ihre Familie wollten ihrer Meinung nach einen Beitrag zur Verbesserung ihrer Situation leisten. Jede Psychotherapieeinheit war umso mehr eingangs von einer »intersubjektiven Orientierung« (Stern 2014, S. 117) geprägt: Es war erforderlich, mich immer wieder neu darauf einzustellen, wo Frau P. gerade stand und was ihre aktuelle Gefühlslage für unsere therapeutische Zusammenarbeit bedeutete. Der Bogen spannte sich von einer Ablehnung jeglicher Angebote bis hin zu ausführlichen, tiefgreifenden Gesprächen. Meist konnte ich schon in den ersten Minuten erkennen, was am jeweiligen Tag mit ihr möglich war.

Das Aushalten des Unaufhaltbaren zu unterstützen, war in dieser Phase ein Schwerpunkt meiner psychotherapeutischen Tätigkeit. Drücken wir vermeintlich negative Gefühle aus, können sich Ängste und Spannungen lösen und wieder Platz für andere Gefühle machen. In dieser Phase ging es im psychotherapeutischen Setting darum, einen Rahmen anzubieten, der es ermöglichte, dass Frau P. Interesse und Mitgefühl für ihre eigene Situation entwickeln konnte. Ein entwicklungsförderndes Setting eröffnete die Möglichkeit, uns mit beiden Seiten, nämlich mit der Seite, die leben wollte, wie auch mit der Seite, die den Tod herbeisehnte, vertraut zu machen. »Ist es etwa nicht normal, dass ich mich nun ärgere?«, fragte mich Frau P. Natürlich waren ihr Frust und ihre Wut nachvollziehbar und blieben ohne Widerspruch meinerseits. Diese verständnisvolle Haltung bewirkte, dass Frau P. sich mir öffnete, da sie sich für ihre Gefühle nicht rechtfertigen musste:

> »Der Weg zum Trost beginnt in jedem Fall mit einem verbindlichen Zuhören. Es geht um eine höchst aktive Passivität, ein Aushalten und Zulassen von allem, was der jeweilige Mensch mitbringt, was ihn bedrängt und in die Verzweiflung treibt« (Glettler u. Lehofer 2020, S. 18).

Vorerst blieb es in erster Linie interessant für mich, dass Frau P. in dieser Situation ausschließlich Wut empfand. Immerhin hätte sie auch ihrer Trauer oder ihrer Angst Platz einräumen können. So war es für den therapeutischen Prozess bedeutsam, mit ihr gemeinsam »[...] eine sichere Beobachterperspektive aufzubauen, aus der heraus sie geschützt, sicher, mit Kraft ihre Muster betrachten (konnte)« (Schmidt 2015, S. 62). Erst von dieser Position aus war es Frau P. möglich, anhand des Arbeitsblattes »Trostquellen im Umgang mit schmerzlichen Gefühlen« (vgl. Anhang) darüber zu bestimmen, wie sie zum jeweiligen Moment mit ihren aufkommenden Gefühlen umgehen wollte. Es gab Situationen, in denen sie den Schmerz intensiv spüren wollte; Situationen, in denen sie es bevorzugte, allein zu sein, und Situationen, in denen sie nach einem Sinn für ihr Leiden suchte. Genauso erlebte sie auch Augenblicke, in denen sie sich für die jeweils gegenteilige Variante entschied. Diese Vorgehensweise ermöglichte es uns beiden, uns jeweils aufeinander einzuschwingen und die Bedürfnisse hinter den Gefühlen zu eruieren.

Auch in dieser scheinbar aussichtslosen Lebenslage blieb Frau P. damit die Wahl, ihr Leben mitzubestimmen und sich nicht von ihren Emotionen vereinnahmen zu lassen. Dennoch fühlte sich Frau P. häufig sehr schwach und in ihren Handlungsmöglichkeiten stark eingeengt. Nur wenn sie es schaffte, mit mehr Abstand und von einer sicheren Perspektive auf ihr Problem zu schauen, erlebte sie wieder mehr Kompetenz im Umgang mit sich selbst. Es war, als würde sie vor einer verschlossenen Tür stehen, die sich erst dann öffnete, wenn sie bereit war, sich verantwortungsvoll auf ihre letzte Lebenszeit zu besinnen. Die wesentliche Frage, die sich Frau P. immer wieder stellte, war: »Wofür das alles?« Die medizinischen Prognosen waren sehr eindeutig und angesichts ihres schon sehr bald bevorstehenden Todes erkannte sie immer weniger Sinn in ihrem Leben. Diese Haltung zeigt sich vergleichbar bei anderen irreversiblen Veränderungsprozessen, bei denen ebenso die Lösung erster Wahl im Sinne von »Es soll wieder so sein, wie es einmal war« nicht mehr möglich ist.

Bezogen auf die Heldenreise ordnete sich Frau P. schnell der Phase der Weigerung zu und erwähnte dabei, dass sie nach wie vor das Ziel habe, möglichst bald zu sterben. Es mache keinen Sinn für sie, sich »auf einen unaufhaltbaren Verlauf einzulassen, wenn dieser sowieso zum Tod führe«. Bei der Heldenreise geht es in dieser Weigerungs-Phase darum, dass die HeldIn sich nicht auf das Abenteuer einlassen und zu Hause bleiben möchte.

Ich versuchte Frau P. bei dieser Herausforderung zu unterstützen und stellte ihr Fragen wie: »Was soll trotz jeglichem Veränderungswunsch dennoch so bleiben, wie es ist?«, »Was würden Sie verabsäumen, wenn Sie sich dieser letzten Lebenszeit nun tatsächlich entzögen?« und »Gibt es irgendetwas, wofür es sich lohnen könnte, sich auf dieses letzte Abenteuer einzulassen?«. Was letztendlich die Belohnung für eine solche Abenteuerreise sein würde (oder ob es eine gebe), war zu diesem Zeitpunkt noch völlig offen.

Angesichts der medizinischen Prognose gingen wir nicht davon aus, dass wir das Leben verlängern konnten, aber davon, dass diese letzte Lebenszeit doch noch etwas Lebenswertes in sich barg. Auch in der Heldenreise ist zu Beginn offen, ob ein Ziel erreicht wird. Im weitesten Sinne ist dieses Ziel letztendlich immer, emotionale Reife und Weisheit zu erlangen. Demnach liegt sogar im Scheitern eine Chance zur Entwicklung. Außerdem zeigt sich am Ende jeder Reise, dass sich ein ursprünglich definiertes Ziel häufig vom tatsächlich erreichten unterscheidet, weil wir im Voraus nicht wissen können, wie sich die Erfahrungen auf die PatientInnen auswirken. Frau P. war für diesen Gedanken (noch) nicht offen. Es war mir daher wichtig, Frau P. in ihrem Tempo zu begleiten und nicht vorschnell eine lösungsorientierte Sichtweise zu erzwingen. Eine umfassende Trauerarbeit ist immerhin die Voraussetzung für eine hingebungsvolle Haltung.

In dieser Phase erwies sich die Teilearbeit als besonders wertvoll. Ich beschrieb für Frau P. die menschliche Psyche als ein individuelles System, das wir in verschiedene Seiten mit je unterschiedlichen Bedürfnissen, Vorlieben und Funktionen unterteilen können. Diese Betrachtung ermöglichte es uns, Zielkonflikte, einander widersprechende Haltungen und Weltanschauungen und demzufolge leidvolle Ambivalenzen in ihr sichtbar zu machen. In diesem Stadium des Therapieprozesses machte sich eine Seite bei Frau P. bemerkbar, die sie als sehr belastet wahrnahm. Wir identifizierten diese als einen leidenden Anteil ihrer Persönlichkeit, den »Trauerkloß«, und befragten ihn, wie er in ihr Leben gekommen war und welchen Einfluss er auf sie ausübte. Dieser »traurige Kloß« bezeichnete, wie sich herausstellte, jene Seite, die sofort sterben wollte, um dadurch jeglichem Leid zu entkommen. Es gesellte sich eine weitere Seite dazu, nämlich jene, die noch am Leben bleiben wollte. Es war Frau P. bis zu diesem Augenblick nicht bewusst gewesen, dass auch diese sensiblere und durchaus sehr schützenswerte Seite nach wie vor ein Teil von ihr war. Mit diesen beiden Trägern von Anliegen machten wir uns auf den Weg in eine neue Richtung. Wir würdigten beide Seiten und ließen ihnen einen wichtigen Platz in dieser Lebensphase zukommen. Beiden wurde von Frau P. ihre Existenzberechtigung eingeräumt und sie brachten wichtige Bedürfnisse von ihr zum Ausdruck.

Das Verbalisieren dieser Umstände und das gemeinsame Aushalten des Unaufhaltbaren sowie die Anerkennung und Würdigung dieses großen Leids stellten insofern zieldienliche Interventionen dar. In einem entwicklungsfördernden Setting bekommen beide Elemente – sowohl das Leben als auch der Tod – einen guten Platz.

Körperorientierte Interventionsmöglichkeiten erwiesen sich in der Zusammenarbeit mit Frau P. in dieser Zeit ebenso als besonders bedeutsam. Abgeleitet von der polyvagalen Theorie nach Porges konnten wir viele Stabilisierungs- und Selbstberuhigungsübungen mit dem Fokus auf Atmung, Bewegung und Aufmerksamkeit in die Therapiestunden einbauen. Als sie bereit war, Wut und Aggression zu akzeptieren und auszudrücken, verloren diese an Intensität und damit auch ihre destruktive Wirkkraft. Verschiedene Körperübungen ermöglichten es Frau P. dann, beruhigend auf ihren Organismus einzuwirken und ein Gefühl von Sicherheit, Halt und Kraft in sich zu entwickeln. Anhand von rhythmischen Bewegungen regte sie das serotonerge und das dopaminerge System an, was dem Körper signalisierte, dass alles in Ordnung war und er sich in keiner Gefahrensituation befand. Ein Gefühl von viszeraler Sicherheit trug dazu bei, sich mit dem Organismus in eine liebevolle Beziehung zu begeben. Dadurch bewirkte Frau P. eine selbstbestimmte Rückführung auf die – auf das Stresstoleranzfenster bezogene – sogenannte stressfreie Zone.

Die Anleitung zu Selbstberührungen führte zu verstärktem Bewusstsein für ihre Empfindungen, spendete Trost und beruhigte sie auf physischer und psychischer Ebene. Dabei leitete ich Frau P. dazu an, ihre Arme, ihr Gesicht, ihren Hals und ihren Brustbereich mehrmals behutsam zu streicheln und die Hände auf ihren Bauch und ihr Herz zu legen. Immer wieder wies ich währenddessen darauf hin, dass sie darauf achten möge, was diese Berührungen nicht nur an dieser Körperstelle bewirkten, sondern auch welche Veränderungen sie dadurch im gesamten Organismus wahrnehmen konnte. Die Anleitung zu solch verschiedenen Selbstregulations- und Erdungsmethoden diente dazu, die Reinigung von Nerven- und Energiebahnen zu aktivieren und ausgleichend zu wirken, die Zellatmung zu verbessern und ihren Körper zu entspannen.

Diese und ähnliche auf den Körper bezogene Übungen machte Frau P. weiter nicht nur unter meiner Anleitung, sondern auch dann, wenn sie allein war und mit ihrer Lebenssituation zu hadern begann. »Anfangs werde ich dann auch richtig wütend auf diese Übungen, doch je tiefer ich atme, umso mehr schwindet die Wut. Irgendwann kann ich sie gar nicht mehr wahrnehmen und werde ganz ruhig. Manchmal werde ich dann auch traurig und weine«, erklärte mir Frau P. in einer Therapiesitzung. Sich selbst zu beruhigen war oftmals ein Versuch, vor sich selbst und der erlebten Ausweglosigkeit zu fliehen. Gleichzeitig ermöglichte ihr das, angestaute Emotionen auszudrücken und sich selbst näherzukommen.

> »Neben Anleiten zu Selbstfürsorge durch *erdende Atemübungen, Achtsamkeitstraining* und *Selbstregulationstechniken* spielt die konkrete *soziale Unterstützung* im Alltag eine entscheidende Rolle« (Zanotta 2018, S. 204; Hervorh. i. Orig.).

Trotz der selbstständigen Anwendung bevorzugte Frau P. immer wieder eine Anleitung meinerseits, weil es ihr leichter fiel, »dann auch wirklich dabei zu bleiben«.

Lebensumstände – wie die von Frau P. – können als massive Grenzverletzungen der persönlichen Würde empfunden werden, da sie verstärkt Einsamkeit und einen Verlust von Kontroll- und Handlungsfähigkeit auslösen. Heilung kann nur geschehen, wenn wir uns sicher, selbstbestimmt und effektiv erleben. Frau P. benötigte in ihrer Aufregung und Aufgebrachtheit über die Situation ein Gegenüber, das sie dabei unterstützte, diese Empfindungen auszuhalten und ihre innere Unruhe zu regulieren. Belastende Gedanken legten sich immer wieder als intensiver Schmerz auf ihre Brust. Bewusste Atemzüge und tröstende Berührungen unterstützten sie, diese weiterziehen zu lassen und den Druck in ihrer Brust zu lösen. In dieser Phase körperlich zu erfahren, dass es möglich ist, wieder selbst Einfluss auf das eigene Wohlbefinden zu nehmen, war für sie eine essenzielle Erfahrung. Der somatische Fokus in der Systemischen palliativen Psychotherapie kann insofern wesentliche Veränderungen einleiten.

Für Frau P. war es wichtig, einen kraftvollen, zuversichtlichen und neugierigen Blick auf ihre aktuelle Lebenssituation zu entwickeln. In dieser Phase war es entscheidend, einen Zugang zu schmerzhaften

Emotionen zu bekommen. Erst als es Frau P. gelang, im therapeutischen Rahmen ihre »Schutzmasken« abzulegen und sich für all die auftauchenden leidvollen Gefühle zu öffnen, konnten sich diese transformieren. Es war mir ein Anliegen, die Bedürfnisse hinter ihren Emotionen zu erkennen und Frau P. als Person von ihren Emotionen zu unterscheiden.

Sorgfältig konnte ich mit Frau P. herausarbeiten, was hinter dem Todeswunsch stand und welches Bedürfnis sich mit diesem Wunsch äußerte. Nicht ein vorschneller Tod war das Ziel, sondern ein verbesserter Umgang mit der eigenen Angewiesenheit auf Unterstützung, mit der mangelnden Kontrolle über intimste Lebensbereiche und mit einer großen Ungewissheit hinsichtlich ihrer nahen Zukunft. Das Bedürfnis, wieder selbst Einfluss zu nehmen, dementsprechend ein Unterstützungssystem einzurichten und die Möglichkeit, verschiedene Gefühle zum Ausdruck zu bringen, stellten wir in dieser Zeit in den Vordergrund. Das verlangte viel Zeit und Energie von Frau P. Ressourcen- und lösungsorientierte Interventionen konnten kleine Veränderungen in Richtung einer als größer wahrgenommenen Wahl- und Handlungsfreiheit bewirken.

4.4 Hingabe

In der Phase der Hingabe ist es bereits gelungen, den bevorstehenden Tod und somit die aktuelle, meist sehr stark veränderte Lebenssituation anzunehmen. Für Frau P. war es in dieser Phase wichtig, bewusst Entscheidungen darüber zu treffen, wofür sie diese Zeit noch nützen wollte.

4.4.1 Drei Fragen zur Gestaltung der letzten Lebenszeit

Für eine bewusste und achtsame Gestaltung der letzten Lebenszeit kristallisierte ich drei Fragen heraus (vgl. Abb. 12, S. 146), die als Leitfaden in der Sterbebegleitung dienen. Diese orientieren sich an dem noch Erfahrbaren, an den Verabschiedungen von Mitmenschen und an den Grenzen des jetzt noch Möglichen. Die Fragen können aber auch mit entsprechender Anpassung im Zuge anderer Veränderungsprozesse herangezogen werden. Der folgende Abschnitt geht auf alle drei Fragen gesondert ein.

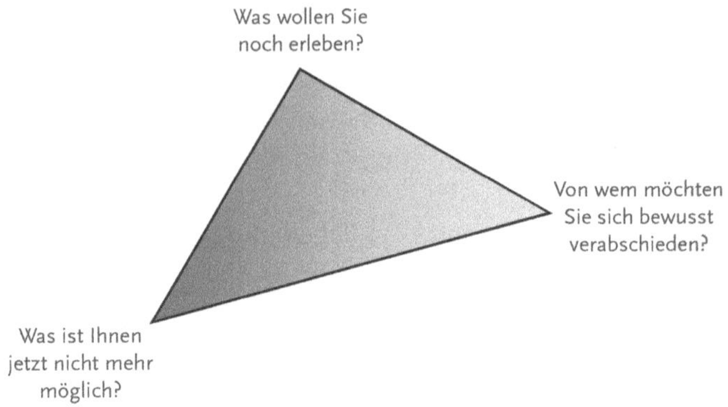

Abb. 12: Drei Fragen zur Gestaltung der letzten Lebenszeit

»Was wollen Sie noch erleben?«: Die erste Frage bezieht sich auf die Bedürfnisse und Wünsche für die letzte Lebenszeit. Hilfreiche Fragen, die wir unseren PatientInnen dazu stellen können, sind: »Was wollen Sie spüren, schmecken, hören, riechen und sehen? Was fühlt sich jetzt gut für Sie an? Was möchten Sie auf Ihrer Haut spüren? Auf welche Lebensmittel haben Sie Lust? Welche Lieder und Düfte haben Sie gerne? Wie möchten Sie Ihren Platz einrichten, sodass er noch mehr zu Ihrem Wohlbefinden beiträgt?« Diese Anregungen können den PatientInnen helfen, von innen heraus für den jeweiligen Moment zu erspüren, was sich stimmig und gut für sie anfühlt.

Erfahrungsgemäß haben Menschen auf der Palliativstation keine besonders großen Wünsche – im Sinne von »materiell sehr teuer« oder »von ihrer Organisation her sehr aufwendig«. Es ist oftmals nicht mehr wichtig, eine Reise zu unternehmen oder etwas anderes Außergewöhnliches zu erleben. Vielmehr wünschen sie sich, alltägliche Vorlieben zu genießen und diese zu etwas Besonderem zu machen. Sie möchten sich ein Gläschen Wein schmecken lassen, Lieder aus den Jugendjahren anhören oder mit den Füßen im Bach kaltes, fließendes Wasser spüren.

Es gilt auch, nach *Wünschen für die Zeit nach dem Tod* zu fragen, da diese aus Scham oder Unwissenheit oftmals zurückgehalten werden. Manche wollen zum Beispiel ihr eigenes Begräbnis vorausplanen oder ihren Sarg auswählen, doch nicht für jede PatientIn ist es selbstverständlich, für ihre Bedürfnisse einzustehen. Manchmal ist es das mangelnde Wissen darüber, was sie noch tun können, häufig ist primär die Aufmerksamkeit auf das gerichtet, was nicht mehr möglich ist. Die körperlich-medizinischen Maßnahmen nehmen ebenfalls viel Zeit und Raum ein. Viele PatientInnen sind sich ihrer Wünsche auch nicht bewusst oder wollen diese niemandem zumuten.

Eine symptomorientierte Sichtweise bewirkt häufig, dass Menschen zwischen Unmöglichkeitsgedanken hin- und herschwanken, sich als Opfer ihrer Umstände erleben und sich ausschließlich darauf konzentrieren, was ihnen von nun an verwehrt wird. Es kommt auch vor, dass sie sich aufgrund zahlreicher Erledigungen im Chaos der letzten Notwendigkeiten verlieren und letztendlich nichts mehr vollenden können. Bekommen sie dann Unterstützung dabei, sich auf einzelne Teilbereiche zu konzentrieren, können sie immerhin noch einige letzte Wichtigkeiten zum Abschluss bringen. Eine solche Priorisierung und Ordnung trägt wesentlich zu mehr Lebensqualität in der letzten Lebensphase bei.

»Von wem möchten Sie sich bewusst verabschieden?«: Ein weiterer Aspekt ist die Gestaltung der Abschiede von wichtigen Personen. Hier können wir auch danach fragen, auf welche Art und Weise die PatientInnen das tun möchten und wie sie sich dabei erleben beziehungsweise von anderen wahrgenommen werden wollen.

Bedarf es einer Reflexion darüber, wer tatsächlich wichtig im eigenen Leben ist, können zum Beispiel der Lebensbaum nach Denborough (vgl. Abschn. 4.2.1) oder auch die Netzwerkkarte nach dem österreichischen Sozialarbeiter und Supervisor Peter Pantucek (2012) zu mehr Klarheit beitragen.

Die Netzwerkkarte bildet die soziale Umgebung einer Person visuell ab und macht sichtbar, welche Menschen oder auch Tiere für jemanden wesentlich sind (vgl. Abb. 13, S. 148).

Eine solche Netzwerkkarte kann allein oder im Zuge einer psychotherapeutischen Sitzung erarbeitet werden (vgl. Pantucek 2012, S. 184 ff.). Die Veranschaulichung der Netzwerkdichte macht das Unterstützungsnetz sichtbar und erleichtert eine Reflexion über die Gestaltung von Abschieden. Manche PatientInnen möchten ihre fertige Zeichnung aufbewahren, da das Sichtbarmachen der wichtigen, vertrauten Menschen emotionale Prozesse auslöst und sich als sehr bedeutsam für sie erweist. Im Zuge der Anwendung dieser Methode mache ich immer wieder die Erfahrung, dass es PatientInnen hilft, über wichtige Beziehungen anhand einer solchen visuellen Darstellung zu reflektieren. Für manche Menschen ist es wohltuend, zu sehen, dass sie in einem dichten Netzwerk eingebettet sind. Andere sind überrascht, an welche Personen sie vor dieser Übung gar nicht gedacht hätten. Wiederum andere nehmen traurig wahr, wie wenig besondere, nahe Beziehungen sie im Laufe ihres Lebens entwickeln konnten. Nach einem Betrauern dieser Feststellung kann ein ressourcenorientierter Blick dabei helfen, jene Beziehungen anzuerkennen, die trotzdem sichtbar wurden – immerhin bleibt keine Netzwerkkarte leer!

Exkurs: Erstellung einer Netzwerkkarte

Wir teilen ein Zeichenblatt in vier Bereiche ein, denen wir je einen Personenkreis zuordnen: die Familie, den Freundeskreis, Schul- beziehungsweise BerufskollegInnen sowie andere professionelle oder institutionelle Bekanntschaften.

Im Mittelpunkt zeichnen wir ein Symbol für die PatientIn ein.

Im nächsten Schritt tragen wir jene relevanten Personen, die sich im sozialen Umfeld befinden, im dazugehörigen Feld ein. Je wichtiger eine Person ist, desto näher zeichnen wir sie zur PatientIn hin.

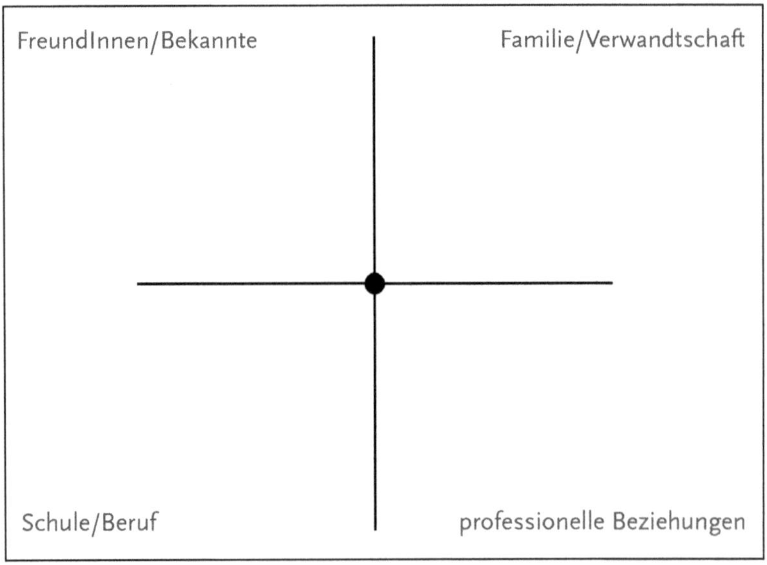

Abb. 13: Die Netzwerkkarte

Es ist nicht immer ganz einfach für PatientInnen, ihre Mitmenschen zu sich einzuladen. Immerhin riskieren sie damit zweierlei Umstände: Sie sehen die anderen in deren Erleben und möglicherweise in deren Verletzlichkeit, und sie muten sich selbst mit ihrer eigenen Verletzlichkeit anderen zu. Dadurch schüchtern Menschen mit schweren Erkrankungen ihr Umfeld oftmals ein. Auf einer Palliativstation können sie nicht mehr so tun, als ob alles gut sei, können sich nicht mehr so leicht hinter Rollen und Funktionen verstecken und sich durch den Austausch über oberflächliche Themen in der Komfortzone halten. Der Tod ist allgegenwärtig und lässt sich in diesem Setting nicht länger totschweigen. Er ist so lebendig und so groß wie selten sonst im Leben.

Im Alltag tun Menschen so, als wäre er nicht da – als würden sie ewig leben. Durch die implizite kollektive Übereinstimmung, darüber zu schweigen, ist es möglich, so zu tun, als gäbe es den Tod nicht. Doch auf einer Palliativstation lässt er sich nicht länger verleugnen. Seine Anwesenheit verunsichert Menschen. Alle Anwesenden sind dazu aufgefordert, sich mit ihrer Unsicherheit, mit ihren Emotionen und all dem, was sie sind – und das besonders in Abgrenzung zu all dem, was sie besitzen, – zu zeigen. Jegliches Make-up, jegliche hohe berufliche Position und jeglicher Besitz spielen weder für PatientInnen noch für BesucherInnen eine große Rolle. Es zählt nicht mehr das, was Menschen an der Oberfläche wahrnehmen. Vielmehr geht es darum, zu erspüren, was in ihnen vorgeht und wie sie aufeinander wirken.

»Ich spüre mich. Und ich spüre dich. Indem ich mich spüre, kann ich dich besser spüren. Ich sehe, dass du traurig bist – gleich, wie ich es bin«, meinte eine Patientin zu ihrem Neffen, der neben ihr am Sessel saß und nervös mit seinem Handy spielte. Nach diesen Worten legte er sein Telefon auf die Seite und begann zu weinen. Er hatte versucht, sich zu verstecken und nicht zu zeigen, wie traurig er war. Doch die direkte Ansprache dessen eröffnete einen Raum für ein ehrliches Miteinander.

Menschen sind sehr vertraut damit, sich auch bei persönlichen Treffen nicht zu zeigen. Sie verstecken sich in ihrem Alltag vorzugsweise hinter ihren Rollen oder Funktionen. Das macht ein Funktionieren in der Gesellschaft einfacher und vorhersehbar. Der Maler malt und der Bäcker backt. Damit erfüllen sie sehr eindeutig ihre gegenseitigen Erwartungen und können sich in Bezug auf ihre Rollen mit anderen austauschen. Menschen können sich, wie im genannten Beispiel, hinter dem Handy, hinter belanglosen Themen, hinter Lügen oder hinter verschlossenem Verhalten verstecken beziehungsweise sich – ohne aufzufallen – innerlich zurückziehen.

Doch auf einer Palliativstation, also im expliziten Beisein des Todes, sind die Bedingungen dafür andere. Der Tod hütet Räume und Geheimnisse und eröffnet gleichzeitig den Raum für all das, was gesagt, gesehen und anerkannt werden möchte. Manche Angehörige nehmen deshalb die letzte Chance auf eine Verabschiedung von ihnen wichtigen Menschen nicht wahr. Doch diejenigen, die den Mut aufbringen, sich zu zeigen und dadurch dem Miteinander die letzte Würde zu erweisen, machen häufig tiefgreifende, bewegende Erfahrungen. Letzte Worte, letzte geteilte Augenblicke, letzte Gesten sind Eindrücke, an die sich Menschen meist ein Leben lang erinnern. Diesen Erfahrungen schreiben daher viele eine sehr große Bedeutung bei!

Zurück zu der Frage nach den Menschen, von denen wir uns eine Verabschiedung wünschen: Es ist wesentlich, sich bewusst zu machen, wen PatientInnen tatsächlich noch – von sich aus – sehen möchten. Die beschränkte Zeit und mögliche durch die Krankheit bedingte körperliche Einbußen führen dazu, dass weder eine große Anzahl von Menschen noch ein zeitlich ausgedehntes Miteinander mehr möglich sind.

Einerseits ist das sehr belastend, andererseits macht das diesen Lebensabschnitt so wertvoll: Er lässt nur noch Zeit und Raum für prioritäre Bedürfnisse und nicht mehr für Belangloses, Unwesentliches oder Nichtigkeiten. Es ist also sehr entscheidend, ehrlich abzuwägen, was wirklich wichtig ist, und so gilt es, sich zu fragen, wer einem tatsächlich ganz besonders am Herzen liegt. Dazu zählen allerdings nicht nur Menschen, die sich besonders liebevoll im eigenen Lebensbild hervorheben, sondern auch jene, mit denen es noch offene Konflikte gibt. Meist sind es Menschen aus der eigenen Familie und enge FreundInnen, mit denen noch ein Abschied herbeigesehnt wird.

Es gibt vielerlei Arten, sich zu verabschieden. Manche Abschiede stellen ein friedvolles Miteinander dar, andere beinhalten noch die Bewältigung verschiedener Aufgaben, eine Aussprache, ein Entschuldigen oder einen Ausdruck der gegenseitigen Bedeutsamkeit.

PatientInnen müssen Abschiede nicht immer in persönlicher Anwesenheit gestalten. Manchmal reicht es aus, Erinnerungen über Personen auszutauschen, Briefe oder Geschenke zu hinterlassen oder uns telefonisch zu verabschieden. Immerhin ist jede Beziehung mit unterschiedlicher Dauer, Tiefe und Gestaltung einzigartig und erfordert demzufolge eine individuelle Form der Verabschiedung.

Wenn wir uns mit PatientInnen auf einen Abschied vorbereiten, können wir im Vorfeld überlegen, wie sie sich verabschieden beziehungsweise was sie noch gemeinsam erleben möchten: »Was gilt es noch einander mitzuteilen, zu erzählen oder auszusprechen?« Meist entscheiden sich PatientInnen ganz intuitiv, wen sie noch sehen möchten und was bei einer solchen – voraussichtlich letzten Begegnung – passieren soll. Häufig handelt es sich um Menschen, mit denen sie besonders lange, tiefgründige und intensive Beziehungen führen.

Letzte geteilte Augenblicke unterscheiden sich von alltäglichen Zusammenkünften. Sie sind häufig bereichert durch einen Hauch von Nähe, Tiefe und Wesentlichkeit. So kann es geschehen, dass es auch bei grundsätzlich kaum belasteten Beziehungen zum Ausdruck von Entschuldigungen oder bei eigentlich konfliktbehafteten Beziehungen zu gegenseitiger Wertschätzung kommt. Menschen wollen letzte Gelegenheiten dafür nützen, Unausgesprochenes auszudrücken und sich dadurch Ordnung zu schaffen.

Manchmal ist es aber auch so, dass es einfach nichts mehr zu sagen gibt. Worte werden hin und wieder nur noch als äußere Nichtigkeiten erlebt und würden eine unerwünschte Distanz herstellen. Ein gemeinsames Miteinander im Schweigen – mit der wesentlichen Unterscheidung zum Verstummen, das wir als unangenehme Distanz empfinden – erachten PatientInnen meist als wohltuende Zuwendung, das von großer Vertrautheit geprägt ist. Gemeinsam zu weinen kann ebenso sehr trostspendend sein. Auch dafür bedarf es meist keiner Worte.

Gespräche über Banalitäten sind allerdings nicht immer Ausdruck davon, dass keine besondere Nähe zwischen diesen Personen besteht. Gerade durch das Hereinholen des Alltäglichen stellt sich eine gewisse Leichtigkeit im Miteinander ein. Es ist auch nicht immer ratsam, dem Tod zu viel Bedeutung beizumessen und ausschließlich über ihn zu philosophieren. Gemeinsam zu lachen und den Tod auf humorvolle Weise nicht allzu ernst zu nehmen, kann überaus befreiend und erleichternd sein und sich damit sehr positiv auf das letzte Miteinander auswirken.

Bevor PatientInnen sich von ihren Liebsten verabschieden, frage ich sie meist danach, in welcher Haltung sie von diesen erlebt werden möchten. In diesem Zusammenhang ist es zieldienlich, zum Beispiel anhand von zirkulären Fragen darauf zu fokussieren, welches Bild sie von sich hinterlassen wollen. Dabei geht es nicht darum, sich verfälscht darzustellen, sondern sich bewusst zu machen, welche Seite man von sich zeigen möchte beziehungsweise an welche sich die anderen erinnern sollen. Es gibt vielleicht eine Seite, die sich sehr stark fühlt und – aus welchen Gründen auch immer – wenig Angst vor dem Tod hat. Gleichzeitig gibt es aber möglicherweise auch eine Seite, die gar nicht mehr aufhören kann zu weinen und sich den Abschied sehr schwer macht. Weiter kann derselbe Mensch eine Seite in sich wahrnehmen, die sich gar nicht mit dem Tod beschäftigt und sich auf allerlei andere Themen konzentriert. Durch das Wissen um diese unterschiedlichen Bedürfnisse in jedem Menschen können wir PatientInnen dabei unterstützen, sich bewusst zu entscheiden, welche Seite im Zusammentreffen mit einer anderen Person zum Vorschein kommen soll.

Immer wieder gibt es PatientInnen, die nach einer Verabschiedung bereuen, etwas Bestimmtes gesagt zu haben. Sie bedauern zum Beispiel, Vorwürfe geäußert oder ausschließlich ihre trostlose und depressive Seite gezeigt zu haben, obwohl es ihnen wichtig gewesen wäre, auch ihre Zuversicht zu vermitteln. Für die Vermeidung solcher Reuegefühle ist es wichtig, sich entsprechend auf die letzten Begegnungen vorzubereiten und zu eruieren, was für den jeweiligen Abschied und für das Weiterleben der Mitmenschen zentral und wichtig sein könnte.

Manche PatientInnen nützen in diesem Zusammenhang die Gelegenheit, Abschiede mit ausgewählten Personen in einer therapeutischen Sitzung zu gestalten, andere vereinbaren im Nachhinein eine Sitzung, um Erfahrungen nachzubesprechen.

Dennoch ist darauf hinzuweisen, dass trotz aller Vorbereitungen Begegnungen auch anders als geplant verlaufen können. Es soll hier nicht der Anspruch entstehen, alles planen und kontrollieren und einen schönen Abschied gestalten zu müssen. Sobald wir Begegnungen kontrollieren wollen, blockieren wir uns und berauben uns selbst unserer Würde, die im letzten Abschied liegt. Es geht nicht darum, alles zu planen, sondern ausschließlich darum, unser Leben bis zuletzt bewusst und so gut wie möglich mitzugestalten.

»Was ist Ihnen jetzt nicht mehr möglich?«: Die dritte Frage forscht danach, was Menschen aufgrund ihrer fortgeschrittenen Erkrankung

jetzt nicht mehr tun können – oder vielleicht auch nicht mehr tun wollen. Bisher haben wir uns darauf konzentriert, was noch wesentlich ist und was noch getan werden möchte, dennoch ist es auch wichtig, uns auf die Grenzen des Möglichen zu besinnen und zu formulieren, was in bestimmten Situationen eben keinen Ausdruck mehr finden kann. Wie in Abschnitt 4.2.1 beschrieben, ist im Zuge eines schweren Krankheitsverlaufs mit zahlreichen Einbußen u. a. an Handlungsfähigkeit zu rechnen. Das bedeutet, dass vieles, was PatientInnen vorher gemacht haben, nun nicht mehr möglich ist. Die Grenzen des Möglichen sind sehr unterschiedlich ausgestaltet. Manche können noch selbstständig ihren Alltag bewältigen, Reisen unternehmen und größere Projekte umsetzen, andere wiederum vermögen nicht einmal mehr ihre intimsten Bedürfnisse zu befriedigen und benötigen beim Essen oder der Körperhygiene Unterstützung.

Je nachdem, welche Einschränkung der jeweilige Krankheitsverlauf mit sich bringt, kann es wichtig sein, genau zu eruieren, wovon sich PatientInnen nun verabschieden müssen. Aus welchem Grund auch immer etwas nicht mehr möglich ist: Die Beantwortung dieser dritten Frage führt dazu, Aktivitäten oder Erlebnisse als Teil von sich selbst zu würdigen, ihnen damit ihre Anerkennung zu schenken und sie bewusst zu verabschieden.

Dieses bewusste Auf-die-Seite-Legen schafft Platz für all das, was trotz massiver Einschränkungen noch möglich ist. Die ausschließliche Aufmerksamkeitsfokussierung auf Positives stellt in diesem Zusammenhang eine mögliche Option dar, nimmt allerdings PatientInnen die Gelegenheit, auch mit dem Frieden zu schließen, was nur noch in der Erinnerung weiterlebt und keine Ausdrucksmöglichkeit in der neuen Lebensphase hat. Dieses implizierte Platzschaffen für das, was weiterhin möglich ist, kann einen befreienden Akt darstellen. So bekommen PatientInnen auch ein klares Bild von möglichen Erfahrungen, die sie noch machen möchten und können.

Diese drei Fragen bereichern den therapeutischen Prozess durch seine ordnende Funktion. Die Fokussierung auf diese soll dabei unterstützen, den letzten Lebensabschnitt aktiv und bewusst mitzugestalten. Nicht immer ist alles umsetzbar, aber grundsätzlich können wir PatientInnen darauf aufmerksam machen, noch vieles integrieren, was sie vielleicht ohne diese bewusste Auseinandersetzung verabsäumen würden. Wenn sie sich sowohl ihre Möglichkeiten als auch ihre Grenzen bewusst machen, müssen sie keine Zeit mit endlosen

Schleifen des Haderns verschwenden und können sich selbstdefinierten Aufgaben widmen.

Im Anhang findet sich dazu das Arbeitsblatt »Drei Fragen zur Gestaltung der letzten Lebenszeit«. Es beinhaltet in der Mitte des Blattes diese drei von mir definierten Fragen, sodass PatientInnen allein oder gemeinsam mit uns TherapeutInnen außen herum ihre Antworten niederschreiben können. Daran anschließend empfehle ich den PatientInnen immer, ihre wichtigsten Gedanken einzukreisen, damit sich die wesentlichen ihrer Überlegungen am Ende der Übung herauskristallisieren.

4.4.2 Hingabe im Therapieverlauf

In einer der letzten Psychotherapieeinheiten meinte Frau P., nun »endgültig aufgegeben zu haben«. Sie beschrieb ihre Kraftlosigkeit und körperliche Schwäche. Mithilfe eines Reframings erkannte sie, dass es vielleicht weniger ein Aufgeben als ein Sichhingeben war, dem sie sich plötzlich zuwenden konnte. Dieser Perspektivenwechsel war mit einem entscheidenden Moment der Hingabe verbunden und so war es ihr zum ersten Mal wieder möglich, sich auf das psychotherapeutische Gespräch offen einzulassen, ohne sich von inneren Widerständen davon abbringen zu lassen.

Frau P. gelang es letztendlich im Rahmen dieses mehrwöchigen Aufenthalts auf der Palliativstation sogar, ihre letzte Lebenszeit als Geschenk anzunehmen und bewusst auf ihren Entwicklungsprozess zurückzuschauen. Bezug nehmend auf das palliative Transitionsmodell konnten wir die Phasen noch einmal Revue passieren lassen, wobei sie sich sehr darüber freute, sich nun in diese letzte Phase der Hingabe einordnen zu können. »Wenn mir das nicht gelungen wäre, hätte ich etwas Wesentliches verpasst«, meinte Frau P. im Reflexionsgespräch. Durch den Austausch über die Wandlung ihrer Einstellungen und Haltungen in dieser letzten Zeit gelang es ihr, in meiner Gegenwart auszusprechen, dass sie nun bald sterben würde. Sich auf diesen Blickwinkel einzulassen, verlangte ihr sehr viel Mut ab.

Auch in dieser Phase konnte ich das Selbstwert-Modell in der Arbeit mit Frau P. konstruktiv einbauen. Anhand dessen traf sie die Entscheidung, dass sie sich noch unabhängiger von äußeren Bedingungen machen wollte. Diese Haltung, sich selbst wichtig zu nehmen, war dafür ausschlaggebend, ihre Gewohnheiten danach abzustimmen, ob diese ihren eigenen Werten entsprachen oder nicht. Sie versuchte immer mehr davon zu tun, was ihr guttat, und immer weniger davon, was sie schwächte. Indem sie darüber reflektierte, was ihr wichtig war, und dies auch in ihrem Alltag vermehrt integrierte, war es ihr möglich, rasch auf ihre Bedürfnisse zu reagieren und ihre Werte zunehmend selbstbestimmt zu leben. Sie lachte und weinte mehr als in den Tagen zuvor und wirkte authentischer, also gewissermaßen näher bei sich selbst im Sinne einer besseren Ich-Selbst-Beziehung. Es gelang ihr, sich von alten Gewohnheiten zu verabschieden und ihren Selbstwert nicht länger daran zu messen, was sie leistete, sondern dass sie sich als wertvoll erlebte, indem sie sich so zeigte, wie es ihr im jeweiligen Moment beliebte. Es gelang ihr auch, sich ohne zu zögern dem ungewohnten Genuss der Stille hinzugeben, und so erlebte sie Zeiten, in denen nichts passierte, als wohltuende Inseln, auf denen sie sich ausruhen konnte, und nicht – wie früher – als Lücken, die sie zu füllen hatte. Frau P. suchte nicht länger nach Anerkennung, Bewunderung oder Wertschätzung von anderen und konnte durch einen liebevollen Blick auf sich selbst Frieden mit sich schließen. Dies gelang ihr, indem sie sich nicht ständig infrage stellte, aufkommende Gefühle und Bedürfnisse nicht abwertete oder sich nicht für sie schämte. Sie begann, innere Anteile liebevoll zu integrieren und gut für sich selbst zu sorgen. Anhand dieser Selbstfürsorge erlebte sie ihre letzte Lebenszeit als eine, in der sie nicht nur ihren Selbstwert stärkte, sondern, bezogen auf die Transitionselemente, auch weitere neue Qualitäten in sich wahrnahm und über ihr altes Ich hinauswuchs.

Sie erzählte, dass sie übernommene Glaubenssätze immer wieder kritisch überprüfte und sich zunehmend an jenen Überzeugungen orientierte, die ihr selbst entsprachen, also ihrem Selbstwert dienten. Gebete und biblische Texte ermöglichten es ihr, großes Vertrauen und Demut in sich aufzubauen. Sich in Präsenz zu üben und sich nicht mehr gegen den Krankheitsverlauf zu wehren unterstützte sie dabei, letzte Begegnungen bewusst zu gestalten. Sie setzte sich mit den verschiedenen Gefühlen, die nach wie vor auch mit dieser Phase einhergingen, weiterhin offen auseinander und begann, diese als wichtige Wegweiser zu würdigen und anzuerkennen, ohne sich von diesen einnehmen zu lassen. Neu war für sie, dass sie Besuche bewusst gestaltete, indem sie alle Beschäftigungen beiseitelegte und ihre ganze Aufmerksamkeit dem Miteinander widmete. Es gelang ihr, sich selbst und ihre Liebsten in einem neuen Licht zu sehen. Dafür konzentrierte sie sich darauf, was sie trotz ihrer Beeinträchtigungen noch in den einzelnen Begegnungen bewirken konnte.

Mithilfe der drei Fragen zur Gestaltung der letzten Lebenszeit (vgl. Abschn. 4.4.1) arbeiteten wir Möglichkeiten und Aufgaben für ihren letzten Lebensabschnitt heraus. Das Erkennen dieses Wendepunktes in diese neue, hingebungsvolle Haltung trug dazu bei, dass sie noch einmal ganz neu mit sich in Verbindung treten konnte. Sie begann Briefe zu verfassen, die sie ihrem Mann und ihrem Sohn hinterlassen wollte. Anhand von zirkulären Fragen überlegten wir gemeinsam, was die einzelnen Worte in ihnen bewirken könnten und was sie diesen konkret mitgeben wollte. Sie schrieb ihrem Sohn, dass er ein Wunschkind war, welche Stärken sie an ihm wahrnahm und auch, wofür sie sich entschuldigen mochte. Ihrem Mann teilte sie mit, dass er die Liebe ihres Lebens sei, sie ihm das viel zu wenig gezeigt habe und welche Erinnerungen sie bildlich vor sich habe, wenn sie an ihre Paargeschichte dachte. Sie bedankte sich auch bei ihm für seine Liebe, die ihr in ihrem ganzen Leben viel Kraft und Zuversicht gespendet hatte. Frau P. nahm zudem Tonbänder für ihre Familie auf und erzählte von Lebensereignissen, die ihr viel bedeuteten und die in ihrem Herzen gespeichert waren.

In dieser Zeit verbrachten wir weitere Einheiten miteinander, in denen wir eruierten, wie sie nun in dieser Phase nach ihrer Wandlung wohl auf ihre Mitmenschen wirkte. Sie realisierte den großen Einfluss, den sie darauf hatte, wie sie sich selbst in dieser besonders herausfordernden Situation anderen zeigte. »Es ist mir wichtig, dass sie trotzdem sehen, wie stark ich bin und dass ich trotz der Angst mutig meinen Weg gehe – bis zum letzten Augenblick«, meinte Frau P. Wir überlegten gemeinsam, in welchen Lebensphasen sie sich mutig gezeigt und bereits solche Qualitäten in sich aktiviert hatte. Da Frau P. viele Jahre als Hebamme tätig gewesen war, nützten wir immer wieder ihre mütterliche und kraftspendende Seite, die sie bereits in den Geburtssituationen vielfach erprobt hatte. Dadurch wurde sie sowohl zu ihrer eigenen Hebamme als auch zur Geburtshelferin ihrer liebsten Mitmenschen. »Manchmal habe ich das Gefühl, dass ich auch für sie stark sein muss«, meinte Frau P. Es war ihr ein Anliegen, nun auch für andere Menschen da zu sein und sie in ihrer Trauer zu unterstützen.

Außerdem betrachtete sie diese verbleibende Zeit als eine, die »noch für etwas genützt werden will«. Sie überlegte, welche Aufgaben sie für sich definieren konnte. Es kristallisierte sich schnell heraus, dass sie durch ihr Dasein einen Unterschied im Leben anderer Menschen bewirkte. Sie meinte, dass sie große Veränderungen im zwischenmenschlichen Umgang sowohl bei ihren Familienmitgliedern mit ihr als auch bei FreundInnen und deren Familien untereinander wahrnahm. »Vielleicht können sie gerade durch mich neue Wertigkeiten entwickeln.« Sie erlebte ihr Umfeld nun als viel sanfter im Miteinander und wertschätzender im kommunikativen Austausch. Frau P. überlegte mit mir gemeinsam, ob ihr bevorstehender Tod mehr Bewusstsein, Demut und Dankbarkeit in anderen hervorrief und sie damit einen wertvollen Beitrag für einen liebevolleren Umgang in anderen Familien leistete.

Das Heranziehen der Heldenreise in dieser dritten Phase bestätigte, dass die entscheidende Prüfung bestanden war und Frau P. sich somit in der Phase der Belohnung befand. Um es mit den Worten von Vogler (1998) auszudrücken:

> »Und du erkennst noch etwas: Du bist anders geworden. Ja, du hast dich verändert. Ein Teil von dir ist gestorben, etwas Neues ist dafür geboren worden. Du und die Welt, ihr werdet nie wieder das sein, was ihr einmal wart. Auch dies ist eine Belohnung [...]« (ebd., S. 305 f.).

Damit beschreibt Vogler das als »Sterben vor dem Sterben« und als »Tod vor dem Tod«. Der Tod des innerlich empfundenen Widerstands gegenüber eingetretenen Veränderungen vermag in einen Prozess der Hingabe überzuleiten. Er ermöglichte es Frau P., sich nicht mehr ohnmächtig ihrer Situation ausgeliefert zu fühlen, sondern selbstbestimmt ihre letzte Lebenszeit zu gestalten.

Fragen, die ich in diesem Zusammenhang Frau P. stellte, bezogen sich darauf, wie es ihr gelungen war, diese Herausforderung zu meistern, welchen Nutzen sie daraus zog und wer alles davon profitierte. Frau P. liebte es, sich als »Kämpferin« wiederzuerkennen, und war überrascht davon, dass ihr anfangs nicht bewusst war, welche Art des Abenteuers sie erwarten würde und welchen Lohn dieses für sie bereithielt. Ursprüngliche Wünsche, nämlich den Tod hinauszuzögern, behinderten ihre Bereitschaft, sich auf anstehende Herausforderungen einzulassen, was ihr dann letztendlich doch gelungen war.

Der Preis dafür, das Leben bis zuletzt voll auszukosten, ist es, dem Tod ins Gesicht zu schauen. Dafür ist es nicht nur erforderlich, ihn als Teil des Lebens zu akzeptieren, sondern sich ihm als Ganzes hinzugeben. Frau P. vollzog eine Heldenreise – weg vom bloßen Kampf um ihr Überleben hin zu einem hingebungsvollen Erleben dessen, was sich ihr bot, – und durfte sich dabei ihres bedingungslosen Wertes für sie selbst, für ihre Mitmenschen und für das Leben bewusst werden. Sie meinte, dass sie anfangs ausschließlich darüber geklagt hätte, was ihr durch ihren bevorstehenden Tod verwehrt bliebe. Erst im späteren Verlauf konnte sie den Mehrwert darin erkennen, ihren letzten Wegabschnitt bewusst und den eigenen Vorlieben entsprechend gestalten zu dürfen.

Frau P. beschrieb allerdings auch, dass sich ihre Situation nach wie vor wie eine »Gefangenschaft im eigenen Körper« anfühle, der sie oft nur durch »Gespräche, Schlaf und Gebete entfliehen könne«. Diese Wahrnehmung griff ich auf und bot ihr Imaginationsreisen an. Durch diese wurde es ihr möglich, sich aus ihrem Kokon zu befreien und »als Schmetterling das Krankenhaus zu verlassen«. Es gelang ihr tatsächlich, in Gedanken einige Orte aufzusuchen, die sie mit schönen Erinnerungen verband. Sie machte dies selbstständig und erzählte mir im Nachhinein, wohin sie am jeweiligen Vorabend gereist war und was sie dort erlebt hatte.

Kurz bevor sie auf die Hospizstation entlassen wurde, wo sie ihre restliche Lebenszeit verbringen würde, gestalteten wir unsere letzte gemeinsame Einheit, die es ermöglichte, anhand einer Evaluation einen runden Bogen über den gesamten Therapieprozess zu spannen. Für diese bereitete ich mich speziell vor. Letzte Einheiten auf der Palliativstation sind stets vom Geschmack der Endgültigkeit geprägt. Für solche habe ich immer den Anspruch an mich, meine ganze Präsenz zur Verfügung zu stellen. Wichtig war mir dabei, unseren Abschied explizit anzusprechen und nachzufragen, was für Frau P. jetzt noch wesentlich war, gemeinsam anzuerkennen, zu verabschieden, auszudrücken oder sichtbar zu machen.

Es war uns beiden wichtig, mit den begrenzten Möglichkeiten der Worte Rückmeldungen auszutauschen, wie wir die Einheiten miteinander im Nachhinein empfanden und wie wir aufeinander wirkten. Es war mir ein großes Anliegen, auch eine Rückmeldung von Frau P. zu bekommen, da sie es zwar war, die eine große Entwicklung vollziehen konnte, aber ich diejenige war, die mindestens genauso sehr durch unsere gemeinsame Zeit bereichert wurde: Ich durfte Zeugin eines großen Wandlungsprozesses einer Frau in ihrer herausforderndsten Lebenszeit werden. Zu Tränen gerührt, meldete ich Frau P. zurück, dass ich eine unglaublich starke Frau begleiten durfte, und sowohl für mich als auch für weitere Therapien Wertvolles lernen durfte. Frau P. beschrieb mich als »Ruhepol in der Mitte eines Wirbelsturms«. Sie meinte, dass diese Zeit sehr turbulent für sie gewesen sei und sie sich nach wie vor weit außerhalb ihrer Komfortzone befand. Gerade da war es ihr wichtig, eine »Oase der Ruhe – so, als ob es den Tod gar nicht gäbe« für sich zu haben. »Jemanden zu haben, den der Tod nicht aus der Ruhe bringt. Das war für mich das Wichtigste.«

Nach dem Ausdrücken der gegenseitigen Dankbarkeit erlebten wir noch gemeinsam Ruhe und Stille. Dieses bewusste Schweigen bedeutete für mich, den Ernst der Angelegenheit noch ein letztes Mal gebührend zu würdigen. Es war ein Moment, in dem der Schleier zwischen den Welten dünn war – fast sichtbar –, auf jeden Fall für uns beide spürbar. Anhand eines kurzen Resümees von lustigen Situationen konnten wir zum Abschied auch noch einmal gemeinsam lachen. Humor war wichtig, um die Natürlichkeit des Todes wieder in den Raum einzuladen. Stern (2014) verdeutlicht die Bedeutung der gemeinsamen Zeit und der darin enthaltenen wertvollen Momente von Frau P. und mir auf treffende Weise:

> »Weil sie an dieser Reise zusammen mit einem anderen in einem Moment der agierten affektiven Intersubjektivität teilhaben, unternehmen die beiden Menschen die Reise gemeinsam. Diese gemeinsame Reise dauert zwar nicht länger als die Sekunden, die ein Begegnungsmoment hat, aber das reicht aus. Sie wurde gemeinsam durchlebt. Die Beteiligten haben eine private Welt erzeugt, die sie miteinander teilen. Wenn sie jene Welt wieder verlassen, werden sie feststellen, dass ihre Beziehung sich verändert hat. Ein Diskontinuitätssprung hat stattgefunden. Die Grenze zwischen Ordnung und Chaos wurde neu gezogen. Kohärenz und Komplexität wurden erhöht. Sie haben das intersubjektive Feld erweitert, so dass sich neue Möglichkeiten des Zusammenseins auftun. Beide sind verändert, und sie sind auf eine neue Weise miteinander verbunden, weil sie einander verändert haben« (ebd., S. 179).

So liegt in der therapeutischen Arbeit immer eine Chance für beide – nämlich für KlientInnen und TherapeutInnen –, sich zu entwickeln und zu wachsen.

Beziehen wir uns auf theoretischen Grundlagen von Veränderungs- und Wandlungsprozessen, so können wir diese letzte Therapieeinheit nach van Gennep (1986) auch als die Schwelle bezeichnen, die in die Integrationsphase überführt. Bezug nehmend auf die Heldenreise lässt sich abschließend sagen, dass die Heldin nun ihren Rückweg antritt und ihre innere Transformation in einem anderen Umfeld, auf der Hospizstation, integrieren wird. Frau P. war es wichtig, ihre neu gewonnene Sichtweise beizubehalten und die Möglichkeiten, die sie darin erkannt hatte, weiter auszuschmücken. Das Aufgreifen dieses Transfers wirkte sich als Vorbereitung auf ihren neuen Alltag positiv auf sie aus. Ich fragte Frau P. zum Schluss noch danach, was sie selbst dazu beitragen konnte, um ihre Überzeugungen weiterhin zu fokussieren, und wie sich das auf sie selbst und ihr Umfeld auswirken würde. Frau P. bezog sich dabei besonders auf ihre innere Haltung, die sie durch die regelmäßige Anwendung von verschiedenen selbstregulativen Methoden kultivieren mochte, was sich wahrscheinlich auch weiterhin spürbar positiv auf ihre Mitmenschen auswirken würde. »Auch meine Familie wird den Tod leichter ertragen, wenn er mir keine Angst mehr macht«, meinte sie abschließend.

4.5 Reflexion und Nachbereitung des Therapieverlaufs

Im Zuge des therapeutischen Abschlussgesprächs konnte ich bereits eine gemeinsame Rückschau mit Frau P. auf ihren Therapieverlauf halten. Nun reflektiere ich nochmals den beschriebenen Prozess und bringe in dieser Nachbereitung vermehrt meine eigene Sicht auf den Verlauf ein.

Der Schweizer Therapieforscher Klaus Grawe (Grawe, Donati u. Bernauer 2001) arbeitete fünf Wirkfaktoren von Psychotherapie heraus, nämlich die Problemaktualisierung, die motivationale Klärung, die Ressourcenaktivierung, die therapeutische Beziehung und die aktive Hilfe zur Problembewältigung. Sowohl diese als auch zahlreiche andere Studien belegen, dass die therapeutische Beziehung signifikant zum eigentlichen Therapieerfolg beiträgt. So sind es besonders auch die unspezifischen Interaktionen, die sich in einer Therapie als wirksam erweisen. Ein Satz in einem Lied der Beatles[6] lautet: »Die Hälfte von dem, was ich sage, ist bedeutungslos, aber ich sage es, um dich zu erreichen« (Übers.: S. B.). Dieser hebt sehr gut hervor, dass viele Interventionen ausschließlich einer konstruktiven affektiven Rahmung dienen. Dies kann ich bezogen auf die Arbeit mit Frau P. nur bestäti-

6 The Beatles (1968): »Julia«. Album »The Beatles«. London (EMI Studios).

gen: So manche Interventionen, wie die ein oder andere Anekdote aus meinem Berufsalltag oder das Angebot eines warmen Tees, setzte ich ein, um Kontakt zu ihr herzustellen sowie eine Beziehung zu ihr aufzubauen und aufrechtzuerhalten. So konnte ich ihre Aufmerksamkeit und ihr Vertrauen Schritt für Schritt gewinnen, was sehr entscheidend für unsere Arbeitsbeziehung war, die uns letztendlich durch diesen anspruchsvollen therapeutischen Prozess trug. Unser Beziehungsgeschehen kontextualisierte den verbalen Inhalt unserer Sitzungen. So vergrößerte sich kontinuierlich unsere gemeinsame Gefühls- und Gedankenwelt. Daniel Stern (2014) spricht in diesem Zusammenhang von einer »impliziten Agenda«, die die »explizite Agenda« umrahmt, was das intersubjektive Feld erweitert (vgl. ebd, S. 130 f.).

Auch das Pendeln zwischen den Polen von Verständnis zeigen für ihre Situation und der Anregung zu Neuem berücksichtigte ich in meiner Arbeit mit ihr sehr gewissenhaft. Bemerkte ich, dass bei der Anerkennung der Bewältigung herausfordernder Situationen die Würdigung des Leids zu kurz kam, begann ich damit, mich verständnisvoll gegenüber all dem Leidvollen, das sie erfahren musste, zu zeigen. Dies ausreichend zu tun ist die Voraussetzung für die Einleitung wesentlicher Schritte in Richtung Veränderung. So integrierte ich diese Überlegungen in allen Sitzungen als wesentliches Entscheidungskriterium für den Einsatz meiner Methoden.

Die in der Systemischen Therapie wesentliche ressourcen- und lösungsorientierte Haltung wurde durch meine wertschätzenden Äußerungen gegenüber ihrer Person und ihren Fähigkeiten und Fertigkeiten spürbar. Frau P. fühlte sich als Frau und nicht als kranke Patientin wahrgenommen und konnte dadurch wieder einen bejahenden Blick auf ihr Wesen entwickeln. Es schien ihrer Seele gut zu tun, sich von einem reduktionistischen Selbstbild zu verabschieden und sich zunehmend als Heldin erleben zu dürfen. Durch meinen großen Respekt vor ihrer Kraft und ihrem Mut in dieser letzten Lebenszeit und die Wahrnehmung von Frau P. als besonders starker Frau – im Gegensatz zur hilfsbedürftigen Patientin – wurde es für sie möglich, sich selbst in einem neuen Licht zu sehen. Auch wenn sie das nicht immer verbal kommunizierte, konnte ich im Leuchten ihrer Augen erkennen, dass sich ein Teil in ihr über meine Kenntnisnahme sehr freute.

Auch die Anwendung verschiedener kreativer Methoden ermöglichte es ihr, ihre Stärken, Ressourcen und ihre Widerstandskraft sichtbar zu machen beziehungsweise wieder einen Zugang zu diesen zu erlangen, um damit selbstwirksam auf ihr Leben einzuwirken. Speziell die Auseinandersetzung mit und die Integration der Heldenreise, des Konzepts des Lebensbaums sowie der körperorientierten Methoden erlebten wir beide als sehr eindrucksvoll und nachhaltig.

Als wertvolle Rückmeldung zum Einsatz einer Methode wertete ich, dass Frau P. diese selbst in verschiedenen Einheiten thematisch einbrachte und mit neu erarbeiteten Erkenntnissen in Verbindung stellte. Sie erzählte, dass sie diese auch selbstständig in herausfordernden Situationen für sich nützte. Frau P. nahm zum Beispiel im Verlauf der Sitzungen immer wieder Bezug auf die Heldenreise, indem sie sich selbst in verschiedene Etappen einordnete. Diese neuen Sichtweisen bereicherten den therapeutischen Prozess auf eine besondere Weise. Frau P. wandte sich in späteren Sitzungen auch immer wieder ihrer Lebensbaum-Zeichnung zu und ließ wesentliche Eckpunkte daraus in aktuelle Lebensthemen einfließen. Auch selbstregulative Körpermethoden wandte sie ohne mein Beisein an und erlebte diese als Möglichkeit, sich selbst in besonders belastenden Situationen zu unterstützen. Methoden wirken nachhaltig, wenn sie sich auch mit neuen Lebenserfahrungen verknüpfen lassen und selbstständig angewendet werden. Durch ihre Erzählungen bekam ich immer wieder Rückmeldung zu dem individuell auf Frau P. wie auch auf den Prozess angepassten Einsatz zahlreicher Methoden.

In jeder psychotherapeutischen Sitzung ist es wesentlich, PatientInnen nicht mit einer ausschließlichen beziehungsweise übertriebenen oder voreiligen Lösungsorientierung zu überfordern. Speziell mit meiner zuversichtlichen Ausrichtung erlebte ich häufig, dass ich damit ihrer, vielleicht auch meiner – oder unserer – Zeit vorausgeeilt war. Auf vielversprechende Sitzungen folgten dann immer wieder Phasen der Ohnmacht. Ein massiv belastendes Opfererleben und damit einhergehende Ängste stellten sich in solchen Zeiten vehement in den Vordergrund. Die ausgeprägten Schwankungen zwischen einer kraftvollen und zuversichtlichen Einstellung und dem Gefühl der Ungerechtigkeit und Aussichtslosigkeit verlangten viel Einfühlungsvermögen für eine optimale Anpassung und Gestaltung meines Therapieangebots.

Anfangs wirkten die Abwehrmechanismen der Patientin ungefiltert auf mich ein. Es fühlte sich manchmal so an, als würde uns beide ein Nebel der Angst umhüllen und als dominierten einengende problemorientierte Sichtweisen das therapeutische Feld. Als hilflose Helferin konnte ich einzelne Sitzungen nur höchst unbefriedigend zu einem Abschluss bringen. Besonders in der Phase der Todessehnsucht, in der sich Frau P. sehr ablehnend zeigte, wirkte sich dies anfangs sehr einschneidend auf meine Sicht auf mein Therapieangebot aus. Ich hinterfragte meine Arbeitsweise, indem ich Erklärungen dafür suchte, was ich falsch gemacht hätte, dass eine Anknüpfung an ihre Lebenswelt nicht mehr möglich war. Anhand von Intervisions- und Supervisionseinheiten, die ich als äußerst wesentliche Säulen in meiner Arbeit werte, konnte ich mich schnell wieder von defizitären Schuldzuschreibungen distanzieren und den Widerstand von Frau P. als Ausdruck ihrer emotionalen Lage in Bezug auf die anstehenden Veränderungen erkennen. Erst die immer wieder erneute Anpassung meines Blickwinkels ermöglichte es, Frau P. neu zu begegnen und die große Bandbreite an Gefühlen, die sie zeigte, als Boten ihrer Bedürfnisse anzuerkennen und aufzugreifen.

Die Begleitung von Frau P. stellte definitiv eine der vielseitigsten und damit größten Lernerfahrungen für mich dar. Frau P. beeindruckte mich mit ihrer ausgeprägten innerpsychischen Wandlungsfähigkeit und ihrer großen Bereitschaft, sich intensiv mit ihren Lebensthemen kurz vor ihrem Tod auseinanderzusetzen. Die Zeit, die sie auf der Palliativstation verbrachte, erlebte ich als intensiv und auf besondere Weise berührend. Dieser therapeutische Prozess machte mich zur Zeugin eines unglaublichen Reifungsprozesses und ließ mich erkennen, in welch unterschiedlichen Facetten sich menschliche Stärke zeigen kann. Es geht nicht immer darum zu kämpfen und zuversichtlich zu sein, sondern sich auch mutig der eigenen Traurigkeit und Einsamkeit zu stellen.

Widerstände deuteten in einem solchen Rahmen darauf hin, dass Auseinandersetzungen mit leidvollen Themen anstanden. Frau P. zeigte mir, wie wenig ihre Verhaltensweise mit ihrem jeweiligen Gegenüber zu tun hatte, sondern Ausdruck davon war, wie sie sich fühlte. Frau P. schonte mich in keinerlei Hinsicht. Es war ihr nicht immer möglich, mir mit Respekt und Wertschätzung zu begegnen. Auch das unterstützte mich darin, mich sowohl mit meinen innerpsychischen als auch verhaltensbezogenen Reaktionen kritisch auseinanderzusetzen und zu erkennen, was unterschiedliche Formen der Begegnung in mir hervorriefen. Mich weitgehend von der Abhängigkeit von ihrem Verhalten hinsichtlich meiner Selbstwahrnehmung zu befreien, stellte sich als wichtiger Lernschritt in meiner therapeutischen Rolle heraus.

Ihr mehrmaliges Ablehnen meiner therapeutischen Methoden wies mich darauf hin, dass es nicht immer darum geht, etwas anzubieten oder etwas zu tun. Manchmal brauchen PatientInnen Ruhe, Zeit oder ein präsentes Schweigen. Auch verbale Deutungen oder ständiges Nachfragen können für Therapieprozesse hemmend sein, da sie ein empathisches Mitschwingen und eine gemeinsame, bedeutungsvolle Hingabe und Anerkennung des großen Leids möglicherweise verhindern. Ein gemeinsames Aushalten im Sinne einer explizit ausgedrückten oder implizit vermittelten Anerkennung des Leids ist oftmals zieldienlicher als das Angebot zahlreicher Methoden. Dabei erkannte ich, dass in einer vorschnellen Ressourcenorientierung ebenso eine Form der Verdrängung oder des Widerstands liegt, da sie verkennt, dass vorerst etwas anderes gewürdigt werden möchte.

Mich berühren zu lassen war wohl eine der wertvollsten Erfahrungen, die ich sehr bewusst in dieser Therapiegestaltung machen durfte. Zumal mir Frau P. sehr sympathisch war und ich rasch ein Gespür für ihre Entwicklungsaufgaben fand, war es einfach, mich mitfühlend auf diese gemeinsame Reise einzustimmen und mitzuschwingen. Mich dabei auch immer wieder auf die Metaebene zu begeben und meine Position zu wahren, stellten im Übrigen einen wesentlichen Beitrag zur Professionalität und Authentizität in der therapeutischen Begegnung dar.

Es war ein Mich-zur-Verfügung-Stellen, ohne mich auszuliefern, ein mich Einlassen, ohne mich zu verlieren, sowie ein tiefes Einvernehmen, ohne unsere jeweiligen persönlichen Grenzen zu überschreiten. Diese psychotherapeutische Begleitung erwies sich auf vielen Ebenen als großes Geschenk – sowohl für mich persönlich als auch für meine berufliche Laufbahn.

5 Weitere Therapieprozesse

Die Tragfähigkeit des palliativen Transitionsmodells zeigt sich in seiner Anwendbarkeit für unterschiedliche Umgangsformen mit dem bevorstehenden Tod. Die folgende Beschreibung dreier Therapieprozesse zeigt auf, wie individuell die Ausgangssituationen und Inhalte einer Begleitung sein können und wie sich das palliative Transitionsmodell für unterschiedliche Prozesse heranziehen lässt.

Die ausgewählten PatientInnen befanden sich zu dem Zeitpunkt, als sie die Psychotherapie in Anspruch nahmen, in jeweils anderen Phasen im Hinblick auf ihre Auseinandersetzung mit ihrem baldig bevorstehenden Tod. Ich stelle im Folgenden die jeweiligen PatientInnen kurz vor und richte anschließend das Hauptaugenmerk auf meine Arbeitsweise, die ich mit den verschiedenen Phasen des palliativen Transitionsmodells in Verbindung bringe.

5.1 Frau H. – Lebenssehnsucht

Frau H. war zum Zeitpunkt der Aufnahme auf die Palliativstation 39 Jahre jung, war verheiratet und hatte zwei Töchter im Alter von sechs und acht Jahren. Ihre erste Krebsdiagnose bekam sie im Alter von 33 Jahren, also kurz nachdem sie ihr zweites Kind geboren hatte. Wenige Wochen vor ihrem Aufenthalt auf der Palliativstation bekam sie ihre zweite Krebsdiagnose. Zusätzlich wurden wenige Tage davor Metastasen in den Knochen entdeckt, die auf das fortgeschrittene Stadium ihrer Erkrankung hinwiesen. Frau H. bekundete beim Aufnahmegespräch auf der Palliativstation ihren Wunsch, Psychotherapie für sich in Anspruch zu nehmen.

Schon im Rahmen des Erstgesprächs irritierte mich ihre Zuversicht im Hinblick auf den erwarteten Verlauf ihrer Krankheit. Diese war irritierend deshalb, weil mir die medizinische Prognose der schon sehr weit fortgeschrittenen Erkrankung bereits im Vorfeld bekannt war und ich in Anbetracht des jungen Alters und der aktuellen Lebenssituation der Patientin mit ganz anderen Gefühls- und Gedankenreaktionen gerechnet hatte. Frau H. wirkte positiv und kraftvoll, während sie von ihren zahlreichen Möglichkeiten erzählte, die sie im Kampf gegen die Erkrankung mit großer Disziplin aufnehmen wollte.

Sie berichtete von den Chemotherapien, den Operationen und einer Vielzahl medikamentöser Behandlungen, die sie anstrebte. Weiter fühlte sie sich sehr wohl damit, sich zusätzlich von naturtherapeutischen Maßnahmen unterstützen zu lassen. Sie hatte auch ihre Ernährung bereits umgestellt, führte diverse Saft- und Teekuren durch und wandte mehrmals täglich Körperenergiemethoden an. Frau H. bezog sich in jeder therapeutischen Einheit auf ihr »starkes Bauchgefühl«, das sie als »Intuition und Verbindung mit dem höheren Ganzen« beschrieb. Sie meinte, dass sie ein »Lebemensch« sei und ihr diese positive Ausstrahlung schon in vielen Situationen geholfen habe. Sie war davon überzeugt, dass diese innere Kraft sie nicht im Stich lassen würde. Frau H. nützte die psychotherapeutischen Einheiten für ihre Erzählungen über ihre Töchter und betonte dabei deren Stärken. Auch ihr Mann und ihre beste Freundin seien schon immer große Ressourcen gewesen und standen ihr in dieser Lebensphase umfassend zur Seite. So etwas wie ein Gefühl der Sinn- oder Trostlosigkeit kenne sie nicht, da »im Nachhinein immer alles Sinn macht«. So die Worte von Frau H.

Frau H. beeindruckte mich mit ihrer unglaublichen inneren Stärke und ihrer zuversichtlichen Haltung trotz aller Informationen, die sie seitens der medizinischen TeamkollegInnen über die Krankheitsprognose erhielt. Aufgrund dieser Widersprüchlichkeit lag es mir nahe, ihre aktuelle Ausrichtung in die Phase der Lebenssehnsucht einzuordnen. Ihr zielstrebiger Kampf um ihr Überleben und die verdrängte Sicht auf den wahrscheinlich nahen bevorstehenden Tod machten diese Zuordnung meinerseits sehr eindeutig und unterstützten mich darin, mich in meiner psychotherapeutischen Rolle entsprechend auszurichten und meine Methoden dahingehend anzupassen.

Im Rahmen der Auftrags- und Zielklärung meinte sie, dass es ihr wichtig sei, eine gute Unterstützung dabei zu bekommen, ihre Hoffnung zu stärken. Außerdem wollte sie Strategien zur Intensivierung ihrer Kraftreserven erlernen. Skeptisch durch diese ausschließliche Fokussierung auf ihre zuversichtliche Seite, stellte ich ihr meine Sichtweise achtsam zur Verfügung und fragte danach, ob es auch in ihrem Interesse sei, sich mit einer Verschlechterung des Krankheitsverlaufs auseinanderzusetzen. Sie nahm diese Frage zwar wahr, griff sie aber nicht weiter auf. Das veranlasste mich dazu, ihre Art und Weise der Auseinandersetzung hinzunehmen und auf ihre Wünsche einzugehen. Letztendlich blieb es ihre Entscheidung, wie sie sterben wollte. Da es ihr wichtig war, den Tod gänzlich auszuschließen, erachtete ich es als meine Aufgabe, sie nur bedingt an diesen zu erinnern. Trotzdem wollte ich es nicht verabsäumen, ihr rechtzeitig die Möglichkeit einzuräumen, Vorkehrungen für ein baldiges Versterben zu treffen.

Präsentes, aktives Zuhören, Erfragen von bisherigen Bewältigungsstrategien und hypnosystemische Imaginationen standen bei ihr an der Tagesordnung. Es war ihr wichtig, sich ihrer inneren und äußeren Ressourcen bewusst zu werden und sich mit ihren positiven Qualitäten anhand von angeleiteten Trancereisen zu verbinden, wie mit denen des *inneren Ortes*, des *inneren Lichts* und der *inneren Heilerin* (vgl. Reddemann 2016).

Frau H. erlebte eine sehr kraftvolle und, wie sie sie bezeichnete, »würdevolle Zeit« auf der Palliativstation, bevor sie nach wenigen Wochen nach Hause entlassen wurde. Wie aus medizinischer Sicht prognostiziert war, nahm die körperliche Schwäche zu Hause zu und Frau H. kam schon nach wenigen Tagen auf die Palliativstation zurück. Frau H. zeigte sich bei diesem zweiten Aufenthalt wesentlich zurückhaltender, war allerdings noch immer darauf bedacht, »nicht in die Tiefe zu gehen«, sondern sich »auf das zu konzentrieren, was gut läuft«.

Da sie die ausschließlich positiv orientierte Sichtweise zunehmend als anstrengend empfand, war es mir möglich, die Teilearbeit für diesen therapeutischen Prozess heranzuziehen. Dies eröffnete einen Zugang zu anderen Seiten von ihr als zu jener, die so sehr am Leben festhielt. So fragte ich Frau H. danach, ob es sein könnte, dass es neben dem einen Anteil, der kämpfte und das Leid nicht spüren wollte, möglicherweise noch einen anderen Anteil gab, der loslassen und sich den aktuellen Herausforderungen stellen mochte. Frau H. bestätigte einen zweiten Anteil in ihr, der sich nicht länger anstrengen und seine Energie für letzte Erfahrungen nützen wollte. Es war ihr sogar möglich, anzuerkennen, dass es neben der Ich-Qualität noch eine weitere, die Selbst-Qualität gab, also »eine, die den Tod nicht verdrängt«. Sich an dieser auszurichten, schmerzte sie allzu sehr, weil zu viel ungelebtes Leben zwischen der Ich- und der Selbst-Qualität stand. Sie meinte, es wäre »zu viel zu sagen, zu viel zu erleben und zu viel zu fühlen«. Frau H. entschied sich demzufolge ganz bewusst und explizit dafür, eine weitere Arbeit in diese Richtung abzubrechen. Sie bemerkte in diesem Zusammenhang, dass sie sich selbst nie besonders wichtig genommen und ihr Leben daran ausgerichtet hatte, was scheinbar von ihr erwartet worden war. Angesichts des sehr nah bevorstehenden Todes wollte sie sich einen solchen möglicherweise sehr schmerzhaften Prozess ersparen und ihr Sterben so leben, wie es ihren vertrauten Denk-, Fühl- und Handlungsmustern entsprach.

Nach wenigen Tagen informierte mich die für Frau H. zuständige Ärztin darüber, dass sie Frau H. nun darüber verständigt hatte, dass sie nur noch wenige Stunden zu leben habe. Der Sterbeprozess habe bereits eingesetzt. So machte ich mich noch ein letztes Mal auf den Weg in ihr Zimmer. Es war mir wichtig, mich zu erkundigen, ob sie eine Begleitung meinerseits wünschte. Als sie mich sah, reichte sie mir ihre Hand, sie sagte kein Wort und weinte viel und lange. Für mich war dies ein Zeichen dafür, dass jegliche Erschöpfungsgefühle nun in einem Meer der Tränen mündeten. Sie schien jetzt von Anstrengung loszulassen, sodass all das an die Oberfläche kam, was sie über Tage, Wochen und vielleicht sogar Jahre zurückgehalten hatte. Frau H. bat mich, ihr bei der Verabschiedung von ihrer Familie, die jeden Moment eintreffen würde, zur Seite zu stehen. Ich bot ihr an, diese letzte Begegnung mitzugestalten, indem ich sie dabei unterstützte, Worte und Gesten der Dankbarkeit für ihre Liebsten zu finden. Es war ihr wichtig, mich darauf hinzuweisen, allfällige Anliegen und Bedürfnisse des Ehemanns und der Töchter aufzugreifen und mich als Ansprechperson für ihr Leid anzubieten. Letztendlich durfte ich sehr berührende Abschiedsmomente mit ihrer Familie begleiten, die durch Tränen, wenige Worte und körperliche Berührungen ausgeschmückt waren.

Für Frau H. war es wesentlich, sich bis zum letzten Augenblick ihre Lebenssehnsucht zu bewahren. Laut medizinischer Einschätzung war es erstaunlich, dass sie trotz der fortgeschrittenen Erkrankung noch so viele Wochen länger leben konnte, als dies zu erwarten gewesen war. Für die Patientin stellte ihre kraftvolle Haltung eine Überlebensstrategie dar, die es ihr ermöglichte, noch eine bedeutsame Zeit mit ihrer Familie zu verbringen. Außerdem war es ihr wichtig, als »starke Frau und nicht als Opfer die Bühne zu verlassen« und auch so ihren Töchtern in Erinnerung zu bleiben. Sich ihre Hoffnung bis zuletzt zu bewahren, ermöglichte es ihr auch, den Abschluss zu finden, den sie sich für sich und ihre Familie gewünscht hatte.

5.2 Herr F. – Lebens- und Todessehnsucht

Als ich Herrn F. auf der Palliativstation kennenlernte, war er 48 Jahre alt und ledig. Er lebte seit acht Jahren mit seiner Lebensgefährtin zusammen, hatte keine Kinder und nur wenig soziale Kontakte. Wenige Monate vor seinem Aufenthalt auf der Palliativstation hatte er eine Krebsdiagnose bekommen, die mit einer zunehmenden Querschnittslähmung einherging. Seine rasch fortschreitende Erkrankung, die keine körperliche Heilung mehr in Aussicht stellte, erforderte eine palliative Betreuung.

Herr F. wünschte beim Anamnesegespräch eine psychotherapeutische Begleitung. Er meinte, dass er sich mit der »Ernsthaftigkeit und emotionalen Tiefe des Lebens« auseinandersetzen wolle. Diese sei ihm nach seinem 30. Lebensjahr durch vermehrten Drogen-, Alkohol- und Nikotinkonsum abhandengekommen. Herrn F. gelang es immer weniger, sein Leben und seine Mitmenschen ernst zu nehmen, er hatte sich »an der Oberfläche des Lebens angesiedelt«. Erst die Diagnose Krebserkrankung holte ihn »ins Leben zurück«. Diesen Aufruf nützte er dafür, einige aufgeschobene Reisen nach Indien und Tibet zu unternehmen.

Im Zuge eines lösungsorientierten Erstgesprächs arbeiteten wir anhand von zielorientierten Fragen heraus, woran er bemerken würde, dass er mehr emotionale Tiefe in seinem Leben erreicht hätte. Anhand von Ausnahmefragen eruierte ich, in welchen Momenten seines Lebens er diese Tiefe bereits jetzt wahrnehmen konnte. Mithilfe von Skalierungsfragen ordnete er sich auf einer Befindlichkeitsskala von eins bis zehn, wobei zehn unerträglich schlecht war, derzeit auf neun ein. Es war sehr belastend für ihn, dass er »so viel Lebenszeit verschissen und jetzt nicht mehr viel Zeit« hatte.

Herr F. litt an starken Schmerzattacken und zunehmenden Lähmungserscheinungen. Er haderte mit der raschen Verschlechterung seines Gesundheitszustands. Herr F. meinte, dass er seine Beine kaum noch bewegen konnte und mittlerweile infrage stellte, wie lange er »das überhaupt noch mitmachen will«. Diese Äußerung griff ich auf und stellte explizit die Frage danach, ob er eine Sehnsucht nach dem Tod verspüre. Herr F. reagierte anscheinend verärgert und meinte: »Na ja, würden Sie als Krüppel weiterleben wollen?« Diese Äußerung veranlasste mich dazu, mich als Projektionsfläche für Herrn F. zur Verfügung zu stellen und so gemeinsam mit ihm die auftauchenden schmerzvollen Gefühle und Gedanken auszuhalten.

Die derzeitige Haltung von Herrn F. ordnete ich Bezug nehmend auf das palliative Transitionsmodell in die Phase der Todessehnsucht ein. Mehrfach erwähnte er, dass er das Leben so nicht aushalten wolle und sich danach sehne, es zu beenden. Außerdem haderte er mit den Gedanken, Dinge aufgeschoben zu haben, die er sich erwünscht hatte, und zu viel Zeit damit verschwendet zu haben, den Erwartungen anderer gerecht zu werden, obwohl er so viele eigene Träume gehabt hatte. Außerdem fragte er sich immer wieder, womit er einen solch schweren Krankheitsverlauf verdient habe.

Ich erlebte Herrn F. als sehr redebedürftig. Er beschrieb seine aktuelle Lebenszeit als »absoluten Wahnsinn«, als sei er »in eine Achterbahn gestiegen«, der er nicht mehr entkommen konnte. Er wollte daran arbeiten, einen besseren Umgang mit seinem Schmerz zu finden. Dieses Ziel war insofern schwer erreichbar, als unsere Zusammenarbeit aufgrund seiner immer wieder auftretenden akuten Schmerzattacken häufig abgebrochen oder verschoben werden musste.

Besonders in Zeiten, in denen er keine Schmerzen verspürte, konnte ich seine momentane Haltung der Phase der Lebenssehnsucht im palliativen Transitionsmodell zuordnen. In solchen Situationen war es immer wieder sehr gut möglich, umfassende lösungsorientierte Gespräche zu führen und verschiedene Methoden anzuwenden. Dabei reflektierte er anhand seiner Werte, was ihm wichtig war und worauf er nun seine Aufmerksamkeit richten beziehungsweise für wen oder was er nun noch Platz einräumen wollte.

Als ich Herrn F. nach seinen Schmerzempfindungen fragte, beschrieb er, wie diese immer wieder zusammen mit Angstzuständen, Panikattacken und Hoffnungs- und Hilflosigkeit einhergingen. Bei einer angeleiteten Imaginationstechnik stellte sich Herr F. seinen Schmerz als innere Landschaft vor. Dabei beschrieb er ein Kriegsbild, das er vor seinem inneren Auge sehr deutlich sehen konnte. Er sprach von einem Feld, das von Nebel eingehüllt war und auf dem er Leichenteile erkannte. Es beschrieb seine Schmerzen mitunter als »ein düsteres Herbstbild, das Angst, Ohnmacht, Wut und Hilflosigkeit vermittelt«. Sich selbst platzierte er in der Mitte des Bildes. Als ich ihn darum bat, dieses Bild in einem guten Abstand von sich zu positionieren und zu erahnen, was diese Person in solch lebenswidrigen Umständen nun brauchen könnte, antwortete er prompt: »Einen Leuchtstrahl von oben.« Herr F. beschrieb anschließend, wie sehr sich das gesamte Bild durch diesen Leuchtstrahl veränderte: Plötzlich konnte er bunte Farben, Bäume, Tiere, Pflanzen und Menschen erkennen, die sich zunehmend auf dem Bild verteilten und eine gute Stimmung erzeugten. Nach seiner ausführlichen Beschreibung dieses Ressourcenbildes erkundigte ich mich danach, ob er einen Bezug zu seiner aktuellen Lebensrealität herstellen konnte. Er meinte, dass es ihm möglicherweise helfen könnte, sich anhand einer inneren Stärkung vor dieser äußeren Realität zu schützen. Vor der Anleitung einer entsprechenden Methode war er aufgebracht und äußerte ein starkes Redebedürfnis. Erst im Zuge der Trancereise gelang es ihm zunehmend, die Führung des Gesprächsverlaufs abzugeben und sich auf seine innere Lebenswelt einzulassen. Herr F. wirkte im Anschluss daran auf mich verändert. Ich erlebte ihn ruhiger, gelassener und nachdenklicher als zuvor.

Trotz dieser eindrucksvollen imaginativen Erfahrung zeigte sich Herr F. weiterhin sehr belastet, demotiviert und hilflos. Die Schwere der physischen Symptome bewirkte, dass er zunehmend verärgert war und sich frustriert fühlte. Immer wieder verfiel er in eine Todessehnsucht und bezeichnete sein Leben als »nicht mehr lebenswert«. Zwischendurch beschrieb Herr F. seinen Schmerz als »ein Brett, das in den Rücken einfährt«, wollte aber nicht näher auf diese Wahrnehmung eingehen. Immer wieder blockte er therapeutische Interventionsvorschläge ab und lehnte zunehmend auch andere Therapieformen seitens meiner TeamkollegInnen ab. Er zog häufig die Flucht in die Empfindungslosigkeit, Verdrängung oder Abwertung einer bewussten Auseinandersetzung vor. Es war nicht einfach für mich, mit dieser ablehnenden Haltung umzugehen, und ich haderte anfangs damit, nur eine weitere Person zu sein, die ihm ohnehin nicht helfen konnte. Diese Wahrnehmung bestätigte er mir mit den Worten, dass »es ja auch nichts zu besprechen gibt, wenn ihm sowieso keiner helfen kann«.

Es war mir dennoch wichtig, mit ihm in Verbindung zu bleiben. Damit ermöglichte ich mir, Momente der Bereitschaft für Therapieangebote nicht zu versäumen, und ihm, sich dieser depressiven Welt nicht vollständig auszuliefern. Zwischendurch gelang es mir in von Widerstand geprägten Ohnmachtsphasen, zumindest Gespräche über andere Themen zu führen, wie solche über seine Reisen oder andere Erfahrungen in seinem Leben. Dabei war es möglich, sich auf die Trostquellen (vgl. Abschn. 4.3.2) zu beziehen. Er entschied sich bewusst für eine *Auszeit*. Dies räumte uns Begegnungsräume außerhalb des Schmerzes ein. Diese Auszeit setzte er sowohl für sich *allein* als auch in *Gemeinschaft* mit mir um. Den Krankheitsverlauf und die damit in Verbindung stehenden Themen wollte er in dieser Phase *annehmen*, ohne den Anspruch zu haben, diese akzeptieren oder einen Sinn für sie suchen zu müssen. Auf diese Weise konnten wir unsere Arbeitsbeziehung aufrechterhalten und durch Umfokussierung der Aufmerksamkeit eine gute gemeinsame Zeit verbringen.

In Anlehnung an das palliative Transitionsmodell war es mir in diesen Situationen möglich zu erkennen, dass seine Ablehnung gegenüber allen Unterstützungsleistungen Ausdruck seiner empfundenen Hilflosigkeit war. Hier war das oberste Ziel, gemeinsam das Leidvolle auszuhalten und ihn nicht mit leeren Floskeln zu vertrösten. Außerdem war es wichtig, sein ablehnendes Verhalten weder persönlich zu nehmen noch als Ausdruck von Widerwilligkeit abzuwerten.

Herr F. verstarb wenige Tage nach unserem Abschlussgespräch, das wir auch explizit als solches bezeichnet hatten. In diesem bestätigte er, dass sein innerer Widerstand gegenüber seiner Lebenssituation und all den darin enthaltenen Hilfsangeboten auch für ihn die größte Herausforderung in dieser Zeit war. Er konnte und wollte sich keiner anderen Perspektive öffnen, da er noch »so viel zu tun hatte«.

In diesem evaluierenden Gespräch erkundigte ich mich danach, was er in unserem psychotherapeutischen Prozess als hilfreich erlebt und was ihn dazu bewogen hatte, sich immer wieder darauf einzulassen. Dabei erwähnte er, dass er sich zu jeder Zeit »ernst genommen fühlte« und sowohl in seinem Schmerz als auch in seiner Hoffnung erkannt worden sei. Das ermöglichte es ihm, alle Gefühlsvariationen auszuleben und sich nicht »zurückhalten, verstellen oder verstecken zu müssen«.

Er erwähnte allerdings auch, dass er sein Ziel, sich »aufzurichten« – das er in diesem Rahmen das erste Mal so beschrieb –, nicht erreicht hatte, was ihn unendlich traurig stimmte. Nachdem er nun gänzlich immobil war, griff ich diese Bewertung anhand einer Umdeutung, also eines Reframings, auf und wies darauf hin, dass ich »einen Mann begleiten durfte, der sich trotz widrigster Umstände, die sich anhand von Kriegsbildern beschreiben ließen, *innerlich* aufrichtete, was ich vor dieser Begleitung nicht für möglich gehalten hätte«. Diese Beschreibung entlockte ihm ein sanftes Lächeln, als hätte er damit eine Möglichkeit gefunden, sein Ziel doch erreicht und dafür auch noch eine Zeugin gefunden zu haben. Positiv erwähnte er seine imaginativen Reisen, die er im Rahmen der Psychotherapie auskosten konnte. Immerhin vermochte er sich zwischendurch immer wieder auf seinen inneren Ruhepol zu beziehen, den er durch die Vorstellung eines »Lichtstrahls von oben« in sich kultivierte.

Auch wenn ich mich großteils in den Therapieeinheiten als wenig hilfreich erlebte, was gerade in Phasen der Todessehnsucht relativ häufig der Fall ist, war es mir möglich, ein ehrliches, aufrichtiges und demnach sehr bedeutungsvolles Abschlussgespräch zu führen, das von großem Leid, aber auch von Stolz geprägt war.

5.3 Herr M. – Lebens-, Todessehnsucht und Hingabe

Herr M. war 61 Jahre alt, verheiratet und lebte zusammen mit seiner Gattin, die er, wie auch einige bedeutsame FreundInnen, zu den wichtigsten Ressourcen in seinem Leben zählte. Er bekam zwei Jahre vor seinem Aufenthalt auf der Palliativstation eine Krebsdiagnose und wenige Wochen davor die Information, dass diese von jenem Zeitpunkt an ausschließlich palliativ zu behandeln sei. Herr M. bat um eine psychotherapeutische Begleitung, da er sowohl an »körperlichen und psychischen Schmerzen als auch an der Angst vor diesen Schmerzen« litt. Zu Beginn des psychotherapeutischen Prozesses konnte ich Herrn M. nach dem palliativen Transitionsmodell aktuell in die Phase der Lebenssehnsucht einordnen. Er war sehr damit beschäftigt, gemeinsam mit seiner Frau gegen die Verschlechterungstendenzen seiner Erkrankung anzukämpfen und alternative Methoden zur Verbesserung seines Gesundheitszustands auszuprobieren.

Das Erstgespräch war kein klassisches, sondern verlangte sofort nach einer Intervention. Herr M. und seine Frau baten die für ihn zuständige Ärztin nach einer sofortigen psychotherapeutischen Sitzung. In dieser wollte er den Versuch starten, selbstwirksam auf seinen aktuell empfundenen Schmerz Einfluss zu nehmen.

Tatsächlich gelang es ihm sehr schnell anhand von hypnosystemischen Trancetechniken, sein schmerzvolles Erleben bildlich als »rote Kugel im Gesäßbereich« wahrzunehmen. Er beschrieb den Schmerz als »Feuerkugel«, die seine Atmungsfrequenz intensivierte, seine Körpertemperatur erhöhte und innere Anspannungen auslöste. An dieser Stelle bat ich ihn, herauszufinden, was diese Kugel von ihm wollte beziehungsweise welche Art von Zuwendung sie benötigte. Durch diese Art der Aufmerksamkeit und Anerkennung bemerkte er bereits eine Entlastung. Mithilfe von kreishaften Bewegungen seiner Hand auf dieser Körperstelle gelang es ihm, Einfluss auf die Beschaffenheit der Feuerkugel zu erlangen. Diese Zuwendung sowie die damit vermittelte Erlaubnis, da zu sein und sich verändern zu dürfen, trugen zur Lockerung seines Beckens bei. Bewusstes Ein- und Ausatmen speziell in diesen Bereich bewirkte zunehmend eine Erleichterung.

Im Anschluss an diese Intervention erkundigte ich mich danach, was er als hilfreich erlebt hatte. Darauf meinte er, dass es für ihn eine wichtige Erfahrung war, »in den Schmerz hineinzugehen«, dort zu bleiben und sich für sein Bedürfnis zu öffnen, anstatt ihn ausschließlich loswerden zu wollen. Es war für ihn wichtig, den Schmerz ohne Wertung erst einmal wahrzunehmen und anzuerkennen. Dadurch gelang es, dessen Energie nicht zu blockieren, ihn erfahrbar zu machen und wieder Einfluss auf ihn zu erlangen. Als Hausaufgabe verschrieb ich ihm die regelmäßige Zuwendung an seinen Körper, dass er diesen mit einem Blick der Dankbarkeit und Wertschätzung anzuerkennen lernte.

Das klassische Erstgespräch holten wir zu einem späteren Zeitpunkt nach. Dieses führten wir gemeinsam mit seiner Frau. Sein Wunsch war es, noch einige Zeit mit ihr zu Hause zu verbringen, bevor der Tod ihn wohl einholen würde. Ihr gemeinsamer Wunsch war es, besser mit dem Schmerz umgehen zu lernen und Strategien zur selbstbestimmten Einflussnahme auf den gesamten Krankheitsverlauf zu erfahren. Bei dieser Bitte fühlte ich mich dazu aufgefordert, einerseits auf die Möglichkeiten der Psychotherapie, andererseits aber auch auf ihre Grenzen hinzuweisen. Vieles sei möglich, dennoch sei anzumerken, dass die Lösung erster Wahl, die einer körperlichen Gesundwerdung, in diesem Setting kein realistisches Ziel sei. Die interdisziplinäre Zusammenarbeit auf einer Palliativstation bietet ein umfassendes und ganzheitliches Unterstützungsangebot, an. Dennoch kann auch hier der Tod in keiner Weise verhindert, sondern nur ein besserer Umgang mit ihm erlernt werden.

Herr M. klagte im weiteren Therapieverlauf immer häufiger darüber, dass er krankheitsbedingt zunehmend seine Sehkraft verlieren würde. Im Zuge dessen sprach er von körperlicher Schwäche, Scham und Angst vor bevorstehenden Abschieden. »Ich erlebe, wie es nach und nach mit mir bergab geht, und das will ich nicht länger mitanschauen.« Diese Aussage war meiner Einschätzung nach der Einstieg in die Phase der Todessehnsucht. Herr M. äußerte danach tatsächlich vermehrt den Wunsch, in die Schweiz zu fahren, um »endlich Erlösung zu erfahren«. Er meinte, dass er genug gelitten habe und sich diesem Schmerz nun entziehen wolle. Die Anerkennung und Würdigung dieses Leids sah ich an dieser Stelle als meine primäre Aufgabe in meiner therapeutischen Rolle an.

Nachdem Herr M. sehr empfänglich für die imaginativen Methoden war, bot ich ihm eine Trancetechnik an, die sich an seine von ihm so beschriebene »zu ertragende Last« wandte. Dadurch gelang es ihm, seinen Ballast mit seiner Vorstellungskraft abzulegen und wahrzunehmen, welche Gedanken und Gefühle auftauchten, wenn er nicht mehr nur damit beschäftigt war, diesen Ballast zu tragen. Als er große Angst und Traurigkeit wahrnahm und am liebsten davor geflüchtet wäre, war es für ihn möglich, sich mithilfe seiner Hände und eigener körperlicher Berührungen im Herz- und Bauchbereich zu trösten. Bewusste Ein- und Ausatmung beruhigten ihn und lösten unangenehme Gefühle auf. Diese eigenständige Einflussnahme auf sein Erleben stellte eine neue Erfahrung für Herrn M. dar. Dieses Erleben von Selbstwirksamkeit stärkte im Sinne der Selbstfürsorge wiederum sein Selbstvertrauen.

Jene psychotherapeutische Einheit mündete in einen vorab nicht vorhersehbaren Ausgang: Herr M. hatte kurz vor der Sitzung einen Einlauf – also das Einführen von Flüssigkeit über den Anus in den Darm zur Lösung von Verstopfungen – erhalten. Dieser Einlauf begann nun zu wirken. Diesen anfangs sehr unangenehmen Umständen konnten wir schließlich mit Humor begegnen: »So kommt jetzt alles heraus, was nicht länger herumgetragen werden will«, meinte ich lachend. Herr M. verstand sofort. Dieser humorvolle Zugang schien Herrn M. von seinem Schamgefühl zu befreien, was ich in diesem Zusammenhang als wesentlichen Beitrag meiner therapeutischen Arbeit zählte.

Die weiteren Sitzungen nahm Herr M. gemeinsam mit seiner Frau in Anspruch. Es schien, als sei er nun in der Phase der Hingabe angelangt, da er vermehrt thematisierte, wofür er seine letzte Zeit noch nützen wollte. So stellten wir uns den drei Fragen, was er noch tun konnte, was er nicht mehr tun konnte und von wem und wie er sich verabschieden wollte. Das entsprechende Arbeitsblatt »Drei Fragen zur Gestaltung der letzten Lebenszeit« (vgl. Anhang) unterstützte den Prozess, indem er sich zuerst gemeinsam mit mir überlegte, was ihm noch wichtig war. Auch zwischen den Sitzungen notierte er auf dem Arbeitsblatt, was ihm noch dazu einfiel.

In diesem Zusammenhang entwickelten wir drei gemeinsam ein Verabschiedungsritual, das wir für seine letzte Zeit zu Hause vorbereiteten. Es handelte sich dabei um ein kleines gemeinschaftliches Fest mit FreundInnen, bei dem Geschenke ausgetauscht, Reden gehalten und ein gemütliches Zusammensein mit Speisen und Getränken geplant war. Dieses Fest schmückten sie ganz besonders aus. Anhand des Arbeitsblattes »Vorbereitung eines Transitionsrituals« (vgl. Anhang) planten sie, wen sie einladen, wie sie Einladungen gestalten, welche Örtlichkeit sie nützen wollten, und sammelten Ideen für den Ablauf. Außerdem überlegten sie, welche Musik sie spielen, was sie wem noch mitteilen mochten und welche Werte und Qualitäten sie in diesem Rahmen besonders hervorheben wollten. Herr M. hatte schnell klare Vorstellungen von der Umsetzung und war motiviert, sich auf sein letztes Fest vorzubereiten. Auf diese lustvolle Art und Weise der Gestaltung seines Abschieds war er bisher noch nicht gekommen. Für ihn waren Abschiede immer schwer und traurig, weshalb er diese gerne vermied. An der Vorstellung, sich in einem festlichen Ambiente von seinen Liebsten zu verabschieden, fand er allerdings Gefallen. Seine Frau war anfangs skeptisch, weil sie meinte, dass »es ja noch immer Hoffnung« gebe. Doch für diesen Einwand fand Herr M. sehr rasch ein Gegenargument. Er wies darauf hin, dass ihn ein solches Ritual ja nur bestärken könnte – unabhängig davon, ob er dann schnell oder erst viel später versterben würde, – und es als gute Erinnerung an ihn und das gemeinsame Zusammensein »in die Geschichte eingehen« würde.

Die psychotherapeutischen Einheiten mit Herrn M. erlebte ich wieder als große Bereicherung. Es war ein wundervolles Miteinander beim Aushalten von scheinbar unaushaltbaren Gefühlen, beim Erlernen eines Umgangs mit vorerst unbeeinflussbaren Symptomen und bei der Gestaltung seines Abschiedsfests, das sichtbar machte, dass Abschiede von Freude, Liebe und Leben geprägt sein können.

6 Conclusio

Mein persönliches Anliegen, den zentralen Beitrag der Systemischen Therapie im Palliativbereich darzustellen, bringe ich durch die Prägung des Begriffs der *Systemischen palliativen Psychotherapie* zum Ausdruck. Menschen sind soziale Wesen und ihr Umfeld hat einen enormen Einfluss darauf, wie sie die Welt wahrnehmen, sie gestalten und an Herausforderungen herangehen. Umso wesentlicher sind systemisch geprägte Denkweisen und Interventionen, die nicht nur die betroffene Person selbst, sondern ihr gesamtes Beziehungsgeflecht berücksichtigen, und das gerade dann, wenn sie sich dem Tod nähern.

Dieses Buch kristallisiert für den therapeutischen Tätigkeitsbereich im palliativen Setting drei Schwerpunkte heraus: Erstens zeigt es auf, wie wir Menschen dabei begleiten können, eine konstruktive Haltung gegenüber dem Tod zu entwickeln und diese für eine weitgehend selbstbestimmte Gestaltung ihres letzten Lebensabschnitts einzusetzen. Zweitens erläutert es, in welch unterschiedlichen Facetten sich der Tod als Inbegriff von Veränderung und Vergänglichkeit bereits im Laufe des ganzen Lebens zeigt und wie wir auf den Erfahrungsschatz unserer KlientInnen zurückgreifen können, wenn es darum geht, sich auf einen weiteren, allerdings auf ihren größten Übergang in diesem Leben einzulassen. Und an dritter und zentraler Stelle vermittelt dieses Buch Anregungen dazu, wie wir Menschen dabei unterstützen können, Veränderungen im Leben nicht nur anzunehmen, sondern auch nach eigenen Wünschen mitzugestalten und dadurch das »Sterben vor dem Sterben« beziehungsweise das »Sterben im Leben« zu üben.

Das *palliative Transitionsmodell* mit den darin enthaltenen beiden Polen der Ohnmacht und der Stärke sowie den Transitionselementen unterstützt uns, einen Einblick in und ein Verständnis für die Verhaltens-, Gefühls- und Gedankenwelt von Menschen zu bekommen, die sich mit dem eigenen Tod auseinandersetzen. Dieses für die Überprüfung eigener Sichtweisen und Wahrnehmungen zu nützen, in die Gestaltung der therapeutischen Prozesse miteinzubeziehen und als gemeinsame Sprache für den Austausch zwischen den verschiedenen Berufsgruppen zu verwenden, ist die Intention meiner Arbeit. Erst wenn Sie, liebe LeserInnen, sich von den im Buch vorgestellten Überlegungen und Vorschlägen inspirieren lassen, sie kritisch und sensibel mit individuell anfallenden Anforderungen abstimmen und als Werkzeuge für Ihre Arbeit verwenden, erfüllen sie ihren Zweck.

Die Relevanz des hier beschriebenen palliativen Transitionsmodells für die Praxis bestätigt sich durch dessen Einbeziehung in unterschiedliche Therapieprozesse. Dieses soll allerdings auch zukünftig – gerne von Ihnen, geschätzte LeserInnen – immer wieder in der konkreten Begleitung seine Anwendung finden. Rückmeldungen und interdisziplinärer Austausch hinsichtlich seiner Einsatzmöglichkeiten sind ausdrücklich erwünscht und sollen eine stetige Verbreitung und Weiterentwicklung ermöglichen. Das Heranziehen meines Modells in der professionellen Tätigkeit möge nicht nur eine tiefergehende Qualität in der Arbeit mit KlientInnen, sondern auch in der Zusammenarbeit mit anderen professionell tätigen Menschen bewirken.

6.1 Kritische Betrachtung

Systemische Therapie und Palliative Care bereichern einander und ihre Zusammenführung lässt ein neues Tätigkeitsfeld entstehen. Was wir diesem abgewinnen können und wie wichtig der kritische und achtsame Umgang mit dem vorgeschlagenen palliativen Transitionsmodell und den systemischen Sichtweisen ist, soll im Folgenden thematisiert werden.

Die Eingliederung eines Entwicklungsgeschehens in die Phasen des palliativen Transitionsmodells erweist sich dann als besonders hilfreich, wenn es darum geht, PatientInnen ihrem jeweiligen emotionalen Zustand entsprechend abzuholen, sich auf ihre Lebenswelt einzustimmen und gemeinsam eine stimmige Zielrichtung zu definieren.

Die Ausführungen in diesem Buch sollen uns professionellen HelferInnen in diesem Setting Sicherheit in Bezug auf unsere Haltung und die Ausrichtung unserer Arbeitsweise vermitteln. Fühlen wir uns im Umgang mit PatientInnen sicher, können wir uns freier auf sie einlassen. Auf diese Weise schützen wir PatientInnen vor voreiligen Wertungen, eigenen Zielvorstellungen und vorgegebenen gesellschaftlichen und institutionellen Normen.

Dieses Buch zeigt ganz dezidiert auf, wie wesentlich es ist, dass bei PalliativpatientInnen nicht pauschal von einer homogenen Gruppe gesprochen wird, sondern der Umgang mit schweren Erkrankungen und dem bevorstehenden Tod höchst individuell ist. Dadurch wirken diese Überlegungen und Anregungen idealisierenden Vorgaben für das Sterben im Sinne eines Entwicklungsanspruchs entgegen und bewirken eine feine Abstimmung der Begleitung an individuellen Bedürfnissen und Wünschen der PatientInnen.

Möglichen Kritikpunkten vorgreifend möchte ich betonen, dass mein Angebot von Modellen kein Plädoyer dafür sein soll, dass wir Menschen in Kategorien einordnen und nach starren Konzepten behandeln. Verwenden wir das palliative Transitionsmodell missbräuchlich für die Einordnung von PatientInnen in bestimmte vorgefertigte Gattungen und behandeln diese danach, stellt das eine massive Grenzüberschreitung dar. Nicht zuletzt widerspricht es der Hauptintention dieses Buches, nämlich sich flexibel und auf individuelle Bedürfnisse abgestimmt auf die Begleitung von Menschen in lebenskritischen Veränderungsprozessen einzulassen. Eine Schematisierung führt nur dazu, dass Menschen in ihrer Einzigartigkeit, ihrer einmaligen biografischen Geschichte und ihren ganz persönlichen Lebenserfahrungen aus dem Blickfeld geraten. Wenn es dazu kommt, dass Menschen nach Behandlungskonzepten *bearbeitet* werden und keine Abstimmung mit ihnen hinsichtlich ihrer höchstindividuellen Situation erfolgt, stellt das ebenfalls einen Missbrauch dessen dar, was besonders in dieser Lebensphase als das Wichtigste erachtet wird, nämlich der Würde der Menschen. Nicht nur in diesem palliativen Tätigkeitsbereich – obgleich hier ganz besonders, weil es sich doch um einen speziell sensiblen und damit schützenswerten Rahmen handelt – ist es für einen gelingenden Therapieprozess ganz entscheidend, uns achtsam, respektvoll und absichtslos auf unser Gegenüber einlassen.

Die auf einzelne PatientInnen abgestimmte Anwendung meiner Ausführungen und deren individuelle Angemessenheit werden in der Beschreibung und Besprechung der durchlaufenen therapeutischen Prozesse sichtbar. So soll und muss (!) der Einsatz der in diesem Buch beschriebenen Modelle und Vorgehensweisen im Zweifelsfall im Rahmen von Intervisionen oder Supervisionen durch die Zusammenführung unterschiedlicher Sichtweisen auf ihre Stimmigkeit für jeden Einzelfall geprüft werden.

An dieser Stelle ist auch anzumerken, dass eine Einteilung nach theoretischen Modellen nicht bei allen PatientInnen sinnvoll und zieldienlich ist. Manchmal mag es für den therapeutischen Prozess gar nicht erforderlich sein, unsere Behandlung auf das palliative Transitionsmodell abzustimmen. Das kann der Fall sein, wenn es gar nicht vordergründig darum geht, ein psychotherapeutisches Angebot dafür zu nützen, sich am Lebensende noch diversen Themen im Sinne einer Konfrontation mit unliebsamen Gefühlen und Gedanken zu stellen. Viele Menschen möchten sich auf eine ganz andere Art und Weise begleiten lassen, nämlich mit einfacher biografischer Erinnerungsarbeit im Sinne eines Austauschs über prägende Lebenspassagen oder mit Diskussionen über möglicherweise mehr an der Oberfläche behaftete Themenbereiche.

Das palliative Transitionsmodell dafür heranzuziehen, unsere therapeutische Tätigkeit kritisch zu betrachten, kann und soll dabei unterstützen, den Themen Sterben und Tod offen zu begegnen. Indem wir uns von deren Gestaltungsmöglichkeiten inspirieren lassen, bekommen wir ein besseres Verständnis für die individuellen Anliegen unserer PatientInnen. Dafür zeigt dieses Buch auf, wie sehr es in der letzten Zeit vor dem Tod noch einmal um das Leben selbst geht und jeder Mensch seine Eigenheiten zum Ausdruck bringen darf, und zwar so intensiv und so lange, wie er dies wünscht und es für ihn wohltuend ist.

Damit fällt der Anspruch auf ein gutes Sterben weg. Den Fokus legen wir auf jenen Menschen, der hinter dem Sterben steht. Dadurch kann er auf jede erdenkliche Art und Weise sterben, die seiner jeweiligen Lebenssituation, Vorliebe oder Gewohnheit entspricht. Im Buch wird hoffentlich das Recht auf den eigenen Tod im Sinne eines selbstbestimmten Sterbens besonders deutlich.

6.2 Persönliche Reflexion

Die theoretische Auseinandersetzung mit der Systemischen Palliativen Psychotherapie spannt einerseits einen Bogen über meine mehrjährige Tätigkeit auf der Palliativstation und dient andererseits als Ausgangsbasis für die immer wiederkehrende Thematisierung des Todes in freier Praxis. Diese intensive theoretische Beschäftigung damit bringt meine darin gewonnenen, wertvollen Erkenntnisse zu Papier.

Die Zusammenführung der Erfahrungswerte anderer professionell tätigen Personenkreise mit eigens gewonnenen Erkenntnissen erweitert meinen persönlichen und beruflichen Horizont auf unschätzbare Weise. Meine damit verbundene Auseinandersetzung mit dem Tod sorgte für eine ganz persönliche Adaptierung meiner Haltung gegenüber dem Leben und meinen Wertigkeiten. Dies zeigt sich sowohl im privaten als auch im beruflichen Setting in zunehmender Klarheit und Authentizität meines Wirkens.

Mich mit dem Tod zu beschäftigen, lehrte mich, günstige Gelegenheiten als solche zu erkennen und zu nützen und nichts Wesentliches auf spätere Zeitpunkte zu verschieben. Ebenso lehrte er mich, alltägliche Abschiede bewusst wahrzunehmen. Dies ist nicht nur deshalb wichtig, weil ein jeder Abschied der letzte sein könnte, sondern auch weil Menschen zu keiner Zeit als dieselben wieder zusammenkommen. Außerdem würdigen bewusst gestaltete Abschiede die große Bedeutung unserer zwischenmenschlichen Begegnungen und Verbindungen. Ebenso durfte ich erkennen, dass uns jede Herausforderung dazu auffordert, unsere Sichtweisen zu hinterfragen beziehungsweise zu adaptieren, und dass wir sie dadurch als Wachstumschancen für uns nützen können. Nur indem wir Unpassendes verabschieden, können wir Platz für all das schaffen, was sich für uns stimmig anfühlt. Sich den eigenen Lebensaufgaben zu widmen und damit nicht bis zur letzten Minute zu warten, bereichert das Leben ungemein. Außerdem ließen mich Menschen auf der Palliativstation begreifen, nicht bis zum letzten Augenblick damit zu warten, meine tiefsten Herzenswünsche zu erfüllen. Dies scheint die einzige Prävention dafür zu sein, um am Lebensende nichts zu bereuen. Das Argument dafür, so früh wie möglich damit zu beginnen, ehrlich, echt und hingebungsvoll zu leben, ist nicht nur jenes, dass das Leben jederzeit vorbei sein kann, sondern auch dieses, dass es – unabhängig davon, wie viele Jahre es dauern mag – ohnehin sehr kurz ist. Solange wir unser Leben unbewusst an übernommenen Glaubensmustern ausrichten, verabsäumen wir es, unsere eigenen Werte und Überzeugungen zu leben. Solange wir Abhängigkeiten und Konditionierungen unterliegen, bleiben wir in diesen gefangen. So stellt der Tod – das Loslassen aller Erwartungen und Vorstellungen – den einzigen Weg in die Freiheit dar. Unsere einzige Möglichkeit, wirklich frei zu sein, ist es also, den Tod in unser Leben zu integrieren.

Durch meine berufliche Tätigkeit durfte ich den Tod schon in jungen Jahren als Ressource in meinem Leben erkennen. Dieses Buch ermöglichte es mir, mich ihm theoretisch anzunähern, doch nur durch die direkte Tätigkeit mit meinen KlientInnen sowie durch meine ganz persönlichen Entwicklungsschritte konnte ich mich auch emotional von ihm berühren lassen. Diese Erfahrungen sind für die Gestaltung eines erfüllten und bewussten Lebens unumgänglich.

Mit diesen Worten möchte ich nun abschließend auch Sie, liebe LeserInnen, dazu einladen, den Mut aufzubringen, sich im palliativen Tätigkeitsfeld einzubringen, gemeinsam mit Menschen an deren Lebensende lebensbereichernde Erfahrungen und Erkenntnisse zu sammeln und dadurch diesen besonders sensiblen Bereich auf Ihre ganz persönliche Art und Weise mitzugestalten.

Gedichte

Abschließend möchte ich hier vier Gedichte veröffentlichen, die ich im Zuge meiner Berufstätigkeit auf der Palliativstation verfasst habe. Diese sollen zum Nachdenken anregen und eine weitere Form aufzeigen, wie sowohl wir TherapeutInnen uns als auch KlientInnen sich dem Tod annähern können. Nicht zuletzt laden uns die Literatur, die Poesie und andere Formen der Kunst dazu ein, uns kreativ mit dem Unbekannten vertraut zu machen. Außerdem können wir auch KlientInnen dazu einladen, kreative Methoden, wie das Schreiben von Gedichten, als Quelle des Trostes für sich zu nützen.

Verdrängter Schmerz

Wenn du ihn unterdrückst,
bleibt er in dir.
Wenn du ihn fernhältst,
vergrößert er sich.
Wenn du dich von ihm ablenkst,
verlierst du dich.
Wenn du ihn übergehst,
holt er dich ein.
Wenn du ihn einlädst,
zeigt er sich dir.
Wenn du dich ihm öffnest,
spürst du ihn.
Wenn du dich auf ihn einlässt,
macht er dir Platz.

Meine größte Angst

Meine größte Angst ist es nicht, allein zu sein,
sondern mich zu verschließen.
Meine größte Angst ist es nicht, nicht gesehen zu werden,
sondern mich nicht zu zeigen.
Meine größte Angst ist es nicht, nicht geliebt zu werden,
sondern nicht zu lieben.
Meine größte Angst ist es nicht, zu sterben,
sondern nicht zu leben.

Es gibt immer ein nächstes Mal

Es gibt immer ein nächstes Mal,
um alles besser zu machen.
Wir erhalten immer eine zweite Chance,
um alles in Ordnung zu bringen.
Es wird immer einen anderen Tag geben,
um »Ich liebe dich« zu sagen.

... habe ich gedacht.

Jahreszeiten-beheimatet

Der Herbst nimmt Abschied.
Er lauscht noch einmal den Geheimnissen des Sommers,
bevor er sich dem Winter hingibt.
Wissend, dass dieser bereits der Vorbote des Frühlings ist.

Dank

Es ist mir eine Freude, einige meiner weisen LehrmeisterInnen, tatkräftigen UnterstützerInnen, schonungslosen KritikerInnen und inspirierenden Herzensmenschen zu nennen und damit meine Wertschätzung zum Ausdruck zu bringen. Ohne sie wäre dieses Buch nie zu dieser ersten Auflage herangereift.

Zu Beginn richtet sich mein Dank an den Carl-Auer Verlag, insbesondere an die umsichtige Vorgehensweise seitens des gesamten Teams, und speziell an die freie Lektorin Veronika Licher für ihr ausgezeichnetes Lektorat sowie an Tom Levold, der mich als Herausgeber der Reihe *Systemische Therapie und Beratung* nicht nur einmal dazu aufforderte, meine Ausführungen zu überdenken und entsprechend zu Papier zu bringen. Diese bewirkten jene Qualitätssteigerung, die diese Buchveröffentlichung überhaupt erst ermöglichte.

Meine aufgeschlossene Haltung gegenüber den Themen rund um Sterben und Tod verdanke ich in erster Linie meinen PatientInnen auf der Palliativstation. Deren Bereitschaft, ihre persönlichsten Anliegen mit mir zu teilen, ermöglichte es mir, einen Einblick in vielfältige psychodynamische Prozesse zu gewinnen und ein zunehmendes Bewusstsein für Authentizität und Hingabe zu erlangen. Meine KollegInnen im Krankenhaus boten mir dazu ergänzend regelmäßig konstruktive Reflexionsmöglichkeiten und regten mich mit ihrem Engagement zu professionellem Tun an – ein herzliches Dankeschön an euch! Außerdem auch an Siegfried Essen, Ingrid Egger, René, Mirjam, Zita und Robert – euer Vertrauen in mich und eure Tiefgründigkeit wecken immer wieder Selbstvertrauen und Durchhaltevermögen in mir!

Mein größter Dank richtet sich an meinen Mann. Danke für deine bereichernden Beiträge – nicht nur zu diesem Buch, sondern zu meinem ganzen Leben! Dies gilt auch für unsere Kinder, durch die ich die Erfahrung machen durfte, in schmerzvollsten Augenblicken unvorstellbare Kräfte für die Geburt neuen Lebens zu entwickeln, und nun all die kleinen und großen Entwicklungsschritte dieser heranwachsenden Wesen begleiten darf. Ich danke euch von ganzem Herzen!

Anhang

In diesem Anhang finden sich fünf Arbeitsblätter zur Verwendung im Zuge von Veränderungsprozessen sowohl im palliativen Setting als auch – mit entsprechender Anpassung – in anderen therapeutischen Kontexten. Diese können Sie, geschätzte LeserInnen, gemeinsam mit KlientInnen in einer Sitzung bearbeiten oder auch an KlientInnen zur eigenen Reflexion aushändigen und in einer therapeutischen Sitzung nachbesprechen.

Das Arbeitsblatt »Reflexionsfragen zum Umgang mit Veränderungen« dient dazu, KlientInnen dabei zu unterstützen, sich an ihre bisherigen Erfahrungen mit Veränderungen zu erinnern und zu erarbeiten, wie sie ihre darin gewonnenen Fähigkeiten und Erkenntnisse für ihre aktuelle Herausforderung nützen können.

Das Arbeitsblatt »Drei Fragen zur Gestaltung der letzten Lebenszeit« unterstützt KlientInnen dabei, selbstdefinierte Aufgaben zu formulieren und diese nach ihren eigenen Wertigkeiten zu ordnen.

Das Arbeitsblatt »Trostquellen im Umgang mit schmerzlichen Gefühlen« ermöglicht es KlientInnen, entsprechend ihren Bedürfnissen im Abschiedsprozess Trostquellen auszuwählen, denen sie sich zuwenden möchten, und herauszuarbeiten, auf welche Art und Weise sie die jeweilige Trostquelle für sich nützen können.

Das Arbeitsblatt »Reflexionsfragen zur Stärkung des Selbstwerts« dient dazu, sich entsprechend dem in diesem Buch beschriebenen Selbstwert-Modell seinem Selbstwert zuzuwenden und diesen anhand von selbstdefinierten Formen der Selbstfürsorge zu stabilisieren und zu stärken.

Das Arbeitsblatt »Vorbereitung eines Transitionsrituals« leitet KlientInnen strukturiert dabei an, ein individuelles Ritual für sich vorzubereiten.

Reflexionsfragen zum Umgang mit Veränderungen

Bitte markieren Sie jene Sätze, die Ihrer Ansicht nach auf Sie zutreffen:

Ich mag keine Veränderungen. __	Ich liebe Veränderungen. __
Ich werde zu Veränderungen gezwungen. __	Ich bestimme meine Veränderungen selbst. __
Veränderungen liegen mir nicht. __	Ich komme sehr gut mit Veränderungen zurecht. __
Veränderungen erlebe ich als Tiefpunkte. __	Veränderungen erlebe ich als Höhepunkte. __

Bitte vervollständigen Sie folgende Sätze:

Die größte Veränderung in meinem Leben war ______________________________

____.

Die schönste Veränderung in meinem Leben war ____________________________

____.

Die herausforderndste Veränderung in meinem Leben war ______________________________

____.

Die schlimmste Veränderung in meinem Leben war ___________________________

____.

Bitte beantworten Sie die Fragen zu Ihren bisherigen Veränderungen:

Woran merken Sie, dass Sie für eine Veränderung bereit sind?

____

____

____

Welche Erkenntnisse gewannen Sie über sich im Zuge von Veränderungen?

Welche Eigenschaft/Fähigkeit dient Ihnen dazu, Veränderungen leichter zu vollziehen?

Was lernten Sie in Bezug auf Veränderungen von Ihrer Herkunftsfamilie?

Auf welche Ressourcen greifen Sie bei Veränderungen gerne zurück?

Was gelingt Ihnen im Hinblick auf Veränderungen sehr gut?

Bitte beantworten Sie die Fragen zu Ihrer aktuellen Herausforderung:

Was ist zurzeit Ihre größte Herausforderung?

____

____

____

Welche Lernchance können Sie darin erkennen?

____

____

____

Was können Sie von bisherigen Erfahrungen für Ihre aktuelle Lebenssituation nützen?

____

____

____

Wie möchten Sie von anderen Menschen in Ihrer aktuellen Lebenssituation erlebt werden?

____

____

____

Drei Fragen zur Gestaltung der letzten Lebenszeit

Schreiben Sie stichwortartig rund um die jeweiligen Fragen auf, was Ihnen wichtig erscheint.

Sie können Ihre Antworten anschließend gerne auch nach ihrer Priorität ordnen und die wichtigsten einkreisen.

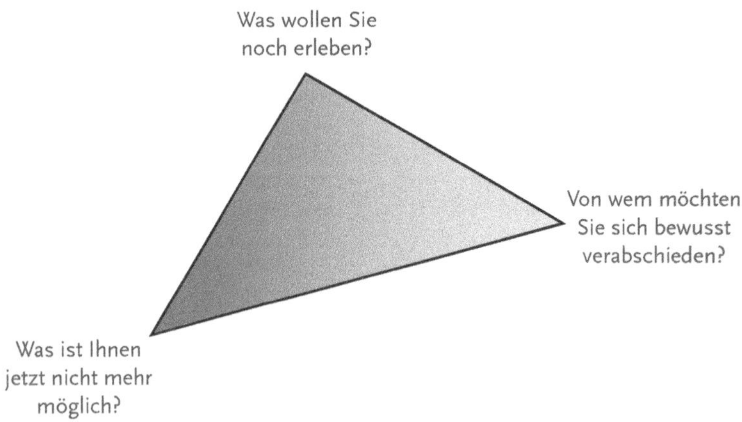

Trostquellen im Umgang mit schmerzlichen Gefühlen

Stellen Sie sich regelmäßig folgende drei Fragen und kreuzen Sie jeweils an, welche der beiden Optionen Ihnen guttut. Gerne können Sie jeweils dazuschreiben, auf welche Art und Weise Sie Ihre Prioritäten umsetzen möchten.

- Möchten Sie sich Ihren Gefühlen widmen (z. B. zeichnen, schreiben, weinen) – oder sich eine Auszeit von ihnen nehmen, indem Sie sich anderen Lebensbereichen zuwenden (z. B. Sport, Musik, Haushalt)?

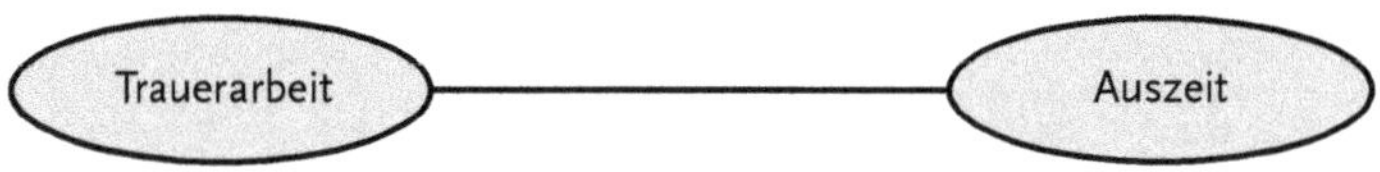

- Möchten Sie mit anderen Menschen – oder alleine Zeit verbringen?

- Möchten Sie über den Sinn Ihrer momentanen Lebenssituation reflektieren – oder diese, ohne sie zu hinterfragen, als Teil Ihres Lebens hinnehmen?

Reflexionsfragen zur Stärkung des Selbstwerts

Möchten Sie sich – ab sofort – wichtig nehmen? Wenn nein: Was benötigen Sie, um diese Frage mit einem »Ja« zu beantworten?
Welche Formen der Reflexion möchten Sie vermehrt in Ihren Alltag integrieren? (Z. B. Tagebuch, Gespräche, Bücher)
Woran würden Sie merken, dass Sie sich wichtig nehmen?
Wie möchten Sie vermehrt für Ihr Wohlbefinden sorgen? (Z. B. Ernährung, Bewegung, Entspannung, soziale Kontakte, Grenzen setzen)
Wer oder was hilft Ihnen dabei, Ihre Bedürfnisse wahrzunehmen und auf sie einzugehen? (Z. B. Alltagsrituale, Gespräche mit FreundInnen, innehalten)
Was würde sich in Ihrem Leben verändern, wenn Sie sich liebevoll annehmen würden?
Welche ersten drei Schritte möchten Sie konkret umsetzen?

Vorbereitung eines Transitionsrituals

Wofür möchten Sie ein Ritual machen? (Z. B. Dankbarkeit, Versöhnung, Abschied, Krafttanken)
Welche Werte möchten Sie mit Ihrem Ritual zum Ausdruck bringen?
Möchten Sie es alleine, zu zweit oder in einer Gruppe machen?
Festlegung der Rahmenbedingungen Ort (Natur, Räumlichkeit): Zeitraum: TeilnehmerInnen:
Welche Vorbereitungen möchten Sie dafür treffen?
Wie möchten Sie sich darauf einstimmen?
Was benötigen Sie für die Umsetzung? (Z. B. Räuchermaterial, Musik, Schreibzeug)
Wie möchten Sie die Zeit im Anschluss an das Ritual verbringen?
Wie können Sie dafür sorgen, dass es Ihnen in Erinnerung bleibt? (Z. B. Fotos, Affirmationen, Lieder, Düfte)

Literatur

Anderson, H. u. H. Goolishian (1992): Der Klient ist Experte: Ein therapeutischer Ansatz des Nicht-Wissens. *Zeitschrift für systemische Therapie und Beratung* 10 (3): 176–189.

Bleckwedel, J. (2015): Systemische Therapie in Aktion. Kreative Methoden in der Arbeit mit Familien und Paaren. Göttingen (Vandenhoeck & Ruprecht), 4., unveränd. Aufl.

Campbell, J. (1991): Die Masken Gottes. Basel (Sphinx).

Campbell, J. u. B. Moyers (2013): Die Macht der Mythen [DVD]. Müllheim/Baden (Auditorium Netzwerk).

Casula, C. (2013): Die Kraft der Verletzlichkeit. Die Herausforderung Mutter zu werden. *Hypnose – Zeitschrift für Hypnose und Hypnotherapie* 8 (1+2): 43–56.

Casula, C. (2018): You are a flower, not its petals. (Hauptvortrag im Rahmen der 3. Teile Therapie Tagung. Heidelberg, 1.–4.11.2018.)

Cherny N u. L. Radbruch (2009): The board of the European Association for Palliative Care. European Association for Palliative Care (EAPC) recommended framework for the use of sedation in palliative care. *Palliative Medicine* 23 (7): 581–93.

Denborough, D. (2017): Geschichten des Lebens neu gestalten. Grundlagen und Praxis der narrativen Therapie. Göttingen (Vandenhoeck & Ruprecht).

de Shazer, S. (2005): Wege der erfolgreichen Kurztherapie. Stuttgart (Klett-Cotta), 9. Aufl.

de Shazer, S., S. Kim Berg, E. Lipchik, E. Munally, A. Molnar, W. Gingerich u. M. Weiner-Davies (1986): Kurztherapie – zielgerichtete Entwicklung von Lösungen. *Familiendynamik* 11 (3): 192–205.

Deutsche Gesellschaft für Palliativmedizin (2016): Definitionen zur Hospiz- und Palliativversorgung. Verfügbar unter: https://www.dgpalliativmedizin.de/images/DGP_GLOSSAR.pdf [22.12.2022].

Dunemann, A., R. Weiser u. J. Pfahl (2017): Traumasensibles Yoga – TSY. Posttraumatisches Wachstum und Entwicklung von Selbstmitgefühl. Stuttgart (Klett-Cotta).

Essen, S. (1997): Lehren des Nicht-Lehrbaren. Zur Qualität der systemischen Psychotherapie-Ausbildung. *systhema* 11 (2): 111–124.

Essen, S. (2023): Selbstliebe als Lebenskunst. Ein systemisch-spiritueller Übungsweg. Heidelberg (Carl-Auer), 5. überarb. Aufl.

Glettler, H. u. M. Lehofer (2020): Trost. Wege aus der Verlorenheit. Graz (Styria).

Gramm J., M. Trachsel u. D. Berthold (2020): Psychotherapeutisches Arbeiten in Palliative Care. *Verhaltenstherapie* 30: 323–333.

Gransche, B. (2015): Vorausschauendes Denken. Philosophie und Zukunftsforschung jenseits von Statistik und Kalkül. Bielefeld (transcript).

Grawe, K., R. Donati u. F. Bernauer (2001): Psychotherapie im Wandel. Von der Konfession zur Profession. Göttingen (Hogrefe), 5., unveränd. Aufl.

Griebel, W. u. R. Niesel (2004): Transitionen. Fähigkeiten von Kindern in Tageseinrichtungen fördern, Veränderungen erfolgreich zu bewältigen. (Beiträge zur Bildungsqualität, hrsg. v. Prof. Dr. W. E. Fthenakis). Basel (Beltz).

Grossenbacher, B. u. B. Mäder (2021): Die emotionale Organisation – Gefühle, Sinne, Bewusstsein. Motoren des Handelns. In: G. Mau, M. Schweizer u. C. Orient (Hrsg.): Multisensorik im stationären Handel. Wiesbaden (Springer Gabler), S. 23–46.

Hepworth, J., S. McDaniel u. W. Doherty (1997): Familientherapie in der Medizin: Ein biopsychosoziales Behandlungskonzept für Familien mit körperlich Kranken. Heidelberg (Carl-Auer).

Hesse, H. (1919): Demian. Die Geschichte von Emil Sinclairs Jugend. Berlin (Suhrkamp).

Hickey, B. (2022): Wie die Familie unser Leben bestimmt – Genogramm und systemische Aufstellungen. Heidelberg (Carl-Auer).

Hüther, G. (2016): Psycho-somatik und Somato-psychik – Die untrennbare Einheit von Körper und Gehirn. In: C. Diegelmann u. M. Isermann (Hrsg.): Ressourcenorientierte Psychoonkologie. Psyche und Körper ermutigen. Stuttgart (Kohlhammer), 3., überarb. u. erw. Aufl., S. 55–64.

Kachler, R. (2014): Hypnosystemische Trauerbegleitung. Ein Leitfaden für die Praxis. Heidelberg (Carl-Auer), 3. Aufl.

Kast, V. (1982): Trauern. Phasen und Chancen des psychischen Prozesses. Stuttgart (Kreuz).

Kroll, S. (2011): Übergänge gestalten. Eine Perspektive der Entwicklungsbegleitung. In: S. Jungk, M. Treber u. M. Willenbring (Hrsg.): Bildung in Vielfalt. Inklusive Pädagogik der Kindheit. (Materialien zur Frühpädagogik, Bd. 4). Freiburg (FEL), S. 169–187.

Kübler-Ross, E. (2018): Interviews mit Sterbenden. Freiburg i. Br. (Herder).

Levold, T. u. M. Wirsching (Hrsg.) (2014): Systemische Therapie und Beratung – das große Lehrbuch. Heidelberg (Carl-Auer).

Lindemann, H. (2016): Die große Metaphern-Schatzkiste – Bd. 2: Die Systemische Heldenreise. Systemisch arbeiten mit Sprachbildern. Göttingen (Vandenhoeck & Ruprecht).

MacLean, P. D. (1990): The triune brain in evolution: Role in paleocerebral functions. New York (Plenum).

Müller-Busch, H. C. (2016): Neue Entwicklungen in der Palliativmedizin und Schmerztherapie. In: C. Diegelmann u. M. Isermann (Hrsg.): Ressourcenorientierte Psychoonkologie. Psyche und Körper ermutigen. Stuttgart (Kohlhammer), 3., überarb. u. erw. Aufl., S. 37–54.

Pantucek, P. (2012): Soziale Diagnostik. Verfahren für die Praxis Sozialer Arbeit. Wien/Köln/Weimar (Böhlau), 3., aktual. Aufl.

Porges, S. W. (2010): Die Polyvagal-Theorie. Neurophysiologische Grundlagen der Therapie. Emotionen, Bindung, Kommunikation und ihre Entstehung. Paderborn (Junfermann).

Porges, S. W. (2018): Die Polyvagal-Theorie und die Suche nach Sicherheit. Traumabehandlung, soziales Engagement und Bindung. Gespräche und Reflexionen zur Polyvagal-Theorie. Lichtenau (Probst), 2. Aufl.

Radbruch, L., S. Payne, M. Bercovitch, A. Caraceni, T. de Vliege, P. Firth, K. Hegedus, M. Nabal, A. Rhebergen, E. Schmidlin, P. Sjörgren, C. Tishelman, C. Wood u. F. de Conno (2011a): Standards und Richtlinien für Hospiz- und Palliativversorgung in Europa: Teil 1, Weißbuch zu Empfehlungen der Europäischen Gesellschaft für Palliative Care (EAPC). *Zeitschrift für Palliativmedizin* 12: 216–227.

Radbruch, L., S. Payne, M. Bercovitch, A. Caraceni, T. de Vliege, P. Firth, K. Hegedus, M. Nabal, A. Rhebergen, E. Schmidlin, P. Sjörgren, C. Tishelman, C. Wood u. F. de Conno (2011b): Standards und Richtlinien für Hospiz- und Palliativversorgung in Europa: Teil 2, Weißbuch zu Empfehlungen der Europäischen Gesellschaft für Palliative Care (EAPC). *Zeitschrift für Palliativmedizin* 12: 260–270.

Reddemann, L. (2016): Imagination als heilsame Kraft. Ressourcen und Mitgefühl in der Behandlung von Traumafolgen. Stuttgart (Klett-Cotta), 19., vollst. überarb. Neuaufl.

Renz, M. (2017): Erlösung aus Prägung. Ein neues Verständnis von Heilung. Psychologie und Theologie im Gespräch. Padernborn (Junfermann), 2., überarb. Aufl.

Riemann, F. (2017): Grundformen der Angst. München/Basel (Ernst Reinhardt), 42. Aufl.

Rosa, H. (2018): Resonanz. Eine Soziologie der Weltbeziehung. Berlin (Suhrkamp).

Schmidt, G. (2015): Liebesaffären zwischen Problem und Lösung. Hypnotisches Arbeiten in schwierigen Kontexten. Heidelberg (Carl-Auer), 7. Aufl. 2017.

Siegel, D. (1999): The developing mind. How relationships and the brain interact to shape who we are. New York (Guilford).

Stern, D. N. (2014): Der Gegenwartsmoment. Veränderungsprozesse in Psychoanalyse, Psychotherapie und Alltag. Frankfurt a. M. (Brandes & Apsel), 4. Aufl.

Turner, V. (2000): Das Ritual. Struktur und Anti-Struktur. Frankfurt a. M./ New York (Campus).

van der Kolk, B. (2015): Verkörperter Schrecken. Traumaspuren in Gehirn, Geist und Körper und wie man sie heilen kann. Lichtenau (G. P. Probst).

van Gennep, A. (1986): Übergangsriten. Frankfurt a. M./New York (Campus).

Vogler, C. (1998): Die Odysse des Drehbuchschreibers: Über die mythologischen Grundmuster des amerikanischen Erfolgskinos. Frankfurt a. M. (Zweitausendeins), 2. Aufl.

Vogel, R. T. (2012): Todesthemen in der Psychotherapie. Ein integratives Handbuch zur Arbeit mit Sterben, Tod und Trauer. Stuttgart (Kohlhammer).

Ware, B. (2013): 5 Dinge, die Sterbende am meisten bereuen. Einsichten, die Ihr Leben verändern werden. München (Arkana), 3. Aufl.

White, M. u. D. Epston (2013): Die Zähmung der Monster. Der narrative Ansatz in der Familientherapie. Heidelberg (Carl-Auer), 7., unveränd. Aufl.

World Health Organisation (WHO) (2002): National Cancer Control Programmes. Plicies and managerial guidelines, Geneva. Verfügbar unter: https://apps.who.int/iris/bitstream/handle/10665/42494/9241545577.pdf?sequence=1&isAllowed=y, 2nd ed. [22.12.2022].

Zanotta, S. (2018): Wieder ganz werden. Traumaheilung mit Ego-State-Therapie und Körperwissen. Heidelberg (Carl-Auer), 3. Aufl. 2022.

Über die Autorin

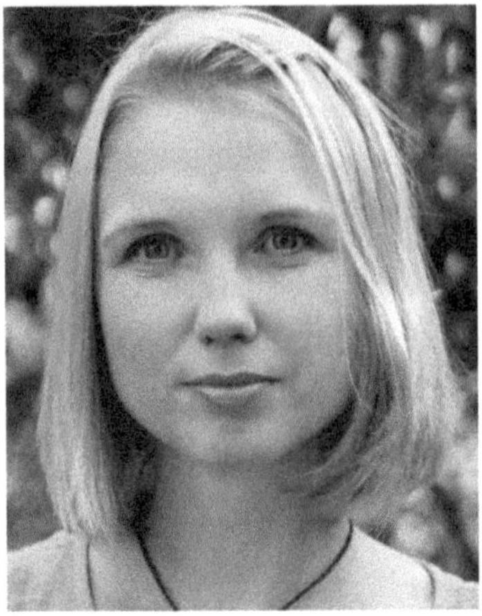

Sandra Burgstaller, M. A., ist Psychotherapeutin (Systemische Familientherapie) und Sozialarbeiterin. In freier Praxis bietet sie neben Psychotherapie im Einzel- und Paarsetting auch Supervision, Vorträge und Selbsterfahrungsseminare mit spirituell-systemischer Aufstellungsarbeit an. Sie veröffentlichte bereits mehrere Fachartikel im Zusammenhang mit ihrer mehrjährigen Tätigkeit als Psychotherapeutin auf einer Palliativstation. Arbeitsschwerpunkte: Krisen und Verlusterfahrungen, Ritual- und Verkörperungsarbeit

Kontakt: www.psychotherapie-burgstaller.at